生命历程视角下
童年不良经历对个体健康的
影响研究

杨银梅　著

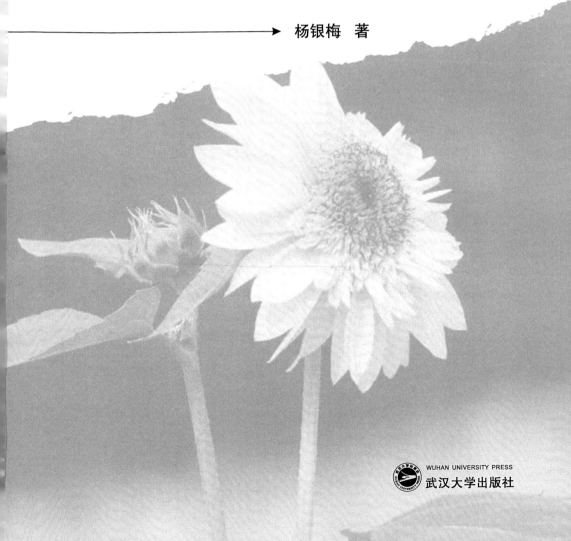

WUHAN UNIVERSITY PRESS
武汉大学出版社

图书在版编目（CIP）数据

生命历程视角下童年不良经历对个体健康的影响研究/杨银梅著.
—武汉:武汉大学出版社,2024.2(2024.12重印)
ISBN 978-7-307-24255-5

Ⅰ.生…　Ⅱ.杨…　Ⅲ.健康—卫生管理学—研究　Ⅳ.R19

中国国家版本馆 CIP 数据核字(2024)第 034407 号

责任编辑:沈继侠　　　责任校对:李孟潇　　　版式设计:马　佳

出版发行:**武汉大学出版社**　（430072　武昌　珞珈山）
（电子邮箱:cbs22@whu.edu.cn 网址:www.wdp.com.cn）
印刷:武汉邮科印务有限公司
开本:720×1000　1/16　印张:17.5　字数:282 千字　插页:2
版次:2024 年 2 月第 1 版　　2024 年 12 月第 2 次印刷
ISBN 978-7-307-24255-5　　定价:68.00 元

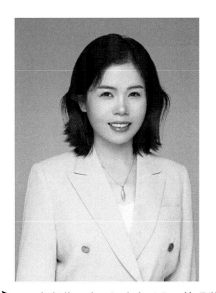

杨银梅，女，河南商丘人，管理学博士，毕业于武汉大学，现为郑州大学公共卫生学院副研究员，硕士生导师，主要从事人口与健康等方面的量化研究。近年来，以第一或通讯作者（含共同）在 *Journal of Affective Disorders*、*Child Abuse and Neglect*、*Journal of Nursing Management*、《中国公共卫生》等国内外期刊发表论文18篇，主持中国科协高端科技创新智库青年项目、各级政府委托项目等5项，作为主要成员参与国家社科基金重大项目、国家自然科学基金面上项目等多项国家级项目。

前　言

　　个体生命历程指的是从胎儿到出生、成长、成熟、衰老、死亡的过程，经历了胚胎期、儿童期、青年期、中年期和老年期。生命周期理论指出个体健康是生命周期各阶段的营养、环境、社会因素不断累积的结果，其中早期生命事件对个体生命历程有着重要影响。童年期是个体生长发育、心理成长、智力发育的关键阶段，该时期反复暴露的不良应激事件，可能导致儿童的发育轨迹偏移，影响认知功能的发展和个性特征的形成，并增加身体疾病和心理问题的发生风险。童年不良经历(Adverse Childhood Experiences，ACEs)是生命历程理论关注的研究主题，被诸多研究证实是影响个体健康状况的关键"上游"因素，健康中国战略中尤其强调全生命周期健康管理。我国有关 ACEs 对个体健康影响的队列研究较少，中国健康与养老追踪调查在 2014 年组织并实施了"生命历程调查"，是第一个具有全国代表性的关于中老年人生命历程的量化数据库，为本书考察 ACEs 对中老年健康的影响提供了数据支撑。笔者于 2018 年、2021 年分别开展了 ACEs 对大学生和高中生心理健康的调查。基于以上三个数据库，本书从整个生命历程的角度去分析 ACEs 与个体健康的关系。受传统文化和婚姻观的影响，我国性少数群体面临着严重的污名化和歧视，与异性恋者相比，我国性少数群体抑郁、自杀等心理健康问题突出。因此，笔者与武汉大学燕虹教授团队在 2018 年开展了一项针对女同性恋者的网络调查，并于 2017—2019 年开展了华中地区(武汉、长沙和南昌)年轻男男性行为人群前瞻性队列研究，为本书考察 ACEs 对性少数群体抑郁和自杀意念的影响提供了数据支撑。

　　本书发现 ACEs 与高中生、大学生、中老年及性少数群体健康显著相关，提示科研人员、社会学家、心理学家和政策制定者应把 ACEs 放在优先关注的领域，加强全生命周期健康管理，进而促进"健康中国战略"的贯彻实施。本书采用结构方程模型探究了 ACEs 影响个体健康的作用机制，结果发现心理韧性和学校联结在童年虐待与高中生心理健康之间发挥部分中介作用，心理韧性和现在压力性事件部分中介了 ACEs 与大学生抑郁，心理韧性可以缓冲 ACEs 对女性性少数群体抑郁的负面影响，抑郁在 ACEs 与年轻男男性行为人群自杀意念之间起部分中介作用。本书基于潜变量增长模型发现社会活动参与在 ACEs 与中老年健康之间发挥纵向中介作用，有助于了解 ACEs 和保护性因素如何相互作用影响个体健康，未来需要通过更多样的课题设计深入探索 ACEs 与个体健康的关联及潜在机制。不同形式的 ACEs 常叠加暴露，本书采用潜在类别分析识别了三种 ACEs 模式，发现不同 ACEs 模式与大学生心理问题的关联强度存在较大差异，为综合评估 ACEs 暴露起到了很好的借鉴作用。由于本书采用四种方法评估 ACEs，且研究样本存在差异，今后需要制定更敏感和更有代表性的 ACEs 评价指标，并建立长时间的队列研究，开展多时点变量测量。

目　　录

1　童年虐待对高中生心理健康的影响 ·················· 1

　1.1　童年虐待与高中生自杀意念：学校联结和心理韧性的中介作用 ········ 4

　　1.1.1　前言 ································· 4

　　1.1.2　统计分析方法 ························· 7

　　1.1.3　结果 ······························ 7

　　1.1.4　讨论 ······························ 10

　　1.1.5　结论 ······························ 12

　1.2　童年虐待与高中生抑郁：学校联结与心理韧性的中介作用 ·········· 13

　　1.2.1　前言 ································· 13

　　1.2.2　统计分析方法 ························· 15

　　1.2.3　结果 ······························ 15

　　1.2.4　讨论 ······························ 18

　　1.2.5　结论 ······························ 20

　1.3　总结 ·································· 20

　参考文献 ·································· 22

2　童年不良经历对大学生心理健康的影响 ················· 33

　2.1　童年不良经历与大学生抑郁：现在压力性事件和心理韧性的
　　　　中介作用 ······························ 36

　　2.1.1　前言 ································· 36

　　2.1.2　统计分析方法 ························· 37

2.1.3　结果 ·· 37

2.1.4　讨论 ·· 40

2.1.5　结论 ·· 41

2.2　童年不良经历模式对大学生心理健康的影响 ····· 42

2.2.1　前言 ·· 42

2.2.2　统计分析方法 ································· 43

2.2.3　结果 ·· 44

2.2.4　讨论 ·· 48

2.2.5　结论 ·· 49

参考文献 ·· 50

3　童年不良经历对中老年健康的影响 ··············· 62

3.1　导论 ·· 62

3.1.1　研究背景 ······································ 62

3.1.2　相关概念 ······································ 64

3.1.3　文献综述 ······································ 66

3.1.4　以往文献局限 ································ 76

3.1.5　研究意义 ······································ 77

3.2　理论基础和研究假设 ······························ 78

3.2.1　理论基础 ······································ 78

3.2.2　研究假设 ······································ 83

3.3　数据与研究方法 ···································· 86

3.3.1　数据库介绍 ··································· 86

3.3.2　研究设计 ······································ 87

3.3.3　变量选择与编码 ···························· 88

3.3.4　统计分析方法 ································ 94

3.3.5　技术路线图 ··································· 101

3.4　样本基本情况及人群差异分析 ················ 103

3.4.1　自变量与人群差异分析 ················· 104

　　3.4.2　中老年人健康指标与人群差异分析 ……………………… 108

　　3.4.3　小结 ……………………………………………………… 121

3.5　ACEs 对中老年人日常活动功能的影响 ……………………… 122

　　3.5.1　出生队列效应下 ACEs 对中老年人日常活动功能的影响 ……… 122

　　3.5.2　ACEs 对中老年人日常活动受限的影响：社会活动参与的

　　　　　 中介作用 …………………………………………………… 127

　　3.5.3　讨论 ……………………………………………………… 133

　　3.5.4　小结 ……………………………………………………… 135

3.6　ACEs 对中老年人抑郁的影响 ……………………………… 136

　　3.6.1　出生队列效应下 ACEs 对中老年人抑郁的影响 …………… 137

　　3.6.2　ACEs 对中老年人抑郁的影响：社会活动参与的中介作用 ……… 142

　　3.6.3　讨论 ……………………………………………………… 149

　　3.6.4　小结 ……………………………………………………… 153

3.7　ACEs 对中老年人认知功能的影响 ………………………… 153

　　3.7.1　出生队列效应下 ACEs 对中老年人认知功能的影响 ………… 154

　　3.7.2　ACEs 对中老年人认知功能的影响：社会活动参与的

　　　　　 中介作用 …………………………………………………… 161

　　3.7.3　讨论 ……………………………………………………… 168

　　3.7.4　小结 ……………………………………………………… 172

3.8　ACEs 对中老年人自评健康的影响 ………………………… 173

　　3.8.1　出生队列效应下 ACEs 对中老年人自评健康的影响 ………… 174

　　3.8.2　ACEs 对中老年人自评健康的影响：社会活动参与的

　　　　　 中介作用 …………………………………………………… 180

　　3.8.3　讨论 ……………………………………………………… 186

　　3.8.4　小结 ……………………………………………………… 189

3.9　研究总结和政策启示 ………………………………………… 189

　　3.9.1　结论 ……………………………………………………… 189

　　3.9.2　政策启示及建议 ………………………………………… 191

　　3.9.3　主要创新点 ……………………………………………… 193

3.9.4　研究不足与展望 ·· 194

参考文献 ·· 196

4　童年不良经历对性少数群体健康的影响 ···························· 223

4.1　童年不良经历对女同性恋抑郁的影响 ···························· 224

4.1.1　前言 ·· 224

4.1.2　研究设计 ·· 225

4.1.3　结果 ·· 226

4.1.4　讨论 ·· 231

4.1.5　结论 ·· 232

4.2　童年不良经历、抑郁和年轻男男性行为者自杀意念之间的关系 ····· 232

4.2.1　前言 ·· 232

4.2.2　研究设计 ·· 233

4.2.3　结果 ·· 234

4.2.4　讨论 ·· 237

4.2.5　结论 ·· 238

参考文献 ·· 239

附录 ··· 246

1 童年虐待对高中生心理健康的影响

青少年群体是国家人口的重要组成部分，青少年健康是国家实现繁荣昌盛的必备条件。青春期是个体从童年期向成年逐渐过渡的重要阶段，该阶段的个体生理、心理和行为等均经历了急剧变化，而这些变化可能对青少年健康造成深远影响。当前我国正处于社会经济文化转型的重要历史时期，信息技术迅猛发展，社会生活和文化生活急剧变化，导致青少年的成长环境日趋复杂，对青少年尚未完全成形的意识形态、价值理念、行为模式和身心健康等产生了深刻影响（闫雪芹，2007）。此外，在应试教育愈演愈烈的现实环境中，家长、学校和老师一味看重学习成绩，而忽视了青少年在其他方面的发展，尤其是身心健康发展。

青少年健康投资可以带来三重效益，即有益于青少年的现在、青少年未来的生活以及青少年的下一代。近年来，党和政府高度重视儿童青少年健康，陆续颁布了《健康中国行动——儿童青少年心理健康行动方案（2019—2022 年）》《关于加强学生心理健康管理工作的通知》《生命安全与健康教育进中小学课程教材指南》《新冠病毒感染疫情形势下学生突出心理问题防治工作实施方案》《全面加强和改进新时代学生心理健康工作专项行动计划（2023—2025 年）》等系列政策文件。这些政策强调了落实学生心理问题预防和干预措施的重要意义，为研究我国青少年心理健康提供了支持。

近年来，我国居民的心理健康问题低龄化趋势日益明显，心理健康问题逐渐从成人、职业群体扩展延伸至儿童青少年（余欣欣等，2019）。中学生的学习和生活压力较大，其心理问题趋于严重，已逐渐成为心理学、教育学和其他社会工作者普遍关心的问题之一。既往研究显示，1989 年至 2018 年，我国青少年抑郁倾向呈逐年上升趋势（Su & Liu, 2020）。既往针对我国中学生的 Meta 分析显示，高中生抑郁症状检出率高于初中生(28.4% vs. 26.8%)(刘福荣等,2020),这提示我们应重点关注高中生的心理健康问题。据世界卫生组织(World Health Organization,WHO)报告,抑郁症是青少年患病和致残的主要原因之一(WHO,2019),一半左右的精神疾病始于青春期中期(Jones,2013)。一项包含 11 个队列的系统综述证实有抑郁症状的青少年其成年以后的抑郁症状发生率增加了 2.78 倍(Johnson et al.,2018)。青少年自杀也是一个不容忽视的社会问题。据统计,自杀是全球 15~19 岁人群的第四大死亡原因(WHO,2019),而自杀是中国 15~34 岁人群第一位死因(国家卫生健康委员会,2020)。自杀意念是自杀行动的前提,个体采取自杀行为之前,一定有自杀意念。因此,为有效预防心理问题和自杀行为的发生,了解青少年的自杀意念尤为重要。近期一项针对我国中学生的Meta 分析显示,18.1%的高中生有自杀意念(邹广顺等,2021)。可见,我国高中生的心理健康问题突出,已经成为严重的公共卫生问题和社会问题。

影响青少年心理健康的因素是多方面的,这些因素常交织在一起共同影响青少年心理健康。童年期虐待作为个体生命时间上游的风险因素,即青少年心理健康的远因,在青少年心理问题的形成和发展中起关键作用。童年虐待指父母、监护人或其他年长者对儿童施以躯体暴力或性暴力,造成儿童躯体与情感的伤害。童年虐待包括身体虐待、情感虐待和性虐待,已经成为一个全世界需要关注的社会问题。受中国根深蒂固的"不打不成材""打是亲,骂是爱"等教育观念的影响,很多家长认为对孩子施加暴力能够使其深刻认识到自身的错误并改正,还有一些家长将孩子看成自己的"私有物"或者"附属物",认为自己有权利对孩子进行处分和体罚,导致童年虐待现象在中国普遍存在(Wang et al.,2019)。儿童早期是神经系统发育的关键期,童年虐待会影响儿童的大脑结构和功能发育,导致个体对多种心理问题的易感性增加(万宇辉 & 陶芳标,2020)。国内外研究均证实童年虐待对个体健康具有长期负面影响,导致青少年焦虑、抑郁、自杀等(Hailes et al.,2019;高鑫等,2021)。

综上,青少年心理健康日益突出,尤其是高中生,童年虐待是影响青少年心理健康的关键因素。有鉴于此,本章主要探究了童年虐待对我国高中生抑郁和自杀意念的影响,以及潜在的作用机制,为改善我国高中生的心理健康状况提供参考。

(1)研究对象。2021年5—6月在河南省某市的高中生开展匿名纸质问卷调查，采用随机整群抽样方法，从市区选取2所重点高中和1所非重点高中，从某县选取1所重点高中，共计4所学校。由于临近高考，未对高三学生进行问卷调查。从每所学校每个年级(高一、高二)随机选取4~5个班级，学生以班级为单位自填问卷，要求学生在上课时间内完成问卷，大约25分钟。学生在填写问卷前由调查员解释调查目的和填写要求，经过培训的调查员在现场解答疑问，问卷完成后当场收回。共有来自33个班级的1650名高中生参与了问卷调查，其中1607份为有效问卷。本章的研究获得了学生以及家长的知情同意。

(2)调查工具。

①童年虐待。本次调查采用赵幸福等(2005)翻译的童年虐待问卷(Childhood Trauma Questionnaire, CTQ-SF)(Bernstein et al., 2003)测量高中生儿童期所经历的虐待，该量表包括情感虐待、身体虐待、性虐待、情感忽视和躯体忽视5个维度，28个条目，每个维度由5个条目进行测量，还有3个条目用于评估效度，条目采用Likert 5级评分(1=从不，2=偶尔，3=有时，4=经常，5=总是)。本章的研究选用其中的15个条目来测量情感虐待(例如，"我觉得家里有人憎恨我")、身体虐待(例如，"家里有人用皮带、绳子、木板或其他硬东西惩罚我")和性虐待(例如，"有人猥亵我")三个维度。总分越高，表示高中生经历的童年虐待越多。三个维度均具有良好的内部一致性(情感虐待：Cronbach'α = 0.77；身体虐待：Cronbach'α = 0.77；性虐待：Cronbach'α = 0.75)。

②学校联结。本章的研究采用了喻承甫等(2011)参考同类研究工具(McNeely et al., 2002)编制的学校联结量表测量学生与学校的联结情况，该量表已在我国的青年人群中得到验证(Zhang et al., 2011)。量表由10个条目组成，包含同学支持、教师支持和学校归属感3个维度，其中条目1和10为反向编码。条目采用Likert 5级计分(1=完全不同意，2=比较不同意，3=不确定，4=比较同意，5=完全同意)。总分越高，表示高中生与学校的联结程度越高。本次调查中Cronbach'α系数为0.86。

③心理韧性。采用10个条目的心理韧性量表 (Connor-Davidson Resilience Scale, CD-RISC)测量高中生的心理韧性水平(Campbell-Sills & Stein, 2007)，由叶增杰等(2016)对其进行汉化。条目采用Likert 5级计分(0=从来不，1=很少，

2＝有时，3＝经常，4＝一直如此）。所有条目相加得出总分，分数越高，说明高中生心理韧性越强。本次调查中 Cronbach'α 系数为 0.89。

④自杀意念。使用单个条目测量自杀意念，主要考察高中生在过去一周产生自杀相关想法的频率（"在过去一周里，你有没有想过自杀？"）。条目得分范围从 0 到 3（0＝没有或几乎没有，1＝少有，2＝常有，3＝几乎一直有）。分数越高表明，高中生的自杀意念越强。在本次研究中，回答"1~3"条目的概率很低（分别为 18.2%、2.7% 和 1.0%）。因此，本章的研究将自杀意念重新编码为二分变量，回答"1~3"条目的被定义为有自杀意念。

⑤抑郁。采用流调中心抑郁量表（Center for Epidemiologic Studies Depression Scale, CES-D）（Radloff, 1977）来评估高中生最近一周抑郁症状出现的频率。该量表共包含 20 个条目，条目采用 Likert 4 级评分（0＝没有，1＝1~2 天有，2＝3~4 天有，3＝5~7 天有），其中条目 4、8、12 和 16 为反向编码。总分越高，表明高中生抑郁越严重。本次调查中 Cronbach'α 系数为 0.89。

⑥其他变量。本研究还调查了年龄、性别（男、女）、年级（高一、高二）、家庭居住地（城市、农村）、父母文化程度（未接受教育、小学、初中、高中、大学、硕士及以上）和学校类型（重点高中、非重点高中）等。由于父母的文化程度之间可能存在共线性的问题，母亲是孩子的主要抚养者，母亲文化程度对高中生心理健康的影响更强，因此本章的研究仅纳入了母亲的文化程度。为了探讨来自完整家庭和其他家庭结构的高中生心理健康差异，本章的研究将单亲家庭、重组家庭和其他类型合并为家庭不完整，双亲家庭定义为家庭完整。

1.1　童年虐待与高中生自杀意念：学校联结和心理韧性的中介作用①

1.1.1　前言

近年来，青少年自杀已成为重要的公共卫生问题。《2021 年世界儿童状况》

---

①　本研究主体部分已于 2023 年发表在 *European Journal of Psychotraumatology* 上。

报告显示，全世界每年约有 4.6 万名青少年死于自杀，自杀成为该年龄组的五大死因之一（UNICEF，2021）。自杀行为包括从消极的死亡意愿、自杀意念、计划到自杀尝试的一系列行为（Ribeiro et al.，2016）。自杀意念是导致自杀的重要决定因素，是进行自杀干预的关键。一项 Meta 分析显示，全球儿童青少年自杀意念的终生患病率和过去一年患病率分别为 18.0% 和 14.2%（Lim et al.，2019）。针对我国不同地区的几项调查报告显示，过去一年青少年自杀意念的患病率为 14.8% 到 21.0% 不等（Kuang et al.，2020；Wan et al.，2019；Xin et al.，2017）。我国儿童青少年面临沉重的学业压力和父母的高期望，同时经历着社会经济的快速转变（Zhao et al.，2015）。这些因素加剧青少年的自杀行为，加之心理健康服务的缺乏（Chen et al.，2018），自杀成为我国青少年死亡的重要原因。

一些自杀意念的风险和保护因素已被既往研究证实，这有助于自杀行为的识别、管理和预防（van Heeringen，2012）。素质-应激模型（Diathesis-Stress Model）强调自杀行为是素质和应激相互作用的结果，素质也叫易感性，是易患某种障碍的倾向，它取决于生理、心理和社交文化因素；应激源包括消极生活事件等，该模型认为当压力源激活个体的脆弱性时，脆弱性因素会促使个体对压力产生不良的心理反应，从而增加产生自杀意念的风险（Schotte & Clum，1987；van Heeringen et al.，2000）。

童年虐待（例如，情感虐待、身体虐待和性虐待）作为一种早期压力性事件，通过改变大脑发育的正常轨迹使青少年面临更高的心理健康问题风险，是公认的自杀行为的远端因素（Peverill et al.，2019）。童年和青春期创伤可以增加自杀意念的发生风险，进而导致自杀企图或自杀死亡（Felitti et al.，1998）。一项 Meta 分析显示，童年性虐待与自杀企图有关（Hailes et al.，2019）。相关证据也表明，情感虐待、身体虐待和性虐待均可以独立预测青少年的自杀意念（Wan et al.，2019）。另有研究发现，不同童年虐待类型对青少年自杀意念的影响存在差异。如 Negriff（2020）发现情感虐待、身体虐待和性虐待是青少年内化和外化行为的预测因素，情感虐待与所有结局变量都显示出很强的相关性。Gibb（2007）也报告了类似的发现，在成人精神病门诊患者中，童年情感虐待与重度抑郁症的诊断密切相关，而与身体虐待或性虐待无关。因此，本研究假设童年虐待与高中生自杀意念呈正相关，并且不同类型的童年虐待的作用强度存在差异。

　　并非每个遭受童年虐待的青少年都表现出自杀意念，即个体对类似的童年虐待反应不同。除了素质或易感性、应激外，还存在保护因素可以降低产生负面结果的可能性，在一定程度上解释了自杀意念的个体差异（van Heeringen et al.，2000），心理韧性和学校联结是可能的保护因素。心理韧性或心理弹性是个体面对逆境或压力时保持健康的能力和动态过程（Kalisch et al.，2015）。因此，心理韧性高的个体更有可能从压力中"反弹"。素质-压力模型表明，持续暴露于童年逆境会降低韧性对压力的保护作用，进而增加自杀行为（O'Connor & Kirtley，2018）。既往研究表明，韧性可以降低自杀风险（从恩朝等，2019）。另外，童年创伤已被证明可以预测较低的心理韧性水平（Tian et al.，2021）。Roy 等（2011）指出，心理韧性可以防止遭受童年创伤的人产生自杀企图。此外，一项针对我国青少年的研究表明，心理韧性在童年虐待与自杀意念之间发挥部分中介作用（Chen et al.，2021）。因此，本研究假设心理韧性部分介导了童年虐待与自杀意念之间的关系。

　　学校是除家庭外，青少年接触时间最长的环境，是儿童青少年社会化的主要场所，学校联结对青少年心理健康的影响逐渐得到学术界的重视。学校联结指的是学生感知他们在学校中被接受、尊重、支持和包容的程度（Goodenow，1993）。既往研究将学校联结分为三个维度，即教师支持、学校归属感和同学支持（喻承甫等，2011）。学校联结在预防自杀方面起着至关重要的作用，特别是对于有童年创伤的青少年（Lensch et al.，2021）。一项在 80 所高中进行的研究发现，学校联结的一个维度（教师支持）可以防止自杀企图（McNeely & Falci，2004）。一项纵向研究指出，学校经历与自杀行为呈负相关（Kidger et al.，2015）。此外，学校联结降低了性虐待与年轻人自杀行为的相关性（Eisenberg et al.，2007）。既往研究指出，学校联结可以增强心理韧性（Sharp et al.，2018），缓冲童年不良经历对自杀行为的负面影响（Areba et al.，2021）。因此，本研究假设学校联结在童年虐待和高中生自杀意念之间发挥部分中介作用。

　　尽管童年虐待与青少年自杀意念的关系得到诸多研究证实，但两者之间的潜在中介因素仍不清楚。本研究扩展了先前的研究，同时考察了学校联结和心理韧性在童年虐待与我国高中生自杀意念之间的中介作用。

1.1.2 统计分析方法

首先，对关键变量进行描述性分析和 Pearson 相关性检验。其次，使用结构方程模型（Structural Equation Modeling，SEM）来检验心理韧性和学校联结在童年虐待和自杀意念之间的中介效应（见图 1-1）。童年虐待、学校联结和心理韧性为潜变量，自杀意念为外显变量。由于自杀意念是二分变量，使用均值方差调整的加权最小二乘（Weighted Least Squares Mean and Variance Adjusted，WLSMV）估计法进行分析（Nguyen et al.，2016）。采用偏差校正 Bootstrap（1000 次）检验总效应和间接效应的显著性和 95% 置信区间（Confidence Interval，CI），置信区间不包含 0，说明参数估计值显著。Comparative Fit Index（CFI）>0.90，Tucker-Lewis Fit Index（TLI）>0.90，Root Mean Square Error of Approximation（RMSEA）≤0.08 表明模型拟合较好（Kline，2015）。本研究还探讨了不同类型的童年虐待对高中生自杀意念的影响。SEM 采用 Mplus 8.0 软件，其他统计分析采用 SPSS 26.0 软件。$p<0.05$（双侧）具有统计学意义，假设模型如图 1-1 所示。

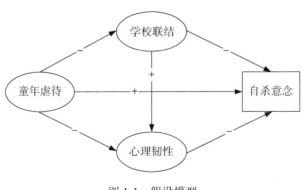

图 1-1　假设模型

1.1.3　结果

1.1.3.1　共同方法偏差检验

本研究数据均来源于自我报告，可能存在共同方法偏差问题。采用 Harman

单因素法进行共同方法偏差检验发现，特征值大于 1 的因子共有 9 个，第一个因子解释的变异量为 18.28%，小于 40% 的临界值，表明本研究数据不存在严重的共同方法偏差。

1.1.3.2　描述性统计与相关分析

参与者的平均年龄为 16.3±0.9 岁（年龄范围 14～19 岁），853 人（53.1%）为男性，一半来自农村，高一学生 745 人（46.4%），父母文化程度以初中为主（35.6%），1231 人（76.6%）来自重点高中。表 1-1 列出了关键变量的均值、标准差及变量间的相关系数。21.9% 的高中生报告在过去一周有自杀意念，所有关键变量的相关系数在 $p<0.01$ 水平上具有统计学意义。

表 1-1　　　　　　　　　关键变量描述性统计与相关性分析

变量	1	2	3	4	5	6
1. 情感虐待	1					
2. 身体虐待	0.460***	1				
3. 性虐待	0.365***	0.342***	1			
4. 心理韧性	−0.193***	−0.103***	−0.067**	1		
5. 学校联结	−0.274***	−0.163***	−0.185***	0.405***	1	
6. 自杀意念	0.324***	0.155***	0.146***	−0.226***	−0.278***	1
平均值	6.590	5.322	5.578	25.976	35.922	0.219
标准差	2.048	1.208	1.649	6.671	6.878	0.414

注：***$p<0.001$，**$p<0.01$。

1.1.3.3　中介效应模型

对假设模型进行检验发现，童年虐待对心理韧性的影响不显著（$\beta=-0.023$，$p=0.481$）。因此，考虑到模型的简洁性，从最终模型中删除了此路径（见图 1-2）。最终模型拟合良好：CFI = 0.933，TLI = 0.921，RMSEA = 0.049（90% CI：0.044～0.053）。如表 1-2 所示，童年虐待对自杀意念有直接影响（$\beta=0.280$，$p<$

0.001)。此外，童年虐待显著负向预测学校联结($\beta=-0.389$，$p<0.001$)，学校联结($\beta=-0.229$，$p<0.001$)和心理韧性($\beta=-0.153$，$p<0.001$)显著负向预测高中生自杀意念，心理韧性与学校联结呈显著正相关($\beta=0.490$，$p<0.001$)。

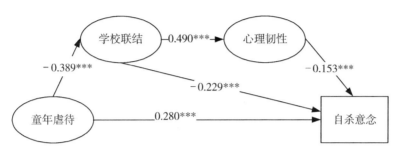

图 1-2　最终模型图

注：路径系数均为标准化回归系数，***$p<0.001$。

表 1-2　　　　　　　　　　　　　　标准化路径系数

路径	β	95%CI	p
学校联结			
童年虐待	−0.389	−0.458, −0.317	<0.001
自杀意念			
童年虐待	0.280	0.187, 0.377	<0.001
心理韧性	−0.153	−0.227, −0.072	<0.001
学校联结	−0.229	−0.330, −0.138	<0.001
心理韧性			
学校联结	0.490	0.426, 0.546	<0.001

　　如表 1-3 所示，学校联结($\beta=0.089$，$p<0.001$)在童年虐待与自杀意念之间起部分中介作用，学校联结-心理韧性($\beta=0.029$，$p<0.001$)起链式中介作用。总间接效应为 0.118(95%CI：0.085～0.167)，占总效应的 29.6%(0.118/0.398)，即童年虐待作用于自杀意念的 29.6%是通过学校联结和心理韧性起作用的。

表 1-3   中 介 效 应

	β	95%CI	p
童年虐待→自杀意念			
总效应	0.398	0.318，0.478	<0.001
总间接效应	0.118	0.085，0.167	<0.001
童年虐待→学校联结→自杀意念	0.089	0.056，0.141	<0.001
童年虐待→学校联结和心理韧性→自杀意念	0.029	0.014，0.046	<0.001

本研究进一步分析了童年虐待的三个维度（情感虐待、身体虐待、性虐待）对高中生自杀意念的影响（见图 1-3、图 1-4 和图 1-5），所有模型拟合较好。学校联结和心理韧性在三种童年虐待类型与自杀意念之间均发挥部分中介作用。此外，与身体虐待和性虐待相比，情感虐待对高中生自杀意念的直接影响更大。

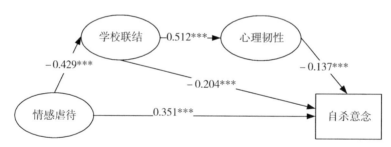

图 1-3　情感虐待对高中生自杀意念的影响：学校联结和心理韧性的中介作用

注：路径系数均为标准化回归系数，***$p<0.001$。模型整体拟合较好：CFI＝0.926，TLI＝0.915，RMSEA＝0.045（90% CI：0.041～0.049）。总间接效应为0.118（95%CI：0.080～0.173），占总效应的比例为25.2%（0.118/0.469）。

1.1.4　讨论

本研究发现，高中生自杀意念检出率较高（21.9%），与既往研究结果类似（邹广顺等，2021），表明心理健康问题在商丘市高中生群体中较普遍。童年虐待对高中生自杀意念有直接和间接影响，主要为直接影响（70.4%）；学校联结在童年虐待与自杀意念之间起部分中介作用，学校联结-心理韧性起链式中介作用，扩展了既往研究。不同国家的研究证据均证实童年虐待对自杀行为产生影响（Angelakis et al., 2020）。一项调查显示，童年虐待增加了我国青少年自杀行为的发生风险（Wang et al., 2020b）。有研究表明，童年创伤对整个生命周期的自杀行为有长期和直接的影响（Lu et al., 2020）。与身体虐待和性虐待相比，情感虐待对自杀意念的直接影响更强。这可能归因于施虐者在实施身体或性虐待时，不会说明实施虐待的直接原因，而受害者不太倾向于将原因归于自己（Rose & Abramson, 1992）。Poole 等（2017）也证实，与性虐待和身体虐待相比，遭受情感虐待的人产生抑郁症的风险更高。

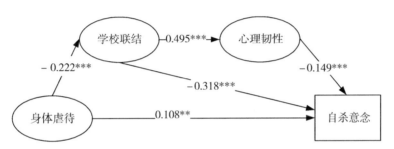

图 1-4　身体虐待对高中生自杀意念的影响：学校联结和心理韧性的中介作用

注：路径系数均为标准化回归系数，***p<0.001，**p<0.01。模型整体拟合较好：CFI = 0.970，TLI = 0.966，RMSEA = 0.037（90% CI：0.033~0.041）。总间接效应为 0.087（95% CI：0.049~0.142），占总效应的比例为 44.6%（0.087/0.195）。

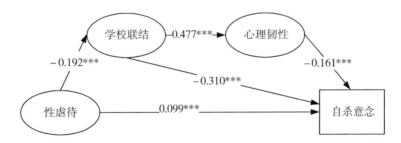

图 1-5　性虐待对高中生自杀意念的影响：学校联结和心理韧性的中介作用

注：路径系数均为标准化回归系数，***p<0.001。模型整体拟合较好：CFI = 0.953，TLI = 0.946，RMSEA = 0.041（90% CI：0.038~0.045）。总间接效应为 0.074（95% CI：0.032~0.122），占总效应的比例为 42.8%（0.074/0.173）。

与既往研究一致（Chen et al., 2021），本研究发现心理韧性介导了童年虐待与自杀意念之间的关系。例如，一项调查发现，心理韧性部分介导了童年虐待对青少年自残行为的影响（Tian et al., 2021）。有证据表明，心理韧性可以在干预中得到改善（Chmitorz et al., 2018）。提高心理韧性可能对处于逆境的青少年更有益，因为心理韧性已被证明可以帮助青少年应对压力，更快地从逆境中恢复并降低对压力相关精神疾病的易感性（Malhi et al., 2019；赵俊峰等，2016）。类似地，学校联结部分介导了童年虐待与自杀意念之间的关系。Whitlock 等（2014）认为，学校联结通过三种机制预防自杀行为。（1）人际关系，包括被拒绝和孤立的感觉。（2）为识别风险提供更多渠道。（3）积极的规范和期望，寻求帮助并识别有自杀风险的个体。在一般和高风险样本中，学校联结对自杀意念的保护作用均得到了证实（Marraccini & Brier, 2017）。由于学校是进行干预的理想地点，以学校为基础的项目可以增强高中生与学校的联系，有助于预防有虐待史的高中生自杀。

本研究存在以下局限性。第一，所有高中生都是从一个城市招募，样本代表性不足，使研究结果的推广性受限。第二，所有变量都是自我报告，结果容易受到社会期望或回忆偏倚的影响。第三，横断面研究无法探究变量之间的因果关系。第四，使用单个项目来衡量自杀意念可能会导致分类不准确（Millner et al., 2015），本研究将其处理成二分变量也可能导致关键信息的丢失。因此，未来的研究应采用纵向设计，在具有全国代表性的样本中使用经验证的自杀意念量表来证实这些发现。

1.1.5　结论

自杀意念在我国高中生中普遍存在。遭受童年虐待的高中生更有可能报告自杀意念，而心理韧性和学校联结在其中发挥部分中介作用。因此，自杀预防策略是应加强高中生与学校的联结水平，增强心理韧性和减少儿童的虐待行为。

1.2　童年虐待与高中生抑郁：学校联结与心理韧性的中介作用[①]

1.2.1　前言

WHO 数据显示，抑郁是导致残疾和疾病负担的重要因素(WHO，2020)。由于高考压力(Zhao et al.，2015)、生物学变化(Schubert et al.，2017)和人际关系问题(许颖 & 林丹华，2015)，我国青少年面临着严重的心理问题，尤其是高中生。抑郁是我国高中生最常见的心理健康问题，检出率为28%(俞国良，2022)。一项 Meta 分析显示，我国青少年的抑郁症状从高一至高三逐渐增加(Tang et al.，2019)。在这种背景下，预防高中生抑郁是重要任务。

识别青少年抑郁的影响因素对制定干预策略至关重要。风险和弹性生态学框架(Risk and Resilience Ecological Framework)指出，风险因素和保护因素存在于微观、中观和宏观层面(Corcoran & Nichols-Casebolt，2004)。微观层面直接影响着个体的发展，包括个体因素和家庭因素等，中观层面包括学校和社区环境等。童年虐待作为微观层面中家庭环境的重要指标，与青少年抑郁正相关(LeMoult et al.，2020)。既往研究也表明，心理韧性(微观层面)和学校联结(中观层面)与青少年抑郁密切相关(Anyan & Hjemdal，2016)。

童年虐待通过降低重要的社会和心理资本影响感知社会支持和消极自我认知(Turner & Butler，2003)，进而对心理发展和健康产生负面影响(Folkman & Lazarus，2005)。大量研究证实童年虐待与抑郁正相关。例如，在 21 个国家进行的世界心理健康调查指出，童年虐待是成人精神疾病的关键预测因素之一(Kessler et al.，2010)。有证据表明，遭遇童年虐待的青少年更有可能报告抑郁症(Choi et al.，2021)。一项在青春期晚期和成年初期中开展的纵向研究显示，身体虐待和性虐待的发生、持续时间和严重程度可以预测精神疾病(Adams et al.，2018)。一项 Meta 分析指出，我国中小学生中童年身体虐待、情感虐待和性虐待的检出率分别为20%、30%和12%(Wang et al.，2020)。童年创伤与我国青少年

[①]　本研究主体部分已于 2022 年发表在 *Child Abuse and Neglect* 上。

抑郁的正相关关系已得到证实(Li et al., 2020)。在我国文化背景下，严格的惩戒行为通常被看作一种可接受的教育方式，导致公众对童年虐待的认识不足，可能低估童年虐待对心理健康的损害作用(Ip et al., 2016)。因此，本章的研究假设童年虐待与高中生抑郁显著正相关。现有文献指出，童年虐待与抑郁之间存在一些中介因素(Watters et al., 2023)，识别其中潜在因素有助于抑郁的早期预防和干预。

并非所有遭受童年虐待的青少年都有抑郁症状，这说明存在保护因素，如心理韧性(Poole et al., 2017)。心理韧性指个体在逆境中茁壮成长的能力(Connor & Davidson, 2003)。近年来，心理韧性被重新定义为一种结果，即在压力或逆境下仍保持心理健康(Kalisch et al., 2015)。越来越多的实证研究证实心理韧性和青少年抑郁之间存在负相关(Anyan & Hjemdal, 2016)。此外，一项基于社区青年的横断面研究表明，心理韧性是童年创伤和抑郁症状之间的中介变量(Vieira et al., 2020)。心理韧性在童年逆境与我国青少年抑郁之间发挥部分中介作用(Ding et al., 2017)。本课题组之前的研究也表明，心理韧性部分中介童年逆境和厄立特里亚大学生抑郁(Kelifa et al., 2020)。因此，本章的研究假设心理韧性在童年虐待和高中生抑郁之间发挥中介作用。

学校联结是青少年抑郁的重要保护因素(Millings et al., 2012)。学校联结程度较低的青少年更容易报告心理问题(Langille et al., 2012)。一项调查表明，学校关系有助于那些经历早期逆境的年轻人(Markowitz, 2017)。类似地，学校联结在生活满意度和小学生情绪困难之间起着中介作用(Liu et al., 2020)。来自我国青少年的证据表明，学校联结与抑郁症状呈负相关(He et al., 2019)。因此，本章的研究假设学校联结是童年虐待与高中生抑郁之间的中介变量。

Benard(1991)开发的理论框架提出外部弹性资产和内部弹性资产概念，来自家庭、学校(学校联结)、社区和同伴环境的外部弹性资产促进内部弹性资产的发展，如自我效能和解决问题的技能。来自加州教育部健康儿童调查的弹性和青年发展模块显示，在学校环境中，外部资产水平较低的初中生和高中生其内部弹性资产较低(CDE, 2003)。Benard(1991)强调，学校和教师在提高风险儿童的心理韧性方面发挥关键作用。有研究发现，学校联结可以保护脆弱群体的心理健康(Oldfield et al., 2018)。此外，学校联结是有虐待史的无家可归的青少年心理韧性的一个预测因子(Dang, 2014)。因此，本章的研究假设学校联结(外部资产)可以影响心理韧性(内部资产)，这两个因素在童年虐待和高中生抑郁之间发挥链式中介作用。

尽管大量的证据支持童年虐待和抑郁症状的正相关关系，但鲜少研究考察了两者之间的中介因素。因此，本章的研究旨在考察影响我国高中生抑郁的个体因素(心理韧性)、学校因素(学校联结)和家庭(童年虐待)因素，探讨心理韧性和学校联结在童年虐待和高中生抑郁之间的中介作用。

1.2.2　统计分析方法

首先，分类变量和连续变量分别用百分比和平均值(标准差)描述。其次，关键变量进行 Pearson 相关性分析。最后，采用结构方程模型对假设模型进行检验(见图 1-6)。本章的研究将童年虐待、学校联结和心理韧性设为潜变量，将抑郁作为观察变量。采用偏差校正 Bootstrap(1000 次)来检验间接效应和 95% CI。CFI>0.90，TLI>0.90，Standarlized Root Mean Square Residual(SMMR)<0.08，RMSEA≤0.08 表明模型拟合较好(Kline, 2015)，假设模型如图 1-6 所示。

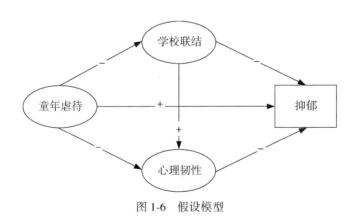

图 1-6　假设模型

1.2.3　结果

1.2.3.1　共同方法偏差检验

本研究数据均来源于自我报告，可能存在共同方法偏差问题。采用

Harman 单因素法进行共同方法偏差检验发现，特征值大于 1 的因子共有 13 个，第一个因子解释的变异量为 19.09%，表明本研究数据不存在严重的共同方法偏差。

1.2.3.2　描述性统计与相关分析

如表 1-4 所示，所有关键变量之间的相关系数均有统计学意义（$p<0.001$）。具体而言，童年虐待与学校联结和心理韧性显著负相关，童年虐待与抑郁显著正相关。学校联结、心理韧性与抑郁显著负相关，学校联结与心理韧性显著正相关。

表 1-4　　　　　　　　　　　关键变量相关性分析

变量	童年虐待	学校联结	心理韧性	抑郁
童年虐待	1			
学校联结	-0.279^{***}	1		
心理韧性	-0.165^{***}	0.405^{***}	1	
抑郁	0.433^{***}	-0.481^{***}	-0.451^{***}	1
平均值	17.489	35.922	25.976	35.559
标准差	3.804	6.877	6.671	8.912

注：$***p<0.001$。

1.2.3.3　中介模型

模型的整体拟合情况较好：CFI = 0.961，TLI = 0.931，SRMR = 0.032 和 RMSEA = 0.075（90%CI：0.065~0.086）（见图 1-7）。如表 1-5 所示，童年虐待显著正向预测抑郁（$\beta=0.410$，$p<0.001$）；学校联结（$\beta=-0.252$，$p<0.001$）、心理韧性（$\beta=-0.249$，$p<0.001$）显著负向预测抑郁，童年虐待显著负向预测学校联结（$\beta=-0.345$，$p<0.001$）和心理韧性（$\beta=-0.073$，$p=0.010$），学校联结与心理韧性显著正相关（$\beta=0.416$，$p<0.001$）。

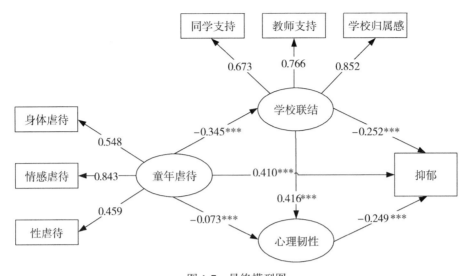

图 1-7 最终模型图

注：路径系数均为标准化回归系数，***p<0.001。

表 1-5 标准化路径系数

路径	β	95% CI	p
抑郁			
心理韧性	−0.249	−0.297, −0.202	<0.001
童年虐待	0.410	0.339, 0.470	<0.001
学校联结	−0.252	−0.308, −0.190	<0.001
心理韧性			
童年虐待	−0.073	−0.127, −0.015	0.010
学校联结	0.416	0.360, 0.465	<0.001
学校联结			
童年虐待	−0.345	−0.418, −0.282	<0.001

　　童年虐待与抑郁有直接($\beta=0.410$，$p<0.001$)和间接($\beta=0.141$，$p<0.001$)的联系。心理韧性($\beta=0.018$，$p=0.009$)和学校联结($\beta=0.087$，$p<0.001$)在童年虐待与抑郁间起部分中介作用，学校联结-心理韧性($\beta=0.036$，$p<0.001$)起链式中介作用。童年虐待对抑郁的总效应为 0.551，间接效应占总效应的 25.6%

(0.141/0.551)，即童年虐待作用于抑郁25.6%是通过学校联结和心理韧性起作用(见表1-6)。

表1-6 中介效应

	β	95%CI	p
童年虐待→抑郁			
总效应	0.551	0.485, 0.613	<0.001
总间接效应	0.141	0.112, 0.175	<0.001
童年虐待→心理韧性→抑郁	0.018	0.005, 0.032	0.009
童年虐待→学校联结→抑郁	0.087	0.062, 0.116	<0.001
童年虐待→学校联结和心理韧性→抑郁	0.036	0.027, 0.049	<0.001

1.2.4 讨论

本研究探究了心理韧性、童年虐待、学校联结和高中生抑郁之间的关系。研究发现高中生抑郁与不同层面的因素有关，这也支持了风险和弹性生态学框架的观点。具体来说，童年虐待作为微观层面的风险因素与抑郁相关，而心理韧性(微观层面)和学校联结(中观层面)可以缓冲童年虐待对高中生抑郁的影响。弹性理论认为促进因素(心理韧性和学校联结)有助于青少年克服童年虐待的负面影响(Fergus & Zimmerman, 2005; Wang et al., 2015)。既往研究关注了童年虐待和抑郁之间的关系(Houtepen et al., 2020)，而未深入探讨其中的风险因素和保护因素，本研究扩展了先前的研究结果。

与既往研究一致(LeMoult et al., 2020)，本研究发现童年虐待与青少年抑郁呈正相关。有研究发现，童年逆境与我国青少年的心理健康有关(Zhang et al., 2020)。受"不打不成才""棍棒底下出孝子"和"打是亲，骂是爱"等我国传统教育观念的影响，一些家长采取粗暴的方式来管教孩子，但中国文化对父母严厉的惩戒行为，甚至是虐待表现出较大的宽容(Wang et al., 2019)。中国传统的教育方式深深影响着父母的观念、子女的意识和社会大众对家庭的认知，为虐待儿童行为提供了思想背景和社会环境(焦富勇 & 李鸿光, 2011)。此外，童年虐待已经成为严重的社会问题，但由于家庭中发生的儿童虐待现象具有隐蔽性，未引起足够的重视，导致童年虐待对我国青少年行为的影响可能被低估。从神经生物学角度来看，儿童早期是神经系统发育的关键期，童年虐待将破坏儿童的大脑结构和功能发育，导致青少年对各种心理健康问题的易感性增加（万宇辉 & 陶芳标，2020）。因此，父母或看护人应采取积极的教育方式，学校心理学家、咨询师和其他心理健康专业人员也应关注有童年虐待经历的高中生。

本研究结果支持心理韧性在童年虐待和抑郁之间发挥中介作用的假设。心理韧性可以使高中生在儿童期遭受虐待后仍能够保持心理健康。来自横断面和纵向的研究证据表明，心理韧性是童年创伤和青少年抑郁症状的保护性中介变量（Shao et al.，2021；Ding et al.，2017）。一项在三个国家（德国、中国和俄罗斯）进行的跨文化研究表明，韧性是社会支持和负性情绪之间的重要中介变量（Brailovskaia et al.，2018），韧性是独立于文化、社会和地理条件的心理健康保护因素。

高心理韧性的个体可以通过保持积极情绪、灵活认知、积极的应对技巧等更好地应对童年虐待（Rutter，2006），并减轻童年虐待相关的抑郁风险。在风险和弹性生态学框架中，弹性被解释为个体和环境交互作用促进个体心理健康的素质（Ungar et al.，2013）。现有证据也表明，心理韧性是一个动态过程，可以通过实践和训练得到提高（Chmitorz et al.，2018）。一项随机对照试验表明，与对照组相比，经过韧性和应对能力干预后的大学生抑郁明显减少（Houston et al.，2017）。因此，学校可以提供适当的韧性训练，提高学生应对和解决问题的技能，降低童年虐待对青少年心理健康的不利影响。

本研究还识别了学校联结在童年虐待和抑郁之间的保护作用。少量研究探讨了学校联结如何在其他变量和抑郁之间发挥中介作用。如，学校联结是父母依恋和中学生抑郁症状（Shochet et al.，2008）、情绪调节和我国青少年抑郁症状（Zhao & Zhao，2015）之间的中介变量。考察学校联结在童年虐待和青少年抑郁中的作用的研究近乎阙如。本研究显示，学校联结在童年虐待和高中生抑郁之间发挥部分中介作用。与学校联系更紧密的学生拥有更强的适应能力，能够更好地应对压力（Becker & Luthar，2002）。一项 Meta 分析强调了加强学校联结对心理健康的重要性（Marraccini & Brier，2017）。因此，与教师和同龄人建立支持性关系、参与学校活动有利于促进高中生心理健康。

本研究进一步证实了学校联结与心理韧性正相关，学校联结-心理韧性在童年虐待与高中生抑郁之间发挥链式中介作用。学校联结与心理韧性之间的正相关关系，证实了外部弹性资产(学校联结)有助于青少年发展其内部弹性资产(心理韧性)，这一发现与既往研究结果一致(California Department of Education，2003)。学校联结-心理韧性的链式中介效应是另一个重要的发现，提示学校联结和心理韧性可能在降低童年虐待与高中生抑郁之间的关联方面具有积极的协同效应。因此，与孤立地关注一个方面相比，针对高中生群体中几个相互关联的领域开展干预措施可能更有益。

本研究存在一些局限性。首先，本研究从一个地级市招募了参与者，可能限制研究结果的外推。其次，所有变量都是基于自我报告，容易受到社会期许和回忆偏倚的影响。最后，横断面数据无法进行因果推断。因此，未来的研究应采用队列设计，并使用具有全国代表性的样本加以验证。

1.2.5 结论

高中生抑郁受到童年虐待、学校联结和心理韧性的共同影响。此外，心理韧性和学校联结在童年虐待和高中生抑郁之间发挥部分中介作用。根据风险与弹性生态学理论，具有积极资源(心理韧性、学校联结)的高中生在面对童年虐待时更可能保持心理健康。

1.3 总结

青少年健康发展是国家经济和社会可持续发展的必备条件。青少年由于其自身发育不稳定性以及所处环境会对其成长产生重要影响，检验多种个体因素和环境因素对青少年心理健康的影响及其作用机制，可以为青少年心理健康问题早期预防提供有益借鉴。提高青少年心理健康水平是一项系统工程，预防和解决青少年心理健康问题需要整个社会的努力，做到早期识别、尽早治疗、全面综合干预。

(1)建立国家层面的青少年健康监控体系。横断面研究难以全面了解青少年心理健康的发生发展规律，建立和完善国家层面的青少年心理健康监测研究尤为迫切。青少年心理健康防控工作是一项涉及多领域，涵盖多部门的综合性工作。因此，应建立卫生部门、教育部门和学校等多主体组成的青少年健康监测体系，通过动态监测，揭示我国青少年心理健康的变化趋势，识别关键的影响因素，从而为针对性干预提供更加科学的依据。

（2）建立多方联动体系。促进青少年的心理健康是一项复杂的系统工程，需要整合包括家庭、同伴和学校等在内的多种社会资源，共同营造一个有利于青少年健康的社会生态环境。在个体层面，应及时了解青少年的个体特征，识别和筛选心理韧性低的青少年，通过培训提高青少年心理韧性水平和抗挫折能力，以顺利度过青少年期。在家庭层面，家长要主动营造和谐的家庭氛围和家庭关系，培养良好的亲子关系，让良好的家庭氛围成为青少年心理健康的保护因子。在学校层面，创建一个令青少年感到安全、充满支持的学校环境，提高青少年对学校的归属感，引导青少年建立良好的同伴关系和师生关系；学校教育应当摒弃以学业成绩作为衡量学生的唯一指标，组织并引导青少年参加丰富多彩、形式多样的校园活动，促进青少年的全面发展。因此，为有效预防青少年心理健康问题，应该从青少年的整体成长环境出发，通过建立"个体—同伴—家庭—学校"的联动体系，强化各层次的保护性因素，降低危险性因素，为青少年发展提供支持性环境。

参 考 文 献

[1] Adams, J., Mrug, S. & Knight, D. C. (2018). Characteristics of child physical and sexual abuse as predictors of psychopathology[J]. Child Abuse Negl, 86: 167-177.

[2] Angelakis, I., Austin, J. L. & Gooding, P. (2020). Association of childhood maltreatment with suicide Behaviors among young people: A systematic review and meta-analysis[J]. JAMA Netw Open, 3(8): e2012563.

[3] Anyan, F. & Hjemdal, O. (2016). Adolescent stress and symptoms of anxiety and depression: Resilience explains and differentiates the relationships[J]. J Affect Disord, 203: 213-220.

[4] Areba, E. M., Taliaferro, L. A. & Forster M. (2021). Adverse childhood experiences and suicidality: School connectedness as a protective factor for ethnic minority adolescents[J]. Child Youth Serv Rev, 120: 105637.

[5] Becker, B. E., & Luthar, S. S. (2002). Social-emotional factors affecting achievement outcomes among disadvantaged students: Closing the achievement gap [J]. Educ Psychol, 37(4): 197-214.

[6] Benard, B. (1991). Fostering resilience in kids: Protective factors in the family, school and community [C]. Portland: Western Center Drug-Free Schools and Communities.

[7] Bernstein, D. P., Stein, J. A., Newcomb, M. D., et al. (2003). Development and validation of a brief screening version of the Childhood Trauma Questionnaire[J]. Child Abuse Negl, 27(2): 169-190.

[8] Brailovskaia, J., Schönfeld, P., Zhang, X. C., et al. (2018). A cross-cultural study in Germany, Russia, and China: Are resilient and social supported students protected against sepression, anxiety, and stress? [J]. Psychol Rep, 121(2): 265-281.

[9] Campbell-Sills, L. & Stein, M. B. (2007). Psychometric analysis and refinement

of the Connor-Davidson Resilience Scale (CD-RISC): Validation of a 10-item measure of resilience[J]. J Trauma Stress, 20(6): 1019-1028.

[10]California Department of Education. (2003). Using the resilience & youth development module[EB/OL]. Retrieved from http://www.wested.org/hks.

[11]Chen, R., An, J. & Ou, J. (2018). Suicidal behaviour among children and adolescents in China[J]. Lancet Child Adolesc Health, 2(8): 551-553.

[12]Chen, X., Jiang, L., Liu, Y., et al. (2021). Childhood maltreatment and suicidal ideation in Chinese children and adolescents: The mediation of resilience [J]. Peer J, 9: e11758.

[13]Chmitorz, A., Kunzler, A., Helmreich, I., et al. (2018). Intervention studies to foster resilience-A systematic review and proposal for a resilience framework in future intervention studies[J]. Clin Psychol Rev, 59: 78-100.

[14]Choi, J. K., Teshome, T. & Smith, J. (2021). Neighborhood disadvantage, childhood adversity, bullying victimization, and adolescent depression: A multiple mediational analysis[J]. J Affect Disord, 279: 554-562.

[15]Connor, K. M. & Davidson, J. R. (2003). Development of a new resilience scale: The Connor-Davidson Resilience Scale (CD-RISC)[J]. Depress Anxiety, 18(2): 76-82.

[16]Corcoran, J., & Nichols-Casebolt, A. (2004). Risk and resilience ecological framework for assessment and goal formulation[J]. Child Adolesc Social Work J, 21(3): 211-235.

[17]Dang M. T. (2014). Social connectedness and self-esteem: Predictors of resilience in mental health among maltreated homeless youth[J]. Issues Ment Health Nurs, 35(3): 212-219.

[18]Ding H, Han J, Zhang M, et al. (2017). Moderating and mediating effects of resilience between childhood trauma and depressive symptoms in Chinese children [J]. J Affect Disord, 211: 130-135.

[19]Eisenberg, M. E., Ackard, D. M. & Resnick, M. D. (2007). Protective factors and suicide risk in adolescents with a history of sexual abuse[J]. J Pediatr, 151

（5）：482-487.

[20] Felitti, V. J., Anda, R. F., Nordenberg, D., et al. (1998). Relationship of childhood abuse and household dysfunction to many of the leading causes of death in adults. The Adverse Childhood Experiences (ACE) Study[J]. Am J Prev Med, 14(4): 245-258.

[21] Fergus, S. & Zimmerman, M. A. (2005). Adolescent resilience: A framework for understanding healthy development in the face of risk[J]. Annu Rev Public Health, 26: 399-419.

[22] Folkman, S., & Lazarus, R. S. (1985). If it changes it must be a process: Study of emotion and coping during three stages of a college examination[J]. J Pers Soc Psychol, 48(1): 150-170.

[23] Gibb, B. E., Chelminski, I. & Zimmerman, M. (2007). Childhood emotional, physical, and sexual abuse, and diagnoses of depressive and anxiety disorders in adult psychiatric outpatients[J]. Depress Anxiety, 24(4): 256-263.

[24] Goodenow, C. (1993). The psychological sense of school membership among adolescents: Scale development and educational correlates[J]. Psychol Sch, 30(1): 79-90.

[25] Hailes, H. P., Yu, R., Danese, A., & Fazel, S. (2019). Long-term outcomes of childhood sexual abuse: An umbrella review[J]. Lancet Psychiatry, 6(10): 830-839.

[26] He, G. H., Strodl, E., Chen, W. Q., et al. (2019). Interpersonal conflict, school connectedness and depressive symptoms in Chinese adolescents: Moderation effect of gender and grade level[J]. Int J Environ Res Public Health, 16(12): 2182.

[27] Houston, J. B., First, J., Spialek, M. L., et al. (2017). Randomized controlled trial of the Resilience and Coping Intervention (RCI) with undergraduate university students[J]. J Am Coll Health, 65(1): 1-9.

[28] Houtepen, L. C., Heron, J., Suderman, M. J., Fraser, A., Chittleborough, C. R. & Howe, L. D. (2020). Associations of adverse childhood experiences with

educational attainment and adolescent health and the role of family and socioeconomic factors: A prospective cohort study in the UK[J]. PLoS Med, 17 (3): e1003031.

[29]Ip, P., Wong, R. S., Li, S. L., Chan, K. L., Ho, F. K. & Chow, C. B. (2016). Mental health consequences of childhood physical abuse in Chinese populations: A meta-analysis[J]. Trauma Violence Abuse, 17(5): 571-584.

[30]Johnson, D., Dupuis, G., Piche, J., et al. (2018). Adult mental health outcomes of adolescent depression: A systematic review[J]. Depress Anxiety, 35 (8): 700-716.

[31]Jones, P. B. (2013). Adult mental health disorders and their age at onset[J]. Br J Psychiatry Suppl, 54: s5-10.

[32]Kalisch, R., Müller, M. B. & Tüscher, O. (2015). A conceptual framework for the neurobiological study of resilience[J]. Behav Brain Sci, 38: e92.

[33]Kelifa, M. O., Yang, Y., Herbert, C., He, Q. & Wang, P. (2020). Psychological resilience and current stressful events as potential mediators between adverse childhood experiences and depression among college students in Eritrea [J]. Child Abuse Negl, 106: 104480.

[34]Kessler, R. C., McLaughlin, K. A. & Green, J. G. (2010). Childhood adversities and adult psychopathology in the WHO World Mental Health Surveys [J]. Br J Psychiatry, 197(5): 378-385.

[35]Kidger, J., Heron, J., Leon, D. A., Tilling, K., Lewis, G. & Gunnell, D. (2015). Self-reported school experience as a predictor of self-harm during adolescence: A prospective cohort study in the South West of England (ALSPAC) [J]. J Affect Disord, 173: 163-169.

[36]Kline, R. B. (2015) Principles and practice of structural equation modeling, 4th edition[M]. New York, NY, US: Guilford Press.

[37]Kuang, L., Wang, W., Huang, Y., et al. (2020). Relationship between Internet addiction, susceptible personality traits, and suicidal and self-harm ideation in Chinese adolescent students[J]. J Behav Addict, 9(3): 676-685.

[38]Langille, D., Rasic, D., Kisely, S., Flowerdew, G. & Cobbett, S. (2012). Protective associations of school connectedness with risk of depression in Nova Scotia adolescents[J]. Can J Psychiatry, 57(12): 759-764.

[39]LeMoult, J., Humphreys, K. L., Tracy, A., Hoffmeister, J. A., Ip, E. & Gotlib, I. H. (2020). Meta-analysis: Exposure to early life stress and risk for depression in childhood and adolescence[J]. J Am Acad Child, 59(7): 842-855.

[40]Lensch, T., Clements-Nolle, K., Oman, R. F., Evans, W. P., Lu, M. & Yang, W. (2021). Adverse childhood experiences and suicidal behaviors among youth: The buffering influence of family communication and school connectedness[J]. J Adolesc Health, 68(5): 945-952.

[41]Li, E. T., Luyten, P. & Midgley, N. (2020). Psychological mediators of the association between childhood emotional abuse and depression: A systematic review[J]. Front Psychiatry, 11: 559213.

[42]Lim, K. S., Wong, C. H., McIntyre, R. S., et al. (2019). Global lifetime and 12-month prevalence of suicidal behavior, deliberate self-harm and non-suicidal self-injury in children and adolescents between 1989 and 2018: A meta-analysis [J]. Int J Environ Res Public Health, 16(22): 4581.

[43]Liu, Y., Carney, J. & Kim, H. (2020). Victimization and students' psychological well-being: The mediating roles of hope and school connectedness [J]. Child Youth Serv Rev, 108: 104674.

[44]Lu, L., Jian, S., Dong, M., et al. (2020). Childhood trauma and suicidal ideation among Chinese university students: The mediating effect of internet addiction and school bullying victimisation [J]. Epidemiol Psychiatr Sci, 29: e152.

[45]Malhi, G. S., Das, P., Bell, E., et al. (2019). Modelling resilience in adolescence and adversity: A novel framework to inform research and practice[J]. Transl Psychiatry, 9(1): 316.

[46]Markowitz, A. J. (2017). Associations between school connection and depressive symptoms from adolescence through early adulthood: Moderation by early adversity

［J］. J Res Adolesc, 27(2): 298-311.

［47］Marraccini, M. E. & Brier, Z. M. F. (2017). School connectedness and suicidal thoughts and behaviors: A systematic meta-analysis［J］. Sch Psychol Q, 32(1): 5-21.

［48］McNeely, C. & Falci, C. (2004). School connectedness and the transition into and out of health-risk behavior among adolescents: A comparison of social belonging and teacher support［J］. J Sch Health, 74(7): 284-292.

［49］McNeely, C. A., Nonnemaker, J. M. & Blum, R. W. (2002). Promoting school connectedness: Evidence from the National Longitudinal Study of Adolescent Health［J］. J Sch Health, 72(4): 138-146.

［50］Millings, A., Buck, R., Montgomery, A., Spears, M. & Stallard, P. (2012). School connectedness, peer attachment, and self-esteem as predictors of adolescent depression［J］. J Adolesc, 35(4): 1061-1067.

［51］Millner, A. J., Lee, M. D. & Nock, M. K. (2015). Single-item measurement of suicidal Behaviors: Validity and consequences of misclassification［J］. PLoS One, 10(10): e0141606.

［52］Negriff, S. (2020). ACEs are not equal: Examining the relative impact of household dysfunction versus childhood maltreatment on mental health in adolescence［J］. Soc Sci Med, 245: 112696.

［53］Nguyen, T. Q., Webb-Vargas, Y., Koning, I. M. & Stuart, E. A. (2016). Causal mediation analysis with a binary outcome and multiple continuous or ordinal mediators: Simulations and application to an alcohol intervention［J］. Struct Equ Modeling, 23(3): 368-383.

［54］O'Connor, R. C. & Kirtley, O. J. (2018). The integrated motivational-volitional model of suicidal behaviour［J］. Philos Trans R Soc Lond B Biol Sci, 373 (1754): 20170268.

［55］Oldfield, J., Stevenson, A., Ortiz, E. & Haley, B. (2018). Promoting or suppressing resilience to mental health outcomes in at risk young people: The role of parental and peer attachment and school connectedness［J］. J Adolesc, 64:

13-22.

[56] Peverill, M., Sheridan, M. A., Busso, D. S. & McLaughlin, K. A. (2019). Atypical prefrontal-amygdala circuitry following childhood exposure to abuse: Links with adolescent psychopathology[J]. Child Maltreat, 24(4): 411-423.

[57] Poole, J. C., Dobson, K. S. & Pusch, D. (2017). Childhood adversity and adult depression: The protective role of psychological resilience[J]. Child Abuse Negl, 64: 89-100.

[58] Radloff, L. S. (1977). The CES-D Scale a self-report depression scale for research in the general population[J]. Appl Psychol Meas, 1(3): 385-401.

[59] Ribeiro, J. D., Franklin, J. C., Fox, K. R., et al. (2016). Self-injurious thoughts and behaviors as risk factors for future suicide ideation, attempts, and death: A meta-analysis of longitudinal studies [J]. Psychol Med, 46(2): 225-236.

[60] Rose, D. T. & Abramson, L. Y. (1992). Developmental predictors of depressive cognitive style: Research and theory[M]. In D Cicchetti, & S Toth (Eds.), Rochester symposium of developmental psychopathology (pp. 323-349). University of Rochester Press.

[61] Roy, A., Carli, V. & Sarchiapone, M. (2011). Resilience mitigates the suicide risk associated with childhood trauma[J]. J Affect Disord, 133(3): 591-594.

[62] Rutter, M. (2006). Implications of resilience concepts for scientific understanding [J]. Ann N Y Acad Sci, 1094: 1-12.

[63] Schotte, D. E. & Clum, G. A. (1987). Problem-solving skills in suicidal psychiatric patients[J]. J Consult Clin, 55(1): 49-54.

[64] Schubert, K. O., Clark, S. R., Van, L. K., Collinson, J. L. & Baune, B. T. (2017). Depressive symptom trajectories in late adolescence and early adulthood: A systematic review[J]. Aust N Z J Psychiatry, 51(5): 477-499.

[65] Shao, N., Gong, Y., Wang, X., et al. (2021). Effects of polygenic risk score, childhood trauma and resilience on depressive symptoms in Chinese adolescents in a three-year cohort study[J]. J Affect Disord, 282: 627-636.

[66] Sharp, C., Penner, F., Marais, L. & Skinner, D. (2018). School connectedness as psychological resilience factor in children affected by HIV/AIDS[J]. AIDS Care, 30(4): 34-41.

[67] Shochet, I. M., Homel, R., Cockshaw, W. D. & Montgomery, D. T. (2008). How do school connectedness and attachment to parents interrelate in predicting adolescent depressive symptoms? [J]. J Clin Child Adolesc Psychol, 37(3): 676-681.

[68] Su, Q. & Liu, G. F. (2020). Depression in Chinese adolescents from 1989 to 2018: An increasing trend and its relationship with social environments[J]. Curr Psychol, 41(2): 1-12.

[69] Tang, X., Tang, S., Ren, Z. & Wong, D. F. K. (2019). Prevalence of depressive symptoms among adolescents in secondary school in mainland China: A systematic review and meta-analysis[J]. J Affect Disord, 245: 498-507.

[70] Tian, X., Lu, J., Che, Y., et al. (2021). Childhood maltreatment and self-harm in Chinese adolescents: Moderation and mediation via resilience[J]. BMC Public Health, 21(1): 1561.

[71] Turner, H. A. & Butler, M. J. (2003). Direct and indirect effects of childhood adversity on depressive symptoms in young adults[J]. J Youth Adolesc, 32(2): 89-103.

[72] Ungar, M., Ghazinour, M. & Richter, J. (2013). Annual Research Review: What is resilience within the social ecology of human development? [J]. J Child Psychol Psychiatry, 54(4): 348-366.

[73] UNICEF. (2021). The state of the world's children 2021[EB/OL]. Retrieved from https://www.unicef.org/reports/state-worlds-children-2021.

[74] van Heeringen, K. (2000). A stress-diathesis model of suicidal behavior[J]. Crisis, 21(4): 192.

[75] van Heeringen, K. (2012). Stress-diathesis model of suicidal behavior[M]. In Y. Dwivedi (Eds.), The neurobiological basis of suicide. CRC Press/Taylor & Francis.

[76]Vieira, I. S., Pedrotti Moreira, F., Mondin, T. C., et al. (2020). Resilience as a mediator factor in the relationship between childhood trauma and mood disorder: A community sample of young adults[J]. J Affect Disord, 274: 48-53.

[77]Wan, Y., Chen, R., Ma, S., et al. (2019). Associations of adverse childhood experiences and social support with self-injurious behaviour and suicidality in adolescents[J]. Br J Psychiatry, 214(3): 146-152.

[78]Wang, J. L., Zhang, D. J. & Zimmerman, M. A. (2015). Resilience theory and its implications for Chinese adolescents[J]. Psychol Rep, 117(2): 354-375.

[79]Wang, L., Cheng, H., Qu, Y., Zhang, Y., Cui, Q. & Zou, H. (2020). The prevalence of Child Maltreat among Chinese primary and middle school students: A systematic review and meta-analysis[J]. Soc Psychiatry Psychiatr Epidemiol, 55 (9): 1105-1119.

[80]Wang, S., Xu, H., Li, S., Jiang, Z. & Wan, Y. (2020). Sex differences in the determinants of suicide attempt among adolescents in China[J]. Asian J Psychiatr, 49: 101961.

[81]Wang, X. C., Yang, J. P. & Wang, P. C. (2019). Childhood maltreatment, moral disengagement, and adolescents' cyberbullying perpetration: Fathers' and mothers' moral disengagement as moderators [J]. Comput Human Behav, 95: 48-57.

[82]Watters, E. R., Aloe, A. M. & Wojciak, A. S. (2023). Examining the associations between childhood Trauma, resilience, and depression: A multivariate meta-analysis[J]. Trauma Violence Abuse, 24(1): 231-244.

[83]Whitlock, J., Wyman, P. A. & Moore, S. R. (2014). Connectedness and suicide prevention in adolescents: Pathways and implications [J]. Suicide Life Threat Behav, 44(3): 246-272.

[84]WHO. (2019). Adolescent mental health [EB/OL]. Retrieved from https://www.who.int/news-room/fact-sheets/detail/adolescent-mental-health.

[85]Xin, X., Wang, Y., Fang, J., Ming, Q. & Yao, S. (2017). Prevalence and correlates of direct self-injurious behavior among Chinese adolescents: Findings

from a multicenter and multistage survey[J]. J Abnorm Child Psychol, 45(4): 815-826.

[86] Zhang, L., Mersky, J. P. & Topitzes, J. (2020). Adverse childhood experiences and psychological well-being in a rural sample of Chinese young adults[J]. Child Abuse Negl, 108: 104658.

[87] Zhang, W., Du, D. & Zhen, S. (2011). Belief systems and positive youth development among Chinese and American youth[M]. In A E A Warren, R M Lerner, E Phelps, & R W Roeser (Eds.), Thriving and spirituality among youth. Harvard University Press: 309-331.

[88] Zhao, X., Selman, R. L. & Haste, H. (2015). Academic stress in Chinese schools and a proposed preventive intervention program[J]. Cogent Educ, 2 (1): 1000477.

[89] Zhao, Y. & Zhao, G. (2015). Emotion regulation and depressive symptoms: Examining the mediation effects of school connectedness in Chinese late adolescents[J]. J Adolesc, 40: 14-23.

[90] 从恩朝, 吴彦, 蔡亦蕴, 等. (2019). 青少年自杀意念与家庭环境和心理弹性之间的关联研究[J]. 中国当代儿科杂志, 21(5): 479-484.

[91] 高鑫, 万宇辉, 谢阳, 等. (2021). 中学生童年期虐待经历和近期负性生活事件与自杀心理行为的关联[J]. 中国学校卫生, 42(3): 392-395, 398.

[92] 国家卫生健康委员会. (2020). 中国卫生健康统计年鉴[M]. 北京: 中国协和医科大学出版社.

[93] 焦富勇, 李鸿光. (2011). 儿童虐待预防与处理[M]. 北京: 人民卫生出版社.

[94] 刘福荣, 宋晓琴, 尚小平. (2020). 中学生抑郁症状检出率的 Meta 分析[J]. 中国心理卫生杂志, 34(2): 123-128.

[95] 万宇辉, 陶芳标. (2020). 从童年期不良经历的视角认识青少年心理行为问题[J]. 中国学校卫生, 41(4): 484-489.

[96] 许颖, 林丹华. (2015). 家庭压力与青少年抑郁、孤独感及幸福感——家庭弹性的补偿与调节作用[J]. 心理发展与教育, 31(5): 594-602.

[97]闫雪芹.（2007）.转型期社会"失范"与青少年学生的行为越轨[J].山东省青年管理干部学院学报,（6）：25-28.

[98]叶增杰,阮小丽,曾珍,等.（2016）.中文版10条目心理韧性量表在护生群体中的信效度分析[J].护理学报,23（21）：9-13.

[99]喻承甫,张卫,曾毅茵,等.（2011）.青少年感恩与问题行为的关系：学校联结的中介作用[J].心理发展与教育,27（4）：425-433.

[100]俞国良.（2022）.中国学生心理健康问题的检出率及其教育启示[J].清华大学教育研究,43（4）：20-32.

[101]余欣欣,王洁莹,杨静.（2019）.广西三~六年级小学生心理健康现状分析[J].中国健康教育,35（12）：1089-1093.

[102]赵俊峰,李晓铭,赵国祥,等.（2016）.弱势儿童心理弹性干预的理论与实践[M].北京：科学出版社.

[103]赵幸福,张亚林,李龙飞,等.（2005）.中文版儿童期虐待问卷的信度和效度[J].中国组织工程研究,9（20）：105-107.

[104]邹广顺,吕军城,乔晓伟.（2021）.中国中学生自杀意念检出率的Meta分析[J].中国心理卫生杂志,35（8）：643-650.

2　童年不良经历对大学生心理健康的影响

生活在撒哈拉以南的非洲地区的年轻人其健康受到多种威胁，包括慢性病、传染病、政治不稳定和暴力等（Atilola，2015）。例如，现阶段的厄立特里亚年轻人长期饱受战争创伤及其导致的社会心理和经济困难（Akresh et al.，2012）。有鉴于此，许多年轻的厄立特里亚人很可能在童年时期经历过强烈的不良事件（Farwell，2003）。大学生处于青春期到成年的过渡时期，也是抑郁等心理健康问题的高发群体（Blanco et al.，2008；Vanheusden et al.，2008；Milojevich & Lukowski，2016）。据报道，大学生抑郁症状的检查率为58.6%（Ibrahim et al.，2013），该时期的抑郁与未来的健康、学业、就业和社会问题有关（Hersi et al.，2017）。一些研究将远端和近端风险因素，如童年不良经历和现在压力性事件与抑郁相关联（Merrick et al.，2017；Manyema et al.，2018）。童年不良经历（Adverse childhood experiences，ACEs）指个体在18岁前所经历的负性生活事件（Felitti et al.，1998），包括童年虐待、童年忽视和家庭功能不全等。南非的一项研究表明，对于持续遭遇不良经历的青少年来说，学校环境是重要的韧性促进因素，可能是不良经历与抑郁之间的中介变量（Theron，2013；Theron & Theron，2014）。然而，ACEs和现在压力性事件对抑郁的影响，以及心理韧性的保护作用有待进一步研究。

大学生抑郁患病率因测量时间、测量工具和其他社会经济指标而异。例如，不同国家大学生轻度到重度抑郁的比例存在较大差异，英国为58.6%（Ibrahim et al.，2013），中国为23.8%（Lei et al.，2016），澳大利亚为39.5%（Schofield et al.，2016）。尚无研究探究厄立特里亚大学生抑郁患病率。数据显示，抑郁是2017年厄立特里亚一般人群致残的第二大原因（IHME，2018）。与厄立特里亚国情类似的肯尼亚和埃塞俄比亚，大学生抑郁患病率分别为 41.3% 和 40.9%（Othieno et al.，2014；Dachew et al.，2015）。抑郁与学业中断（Shim et al.，2019）、自伤行为（King et al.，2015）和大学辍学率增加有关（Boyraz et al.，2016）。鉴于抑郁对社会造成的巨大负担，了解与抑郁相关的风险因素和保护因素有助于早期识别抑郁高危人群，而 ACEs 是其中一个公认的危险因素。

关于 ACEs 与心理健康的研究通常采用累积风险法，假设不同 ACEs 类型具有相等权重且与健康结局之间存在剂量反应关系，忽略了 ACEs 的异质性和交互作用。有证据表明，某些 ACEs（如性虐待）对健康结局的影响更大（Finkelhor et al.，2007；Witt et al.，2016），且 ACEs 具有聚集性（Brown et al.，2017）。以个体为中心的潜在类别分析（Latent Class Analysis，LCA）在识别 ACEs 模式方面比累积风险法更具优势，为综合评估 ACEs 暴露起到良好的借鉴作用，也有助于探讨特异性 ACEs 模式与健康结局之间的关联（Chen et al，2022）。

综上，厄立特里亚大学生心理健康突出，ACEs 是影响大学生心理健康的关键变量。有鉴于此，本部分旨在探究 ACEs 对厄立特里亚大学生抑郁的影响，现在压力性事件和心理韧性的中介作用；识别 ACEs 模式及其对大学生心理健康的影响，并剖析现在压力性事件在 ACEs 模式与心理健康的中介作用。

（1）研究对象。厄立特里亚高等教育和研究机构共有 7 所学院，大学生总数为 5740 人。本研究于 2018 年 11 月对厄立特里亚大学生进行横断面研究。首先，根据学生的年级（1~6 年级）进行分层。随后，所有学生按姓氏首字母进行排序，通过系统抽样选择学生，样本间隔为 10。最后，564 名大学生参与了本章的研究。所有参与者均提供了书面知情同意书。10.1% 的问卷因填写不完整或有误被排除，507 份问卷被纳入分析。

（2）调查工具。

①童年不良经历。本章的研究利用童年不良经历国际版问卷（Adverse Childhood Experience International Questionnaire，ACE-IQ）收集自我报告的童年不良经历（WHO，2018）。问卷包含 29 个条目，用来评估 13 类 ACEs，包括情感忽视、身体忽视、身体虐待、情感虐待、性虐待、家庭成员药物滥用史、家庭成员精神疾病史、家庭成员监禁史、父母分居、死亡或离婚、家庭暴力、社区暴力、同伴欺凌和集体暴力。儿童创伤问卷（Child Trauma Questionnaire，CTQ）

（Bernstein et al.，2003）和国际儿童虐待筛查工具（International Child Abuse Screening Tool，ICAST）（Zolotor et al.，2009）主要关注儿童虐待和家庭功能障碍，ACE-IQ 将其进一步扩展到欺凌、社区暴力以及集体暴力（WHO，2018）。在过去的 70 年中，厄立特里亚饱受战争和集体暴力，因此本研究采用 ACE-IQ 评估是合理的。本章的研究采用频率评分法估计 ACEs 的暴露水平。根据 ACE-IQ 指南（WHO，2018），只有 5.5% 的大学生报告了身体忽视或身体虐待。由于宗教和根深蒂固的文化影响，家长对儿童的身体虐待和忽视较为常见（Terhune，1997）。因此，本章的研究修改了身体忽视和身体虐待的评分。具体来说，回答"几次"或"很多次"被定义为遭受身体忽视和身体虐待。

②抑郁。本章的研究采用 20 项自我报告问卷（20-item Self-Reporting Questionnaire，SRQ-20）测量抑郁。该问卷的信效度在厄立特里亚成年人群中得到验证（Netsereab et al.，2018）。本章的研究将所有条目得分相加，得分越高表明抑郁的程度越高。

③心理韧性。使用的量表与高中生调查一致，详见第一部分。

④现在压力性事件。大学生压力事件检查表（Holmes & Rahe，1967；ASU，2020）被用来测量过去 12 个月的压力性事件。该量表包括与父母的持续冲突、非自愿性行为、意外怀孕以及其他生活事件（例如疾病、受伤、吸毒）。在第 19 个条目中，只有 3 名参与者回答"是"，因此该条目被删除。将选择"是"的回答数量相加，得分越高表明压力事件越多。

⑤主观幸福感。使用 5 个条目的世界卫生组织幸福指数（5-item World Health Organization Well-Being Index，WHO-5）评估主观幸福感。该条目采用 Likert 6 级评分（0＝从来没有，5＝一直），得分越高代表主观幸福感越好。该量表已在世界范围内广泛使用（Winther et al.，2015）。本章研究中 Cronbach's α 为 0.82。

⑥其他变量。问卷还调查了性别（男、女）、年龄、年级、与父母一起长大（是、否）、大学前的居住地（城市、城镇、农村）、种族（提格雷、其他）和父母至少一方大学文化程度（是、否）等。

2.1 童年不良经历与大学生抑郁：现在压力性事件和心理韧性的中介作用①

2.1.1 前言

许多国家的研究证明 ACEs 对成人抑郁具有深远影响（Werner，2013；De Venter et al.，2013）。神经生物学观点认为，ACEs 的毒性应激损伤神经网络，导致应激调节机制崩溃（McLaughlin et al.，2009），并降低对后期应激源的反应阈值（McLaughlin，2016）。另一种解释是，ACEs 会对管理和抵御新压力源的能力产生长期影响（Pearlin & Bierman，2013）。诸多证据表明，ACEs 与抑郁之间存在剂量反应关系（Anda et al.，2006），经历越多童年不良事件的个体往往更早地表现出心理健康问题（McLaughlin，2016；Keyes et al.，2018）。然而，并非所有经历过童年不良事件的人都出现心理健康问题（Masten，2018）。少量证据证明一些因素可以保护个体免受与 ACEs 相关的身体和心理干扰，例如心理韧性。

诸多研究证明心理韧性有助于降低不良经历和抑郁（Conger & Conger，2002；Werner，2009）。在高等教育环境中，心理韧性因其对压力的保护作用和提高学习成绩而受到关注（Allan et al.，2014）。此外，与那些没有寻求帮助的人相比，在心理健康问题上寻求帮助的大学生表现出较低的心理韧性得分（Hartley，2012）。此外，Theron（2013）强调了在教育环境中促进韧性的重要性。在土耳其大学生中，心理韧性是父母拒绝与抑郁之间的中介变量（Sart et al.，2016），在印度尼西亚大学生中，心理韧性并不能中介 ACEs 对抑郁的影响（Kaloeti et al.，2019），表明既往研究结果不一致。

与心理韧性在 ACEs 和抑郁之间保护作用相反，现在压力性事件在加重心理健康问题和促进应激反应机制方面发挥了重要作用（Kuhn et al.，2016；Sheerin et al.，2018）。应激敏化视角阐明了现在压力性事件如何使 ACEs 的负面影响持久存

---

① 本研究主体部分已于 2020 年发表在 *Child Abuse and Neglect* 上。

在，并导致抑郁的发作和复发（Kessler，1997）。有创伤史的人对现在压力性事件的反应更敏感，更容易产生抑郁（Kendler & Gardner，2016）。2016年世界心理健康调查联盟显示，低社会经济背景、学生和年轻人经历压力事件的风险更高（Benjet et al.，2016）。厄立特里亚年轻人持续面临不良经历，许多慢性压力源与战争和战后局势有关，如流离失所和经济困难（Getnet et al.，2019）。与此同时，在过去的两年里，有50%的厄立特里亚大学生退学（EIT，2018）。研究表明，抑郁是大学生退学的一个常见风险因素。然而，在这种情况下，厄立特里亚的学生咨询中心、指导中心和心理健康服务有限。此外，各国的研究证据均证实大学生抑郁和现在压力性事件密切相关（Sokratous et al.，2013；Kalmakis et al.，2019；Mall et al.，2018），但鲜少研究剖析了现在压力性事件在 ACEs 和厄立特里亚大学生抑郁之间的中介作用。

因此，本研究旨在检验 ACEs、现在压力性事件、心理韧性与抑郁之间的相关性，探讨心理韧性和现在压力性事件在 ACEs 与厄立特里亚大学生抑郁之间的中介作用。

2.1.2 统计分析方法

本研究使用 SPSS 23.0 进行描述性分析，使用 Mplus 8.0 进行中介效应分析（Muthén & Muthen，2017）。本研究采用偏差校正 Bootstrap 法（1000 次）来检验中介作用的显著性和计算 95% 置信区间。CFI > 0.90，TLI > 0.90，X^2/df < 3，SRMR < 0.05，RMSEA < 0.05，表明模型拟合良好。在构建结构方程模型时，ACEs、抑郁和现在压力性事件被操作化为连续的外显变量，而心理韧性被操作化为潜变量。

2.1.3 结果

如表 2-1 所示，研究对象的平均年龄为 19.69±1.50 岁（范围 18~25 岁），绝大多数为提格雷族（87.38%），49.51% 为女生，84.62% 与父母生活在一起，81.66% 入学前生活在城市，36.69% 的学生父母具有大学文凭。ACEs、抑郁、心理韧性、现在压力性事件的平均得分分别为 2.71，6.19，24.34 和 4.49。

表 2-1 　　　　　　　　　　研究对象基本特征

变量	均值(标准差)	范围
年龄	19.69(1.50)	18~25
童年不良经历	2.71(2.00)	0~12
抑郁	6.19(4.29)	0~20
心理韧性	24.34(7.29)	0~40
现在压力性事件	4.49(2.69)	0~14
类别	N	%
年级		
1	154	30.37
2	138	27.22
3	127	25.05
4~6	88	17.36
民族		
提格雷	443	87.38
其他	64	12.62
性别		
男	256	50.49
女	251	49.51
与父母一起长大		
是	429	84.62
否	78	15.38
父母大学学历		
否	321	63.31
是	186	36.69
入学前居住地		
城市	414	81.66
其他	93	18.34

　　Pearson 相关分析显示，ACEs、现在压力性事件、心理韧性和抑郁之间显著相关($p < 0.001$)(见表 2-2)。

表 2-2   关键变量相关性分析

	童年不良经历	现在压力性事件	抑郁	心理韧性
童年不良经历	1			
现在压力性事件	0.468***	1		
抑郁	0.264***	0.447***	1	
心理韧性	−0.162***	−0.157***	−0.261***	1

注：***$p < 0.001$。

在调整了年龄、性别、父母文化程度、种族、入学前居住地等协变量后，最终模型的标准化路径系数如图 2-1 所示。$\chi^2 = 234.743$，df = 118，$\chi^2/df < 3$，CFI = 0.924，TLI = 0.911，SRMR = 0.051，RMSEA = 0.044(90% CI：0.036 ~ 0.052)，表明模型拟合较好。ACEs 可以正向预测现在压力性事件（$\beta = 0.468$，90% CI：0.383 ~ 0.538，$p < 0.001$）和抑郁（$\beta = 0.102$，90% CI：0.006 ~ 0.185，$p = 0.023$）。ACEs 与心理韧性显著负相关（$\beta = -0.182$，90% CI：−0.287 ~ −0.076，$p < 0.001$）。此外，现在压力性事件（$\beta = 0.393$，90% CI：0.301 ~ 0.473，$p < 0.001$）和心理韧性（$\beta = -0.178$，90% CI：−0.274 ~ −0.094，$p < 0.001$）与抑郁显著相关。年龄（$\beta = -0.093$，90% CI：−0.169 ~ −0.014，$p = 0.020$）和男性（$\beta = -0.166$，90% CI：−0.247 ~ −0.088，$p < 0.001$）与抑郁显著负相关，其他协变量与抑郁无显著相关。

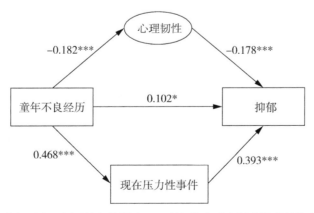

图 2-1 童年不良经历对抑郁的影响：心理韧性和现在压力性事件的中介作用
注：为简化模型，省略了控制变量系数。***$p < 0.001$，*$p < 0.05$。

ACEs 对抑郁有直接效应（$\beta = 0.102$，90% CI：$0.006 \sim 0.185$，$p = 0.023$）和间接效应（$\beta = 0.216$，$p < 0.001$），后者通过心理韧性（$\beta = 0.032$，90% CI：$0.012 \sim 0.062$，$p = 0.013$）和现在压力性事件（$\beta = 0.184$，90% CI：$0.138 \sim 0.239$，$p < 0.001$）起作用。间接效应占总效应的 67.9%（0.216/0.318），即 ACEs 作用于抑郁 37.1% 是通过心理韧性和现在压力性事件起作用。

2.1.4 讨论

本研究同时探讨了远端（ACEs）和近端（现在压力性事件）风险以及心理韧性对厄立特里亚大学生抑郁的影响，这是首次在厄立特里亚大学生中开展的研究。与既往研究一致（Kessler et al., 2010；McLaughlin et al., 2010；LaNoue et al., 2012），本研究发现 ACEs、现在压力性事件和抑郁相关。ACEs 对抑郁有直接和间接影响，后者由现在压力性事件介导，这与针对美国大学生的研究结果一致（Karatekin, 2018）。远程和近端不良经历与抑郁症之间的关系可以用风险近因模型解释，该模型假设风险对心理健康的近因与影响强度相关（Warne et al., 2019）。尽管纵向研究证明 ACEs、现在压力性事件和抑郁的时序性（Caspi et al., 2003；Karatekin & Hill, 2018），ACEs 或现在压力性事件可能导致抑郁的发生（Poole et al., 2017）。由于在本研究中这些变量在同一时间点测量，我们不能推断因果关系。

研究表明，大多数儿童和青少年精神疾病会持续到成年（Clark et al., 2010）。压力增殖视角认为，近端压力源是远端不良经历的结果，是后续精神疾病发生的独立危险因素，压力延续到未来，形成一个恶性循环（Anda et al., 2006）。慢性压力会导致各种认知缺陷，例如对压力源的偏见和负面解释（Nurius et al., 2015；Pechtel & Pizzagalli, 2011）。Safford 等（2007）发现，与积极认知个体相比，消极认知群体产生更多的消极生活事件。因此，慢性压力导致的认知缺陷可能产生更多的消极生活事件。此外，美国一所社区大学的研究表明，许多学生认为目前的压力是过去 ACEs 相关问题的延续，这些学生表现出显著的抑郁和焦虑症状（Brogden & Gregory, 2019）。针对大学生群体的减压干预措施显著降低了常见的心理健康问题发生率（Regehr et al., 2012）。因此，现在压力性事件是大学生群体保持心理健康的重要干预目标。

本研究进一步证明了心理韧性在 ACEs 与抑郁之间发挥保护作用，较高的心理韧性与 ACEs、抑郁呈负相关。与既往研究一致，心理韧性负向介导了 ACEs 对抑郁的影响（Barry et al., 2013）。这种关系也反映了 ACEs 如何通过累积效应（Luthar et al., 2006）和毒性作用导致应激反应途径失调，从而增加应激敏感性，降低心理和生理韧性（McEwen, 1998；Taylor, 2010）。韧性可以降低抑郁发生风险，并有助于大学生应对大学和社会压力。另一方面，较低的韧性与消极的心理健康、适应不良和不良应对有关（Houston et al., 2017）。

女性和年轻的大学生发生抑郁的风险更高。既往研究提供了一些假设来解释性别之间的抑郁差异，诸如女性比男性经历更多的压力源，以及对压力源的敏感性存在性别（Nolen-Hoeksema, 2001），压力源和女大学生抑郁之间有更强的关系（Maciejewski et al., 2001）。适应新的大学环境、高学业压力以及从青春期到成年期的发展变化等多种因素可以解释为什么低年级大学生抑郁发生率较高（Bland et al., 2012；Wiley & Berman, 2013）。

本研究存在一些局限性。首先，由于采用横断面设计和自我报告工具，难以推断 ACEs 与抑郁的因果关系，厄立特里亚的保守文化及社会期望可能导致调查结果被低估。其次，本研究未考虑一些重要的变量，如社会支持等。再者，本研究采用非加权计数来确定 ACEs 和现在压力性事件评分，但 ACEs 和现在压力性事件的具体类型和严重程度可能更具临床意义。最后，本研究仅招募了厄立特里亚大学生，研究结果的外推需谨慎。

2.1.5 结论

本研究发现 ACEs、现在压力性事件和心理韧性是厄立特里亚大学生抑郁的独立预测因素。ACEs 对抑郁有直接影响，也可以通过心理韧性和现在压力性事件间接起作用，且现在压力性事件的间接效应更大。综上所述，本研究中远端和近端不良经历与大学生抑郁相关，而心理韧性对抑郁起保护作用。因此，需要针对早期和当前不良经历采取适当的干预和预防措施，以解决 ACEs 和现在压力性事件对抑郁的不利影响。迄今为止，在厄立特里亚等保守文化中开展 ACEs 的常规筛查困难重重，但现在压力性事件和心理韧性是在文化保守且资源有限的环境中开展干预的良好目标。

2.2 童年不良经历模式对大学生心理健康的影响[①]

2.2.1 前言

随着人们对心理健康服务需求的增加，生活在厄立特里亚等资源有限国家中的大学生心理健康问题受到广泛关注(Dachew et al., 2015; Bhat et al., 2018)。世界心理健康调查显示，38.4%的大学生至少患有一种精神疾病(Auerbach et al., 2019)。此外，患有精神疾病的大学生中43%存在功能性障碍(Alonso et al., 2018)，这会影响其学习成绩、幸福感、社交生活和就业等(Hersi et al., 2017)。

ACEs是众所周知的心理健康问题的远程风险因素(Khrapatina & Berman, 2017)。这些事件往往是慢性的，对健康造成的影响程度不同(Kalmakis & Chandler, 2014)。尽管研究已经证明ACEs对成人抑郁有深远影响(Karatekin & Ahluwalia, 2020)，但ACEs导致未来压力和负面结局的作用机制尚不清楚。此外，一项为期2年的随访研究显示，ACEs更容易使女性产生抑郁，现在压力性事件增加随访时的抑郁发生风险(Honkalampi et al., 2005)。ACEs和现在压力性事件可以显著预测本科生心理健康，其中现在压力性事件的预测能力更强(Karatekin & Ahluwalia, 2020)。此外，一项在年轻人中开展的横断面研究发现，ACEs和成年压力显著预测心理困扰，成年压力在ACEs和心理压力间发挥中介作用(Manyema et al., 2018)。

应激敏化和增殖理论为本研究提供理论基础。应激敏化假说认为，ACEs会破坏负责压力调节的大脑区域的正常发育(McLaughlin et al., 2009)，并降低未来压力源的阈值。早年不良压力不仅会导致心理健康问题，还会引发其他压力源的连锁反应，损害成年期的健康。根据增殖理论，ACEs会导致新的压力源(Pearlin & Bierman, 2013)。应激敏化和增殖模型从生命历程的视角揭示了ACEs对成年压力生活事件和随后心理健康的长期影响。

既往关于ACEs的研究多采用累积风险方法，忽略了ACEs的异质性和聚集

---

① 本研究主体部分已于2021年发表在 *Environmental Health and Preventive Medicine* 上。

性。LCA 以个体为中心的研究视角,借助于"降维简化"技术,将一个异质性群体分为多个小的同质性群体,有助于探究不同类型的 ACEs 如何聚合成有意义的 ACEs 模式。迄今,少量研究考察了 ACEs 模式与抑郁的关系(Reed-Fitzke K et al., 2023; Chen et al., 2022; Kim et al., 2022),上述研究一般识别出 3~5 个 ACEs 模式,以"低 ACEs"组为主,且不同 ACEs 模式与抑郁的关联强度存在较大差异,提示应把 ACEs 模式放在防控心理健康问题优先关注的领域。

环境(例如,经济、政治和文化)不仅影响 ACEs 的发生,还会影响个体如何应对 ACEs。体罚在撒哈拉以南的非洲家庭和西方家庭有不同的含义(Theron & Theron, 2010)。厄立特里亚父母对孩子更加专制,甚至在孩子成年后也会经常干涉他们的生活(Akosah-Twumasi et al., 2020)。儿童在社会环境中成长,宗教和文化信仰对他们的日常生活和幸福感发挥重要作用(Goitom, 2016)。另一方面,自第二次世界大战结束后,厄立特里亚经历了短暂的和平与稳定时期(1991—1997年)。1998—2000 年厄立特里亚和埃塞俄比亚的战争导致该地区社会经济萧条。本研究的研究对象要么是在战争期间出生,要么是在战争后长大,他们是 ACEs 和心理创伤的高危人群。尽管 ACEs 在类似的环境中普遍存在,但既往研究对 ACEs 模式及其与现在压力性事件、抑郁和主观幸福感之间的关系知之甚少。因此,本研究探究了 ACEs 模式,并剖析其与厄立特里亚大学生主观幸福感和抑郁的关系。本研究假设相较于其他样本,厄立特里亚的本科生 ACEs 的发生率更高;LCA 可以识别不同的 ACEs 模式,现在压力性事件在 ACEs 模式与心理健康(抑郁和主观幸福感)之间发挥中介作用。

2.2.2 统计分析方法

首先,本研究评估了关键研究变量之间的相关性。随后,以 13 个 ACEs 为指标构建类别数为 1 到 5 的模型。通过 AIC(Akaike Information Criteria)、BIC(Bayesian Information Criteria)、aBIC(Adjusted Bayesian Information Criteria)、Entropy 值、基于 Bootstrap 的似然比检验(the Bootstrap Likelihood Ratio Test, BLRT)、潜类别大小和可解释性等指标综合选择最优模型(Nylund et al., 2007)。其次,根据最大后验概率将个体划分到不同的潜在类别。根据 Hayes 和 Preacher(2014),本研究在路径分析之前对所有连续变量进行标准化处理

（现在压力性事件、抑郁和主观幸福感）。此外，本研究考察了现在压力性事件在 ACEs 模式与远端结局（抑郁和主观幸福感）之间的中介作用。采用偏差校正 Bootstrap（1000 次）检验总效应和间接效应的显著性。$p<0.05$（双侧）表明差异具有统计学意义。

2.2.3 结果

86.4%的大学生至少报告一种童年不良事件。集体暴力（40.24%）、家庭暴力（38.66%）和身体虐待（36.69%）是最常见的 ACEs 类型，而家庭药物滥用（4.93%）发生率较低，见表 2-3。ACEs、现在压力性事件、主观幸福感和抑郁在 $p<0.001$ 的水平上显著相关，见表 2-4。

表 2-3 　　　　　　　　　　　　　研究对象的 ACEs

	N	%
身体虐待	186	36.69
情感虐待	45	8.88
性虐待	137	27.02
家庭成员药物滥用史	25	4.93
家庭成员监禁史	60	11.83
家庭成员精神疾病史	32	6.31
家庭暴力	196	38.66
父母分居/离婚	115	22.68
情感忽视	97	19.13
身体忽视	89	17.55
同伴欺凌	32	6.31
社区暴力	157	30.97
集体暴力	204	40.24

表 2-4 关键变量相关性分析

	ACEs	主观幸福感	抑郁	现在压力性事件
ACEs	1			
主观幸福感	−0.161***	1		
抑郁	0.264***	−0.514***	1	
现在压力性事件	0.468***	−0.297***	0.447***	1
平均值	2.712	14.793	6.190	4.493
标准差	2.000	5.157	4.289	2.695

注：***$p<0.001$。

表 2-5 总结了 1~5 个类别模型的拟合指标。AIC 随着类别数增加而降低，2 个类别的模型 BIC 和 aBIC 最低。3 个类别的模型 Entropy 值最高，AIC、BIC 和 aBIC 相对较小，各个类别均具有可解释性。4 个类别的模型 BLRT 的 p 值不显著，表明 3 个类别比 4 个类别的模型更优。因此，本研究最终选择了 3 个类别的模型。

表 2-5 不同潜在类别的模型拟合指标

#类别数	AIC	BIC	aBIC	Entropy	p-BLRT	类别概率（%）
1	6129.770	6184.740	6143.477	—	—	—
2	5841.776	5955.945	5870.244	0.740	< 0.001	75.1/24.9
3	5830.329	6003.698	5873.560	0.768	< 0.001	14.6/66.3/19.1
4	5820.996	6053.564	5878.987	0.701	0.154	52.7/23.5/8.9/15.0
5	5818.819	6110.586	5891.572	0.726	0.375	9.5/3.5/26.8/10.8/49.5

如图 2-2 所示，本研究识别 3 个类别：低水平 ACEs（66.3%）、家庭暴力（19.1%）和高水平 ACEs（14.6%）。低水平 ACEs 组中的大学生所有 ACEs 的报告率均较低。相比之下，高水平 ACEs 组中的个体所有 ACEs 的报告率均较高。家庭暴力组的参与者身体虐待和家庭暴力的报告率较高，分别为 100.0% 和 66.3%，但其他 ACEs 的报告率较小。高水平 ACEs 组的大学生 ACEs 累积得分为 6.6 分，高于家庭暴力组（3.5 分）和低水平 ACEs 组（1.6 分）。

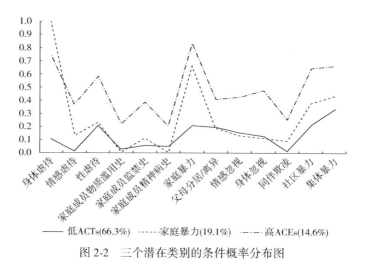

图 2-2　三个潜在类别的条件概率分布图

　　将识别的 ACEs 模式进行哑变量化处理，以低水平 ACEs 为参照组。如图 2-3 所示，建立了一个多类别中介模型。相对于低水平 ACEs，家庭暴力（$\beta = 0.317$，$p = 0.003$）和高水平 ACEs（$\beta = 1.117$，$p < 0.001$）的大学生大报告更高的现在压力性事件，进而增加抑郁（$\beta = 0.448$，$p < 0.001$）和降低主观幸福感（$\beta = -0.302$，$p < 0.001$）。家庭暴力和高水平 ACEs 对抑郁和主观幸福感的相对直接影响不显著。本研究还发现，相对于低水平 ACEs，现在压力性事件在家庭暴力和高水平 ACEs 与心理健康（抑郁和主观幸福感）之间发挥中介作用。详见表 2-6 和表 2-7。

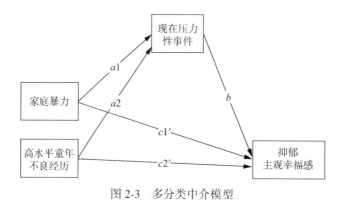

图 2-3　多分类中介模型

　　注：a1 和 a2 代表与低水平 ACEs 相比，家庭暴力和高水平 ACEs 对现在压力性事件的影响，b 表示现在压力性事件对抑郁/主观幸福感的影响；c1′和 c2′代表相对于低水平 ACEs，家庭暴力、高水平 ACEs 对抑郁/主观幸福感的相对直接影响。

表2-6 多类别中介模型：现在压力性事件在 ACEs 和抑郁之间的中介效应

	非标准化系数 β（标准误）	p	95%CI
现在压力性事件			
家庭暴力（$a1$）	0.317（0.108）	0.003	0.105, 0.528
高水平 ACEs（$a2$）	1.117（0.138）	<0.001	0.849, 1.395
抑郁			
现在压力性事件（b）	0.448（0.046）	<0.001	0.359, 0.538
家庭暴力（$c1'$）	−0.096（0.099）	0.333	−0.295, 0.092
高水平 ACEs（$c2'$）	0.014（0.129）	0.916	−0.232, 0.275
相对中介效应			
$a1*b$	0.142（0.051）	0.005	0.046, 0.248
$a2*b$	0.501（0.079）	<0.001	0.357, 0.666
相对总效应			
$a1*b+c1'$	0.046（0.109）	0.674	−0.171, 0.256
$a2*b+c2'$	0.515（0.128）	<0.001	0.265, 0.773

表2-7 多类别中介模型：现在压力性事件在 ACEs 和主观幸福感之间的中介作用

	非标准化 β（标准误）	p	95%CI
现在压力性事件			
家庭暴力（$a1$）	0.317（0.108）	0.003	0.105, 0.528
高水平 ACEs（$a2$）	1.117（0.138）	<0.001	0.849, 1.395
主观幸福感			
现在压力性事件（b）	−0.302（0.049）	<0.001	−0.397, −0.202
家庭暴力（$c1'$）	0.073（0.114）	0.526	−0.154, 0.294
高水平 ACEs（$c2'$）	0.030（0.145）	0.839	−0.263, 0.310
相对中介效应			
$a1*b$	−0.096（0.036）	0.008	−0.176, −0.033
$a2*b$	−0.338（0.073）	<0.001	−0.498, −0.210

续表

	非标准化 β（标准误）	p	95%CI
相对总效应			
$a1 * b + c1'$	−0.023（0.119）	0.844	−0.261，0.203
$a2 * b + c2'$	−0.308（0.133）	0.021	−0.571，−0.049

注：$a1$ 和 $a2$ 代表与低水平 ACEs 相比，家庭暴力和高水平 ACEs 对现在压力性事件的影响；b 表示现在压力性事件对主观幸福感的影响；$c1'$ 和 $c2'$ 代表相对于低水平 ACEs，家庭暴力和高水平 ACEs 对主观幸福感的相对直接影响；$a1 * b$ 和 $a2 * b$ 表示与低水平 ACEs 相比，家庭暴力和高水平 ACEs 通过现在压力性事件对主观幸福感的相对间接影响。

2.2.4　讨论

86.4%的厄立特里亚大学生至少被报告了一次童年不良事件，此项研究数据高于突尼斯（74.8%）和越南（76%）相关研究（Tran et al.，2015；Mhamdi et al.，2017）数据。频繁的战争、政治不稳定、社会经济相关因素共同造成厄立特里亚年轻人经历较多的童年不良事件（Akresh et al.，2012）。本研究识别了三个不同的亚组，即低水平 ACEs、高水平 ACEs 和家庭暴力。以往研究大多识别三到四种潜在类别，其中一种类别的 ACEs 暴露概率均较低，另一种类别的 ACEs 暴露的概率均较高（Cavanaugh et al.，2015；Shin et al.，2018）。与既往研究相比（Roos et al.，2016；Lacey et al.，2020），本研究发现了一个新的类别（家庭暴力），主要特征是身体虐待和家庭暴力的发生率较高，这反映了厄立特里亚的情况。如前所述，儿童身体虐待通常发生在有家庭暴力的家庭中，以往的研究发现，家庭暴力通常伴随或导致家庭功能失调（Dube et al.，2003；Herbers et al.，2019）。本研究中家庭功能障碍（如离婚）、情感虐待以及身体忽视的发生率较低，这可能归因于当地攻击行为的常态化，尤其是针对妇女和儿童。本研究的大多数样本是厄立特里亚的提格雷族，针对该群体的调查显示，80%的妻子认为丈夫殴打妻子是合理的，这反映了人们对妇女和儿童虐待行为的态度。因此，尽管有家庭暴力，但家庭功能障碍较少。另一个原因是宗教和传统习俗可能会保护家庭的完整性。

本研究揭示现在压力性事件在家庭暴力和高水平 ACEs（相对于低水平 ACEs）

与心理健康(抑郁和主观幸福感)之间发挥中介作用。与以往研究一致,累积压力事件在 ACEs 与大学生心理健康之间起中介作用(Karatekin & Ahluwalia, 2020)。此外,与家庭暴力组相比,高水平 ACEs 对现在压力性事件的影响更大,反映了 ACEs 的累积效应。本研究结果还表明,现在压力性事件对心理健康的间接影响大于 ACEs 的直接影响。ACEs 会破坏压力处理系统,降低反应和应对的阈值。更重要的是,在这种机制下,ACEs 和成年时期的压力导致心理健康问题,并留下神经生物学印记。此外,增殖理论认为 ACEs 和现在压力性事件一起,或现在压力性事件代替 ACEs 导致有害的健康后果(Pearlin et al., 2005)。与之前的研究一致,越近的风险对个体的影响越强(Shanahan et al., 2011;Dunn et al., 2018)。本研究中,ACEs 和现在压力性事件分别是远端和近端生活不良经历,这在一定程度上解释了现在压力性事件的间接影响大于 ACEs 的直接影响。

本研究尚存在一些局限性。首先,本研究样本是资源匮乏和战后背景的大学生,限制了研究结果的外推性。其次,本研究为横断面数据,无法建立 ACEs、现在压力性事件和心理健康之间的因果关系。未来的研究需要基于队列来识别 ACEs 类别,剖析其与心理健康的关系。第三,ACEs 基于回顾性自我报告,厄立特里亚文化保守,可能会低估 ACEs 的发生率。

2.2.5 结论

本研究识别了三种 ACEs 模式,现在压力性事件在 ACEs 模式与大学生心理健康结局之间发挥中介作用。研究结果强调了解多种 ACEs 暴露及其通过现在压力性事件对心理健康影响的重要性。因此,及早识别 ACEs 并预防进一步的压力源可能有助于改善大学生心理健康。

参 考 文 献

[1] Akosah-Twumasi, P., Alele, F. & Emeto, T. I. (2020). "Preparing them for the road": African migrant parents' perceptions of their role in their children's career decision-making[J]. Educ Sci, 10(5): 138.

[2] Akresh, R., Lucchetti, L. & Thirumurthy, H. (2012). Wars and child health: Evidence from the Eritrean-Ethiopian conflict[J]. J Dev Econ, 99(2): 330-340.

[3] Allan, J. F., McKenna, J. & Dominey, S. (2014). Degrees of resilience: Profiling psychological resilience and prospective academic achievement in university inductees[J]. Br J Guid Counc, 42(1): 9-25.

[4] Alonso, J., Mortier, P., Auerbach, R. P., et al. (2018). Severe role impairment associated with mental disorders: Results of the WHO World Mental Health Surveys International College Student Project[J]. Depress Anxiety, 35(9): 802-814.

[5] Anda, R. F., Felitti, V. J., Bremner, J. D., et al. (2006). The enduring effects of abuse and related adverse experiences in childhood[J]. Eur Arch Psychiatry Clin Neurosci, 256(3): 174-186.

[6] ASU 2020. College student's stressful event cheklist [EB/OL]. Retrieved from https://students.asu.edu/files/StressChecklist.pdf.

[7] Atilola, O. (2015). Level of community mental health literacy in sub-Saharan Africa: Current studies are limited in number, scope, spread, and cognizance of cultural nuances[J]. Nord J Psychiatry, 69(2): 93-101.

[8] Auerbach, R. P., Mortier, P., Bruffaerts, R., et al (2019). Mental disorder comorbidity and suicidal thoughts and behaviors in the World Health Organization World Mental Health Surveys International College Student initiative [J]. Int J Methods Psychiatr Res, 28(2): e1752.

[9] Barry, M. M., Clarke, A. M., Jenkins, R. & Patel, V. (2013). A systematic review of the effectiveness of mental health promotion interventions for young people in low and middle income countries[J]. BMC Public Health, 13: 835.

［10］Benjet, C., Bromet, E., Karam, E. G., et al. (2016). The epidemiology of traumatic event exposure worldwide: Results from the World Mental Health Survey Consortium[J]. Psychol Med, 46(2): 327-343.

［11］Bernstein, D. P., Stein, J. A., Newcomb, M. D., et al. (2003). Development and validation of a brief screening version of the Childhood Trauma Questionnaire [J]. Child Abuse Negl, 27(2): 169-190.

［12］Bhat U, S., Amaresha, A. C., Kodancha, P., et al. (2018). Psychological distress among college students of coastal district of Karnataka: A community-based cross-sectional survey[J]. Asian J Psychiatr, 38: 20-24.

［13］Blanco, C., Okuda, M., Wright, C., et al. (2008). Mental health of college students and their non-college-attending peers: Results from the National Epidemiologic Study on Alcohol and Related Conditions[J]. Arch Gen Psychiatry, 65(12): 1429-1437.

［14］Bland, H., Melton, B., Welle, P. & Bigham, L. (2012). Stress tolerance: New challenges for millennial college students [J]. College Student Journal, 46: 362-375.

［15］Boyraz, G., Horne, S. G., Owens, A. C. & Armstrong, A. P. (2016). Depressive symptomatology and college persistence among African American college students[J]. J Gen Psychol, 143(2): 144-160.

［16］Brogden, L. E. & Gregory, D. (2019). Resilience in community college students with adverse childhood experiences[J]. Community Coll J Res Pract, 43(2): 94-108.

［17］Brown, S. M., Rienks, S., McCrae, J. S. & Watamura, S. E. (2019). The co-occurrence of adverse childhood experiences among children investigated forchild maltreat: A latent class analysis[J]. Child Abuse Negl, 87: 18-27.

［18］Bussemakers, C., Kraaykamp, G. & Tolsma, J. (2019). Co-occurrence of adverse childhood experiences and its association with family characteristics. A latent class analysis with Dutch population data [J]. Child Abuse Negl, 98: 104185.

[19]Caspi, A., Sugden, K., Moffitt, T. E., et al. (2003). Influence of life stress on depression: Moderation by a polymorphism in the 5-HTT gene[J]. Science, 301 (5631): 386-389.

[20]Cavanaugh, C. E., Petras, H. & Martins, S. S. (2015). Gender-specific profiles of adverse childhood experiences, past year mental and substance use disorders, and their associations among a national sample of adults in the United States[J]. Soc Psychiatry Psychiatr Epidemiol, 50(8): 1257-1266.

[21]Chen, S. S., He, Y., Xie, G. D., et al. (2022). Relationships among adverse childhood experience patterns, psychological resilience, self-esteem and depressive symptoms in Chinese adolescents: A serial multiple mediation model [J]. Prev Med, 154: 106902.

[22]Clark, C., Caldwell, T., Power, C. & Stansfeld, S. A. (2010). Does the influence of childhood adversity on psychopathology persist across the lifecourse? A 45-year prospective epidemiologic study[J]. Ann Epidemiol, 20(5): 385-394.

[23]Conger, R. D., Conger, K. J. (2002). Resilience in midwestern families: Selected findings from the first decade of a prospective, longitudinal study[J]. J Marriage Fam, 64(2): 361-373.

[24]Dachew, B. A., Azale Bisetegn, T. & Berhe Gebremariam, R. (2015). Prevalence of mental distress and associated factors among undergraduate students of University of Gondar, Northwest Ethiopia: A cross-sectional institutional based study[J]. PLoS One, 10(3): e0119464.

[25]De Venter, M., Demyttenaere, K. & Bruffaerts, R. (2013). The relationship between adverse childhood experiences and mental health in adulthood. A systematic literature review[J]. Tijdschr Psychiatr, 55(4): 259-268.

[26]Dube, S. R., Felitti, V. J., Dong, M., Chapman, D. P., Giles, W. H. & Anda, R. F. (2003). Childhood abuse, neglect, and household dysfunction and the risk of illicit drug use: The adverse childhood experiences study[J]. Pediatrics, 111 (3): 564-572.

[27]Dunn, E. C., Soare, T. W., Raffeld, M. R., et al. (2018). What life course

theoretical models best explain the relationship between exposure to childhood adversity and psychopathology symptoms: Recency, accumulation, or sensitive periods? [J]. Psychol Med, 48(15): 2562-2572.

[28]EIT. (2018). Improving student attritions at the Eritrea Institute of Technology: Exploring causes and possible solutions[R]. Department of student affairs.

[29]Anda, R. F., Felitti, V. J., Bremner, J. D., et al. (2006). The enduring effects of abuse and related adverse experiences in childhood: A convergence of evidence from neurobiology and epidemiology[J]. Eur Arch Psychiatry Clin Neurosci, 256 (3): 174-186.

[30] Farwell, N. (2003). In war's wake: Contextualizing trauma experiences and psychosocial well-being among Eritrean youth[J]. Int J Ment Health, 32(4): 20-50.

[31] Felitti, V. J., Anda, R. F., Nordenberg, D., et al. (1998). Relationship of childhood abuse and household dysfunction to many of the leading causes of death in adults. The Adverse Childhood Experiences (ACE) Study [J]. Am J Prev Med, 14(4): 245-258.

[32] Finkelhor, D., Ormrod, R. K. & Turner, H. A. (2007). Polyvictimization and trauma in a national longitudinal cohort[J]. Dev Psychopathol, 19(1): 149-166.

[33] Getnet, B., Medhin, G. & Alem, A. (2019). Symptoms of post-traumatic stress disorder and depression among Eritrean refugees in Ethiopia: Identifying direct, meditating and moderating predictors from path analysis [J]. BMJ Open, 9 (1): e021142.

[34] Goitom, M. (2016). "Living in Our Own World": Parental influence on the identity development of second-generation Ethiopian and Eritrean youth during their formative years[J]. J Int Migr Integr, 17: 1163-1180.

[35] Hartley, M. T. (2012). Assessing and promoting resilience: An additional tool to address the increasing number of college students with psychological problems[J]. J Coll Couns, 15: 37-51.

[36] Hayes, A. F. & Preacher, K. J. (2014). Statistical mediation analysis with a

multicategorical independent variable [J]. Br J Math Stat Psychol, 67 (3): 451-470.

[37] Herbers, J. E., Cutuli, J. J. & Jacobs, E. L. (2019). Early childhood risk and later adaptation: A person-centered approach using latent profiles[J]. J Appl Dev Psychol, 62: 66-67.

[38] Hersi, L., Tesfay, K., Gesesew, H., Krahl, W., Ereg, D. & Tesfaye, M. (2017). Mental distress and associated factors among undergraduate students at the University of Hargeisa, Somaliland: A cross-sectional study[J]. Int J Ment Health Syst, 11: 39.

[39] Ho, G. W. K., Bressington, D., Karatzias, T., et al. (2020). Patterns of exposure to adverse childhood experiences and their associations with mental health: A survey of 1346 university students in East Asia[J]. Soc Psychiatry Psychiatr Epidemiol, 55(3): 339-349.

[40] Holmes, T. H. & Rahe, R. H. (1967). The Social Readjustment Rating Scale [J]. J Psychosom Res, 11(2): 213-218.

[41] Honkalampi, K., Hintikka, J., Haatainen, K., Koivumaa-Honkanen, H., Tanskanen, A. & Viinamäki, H. (2005). Adverse childhood experiences, stressful life events or demographic factors: Which are important in women's depression? A 2-year follow-up population study[J]. Aust N Z J Psychiatry, 39 (7): 627-632.

[42] Houston, J. B., First, J., Spialek, M. L., et al. (2017). Randomized controlled trial of the Resilience and Coping Intervention (RCI) with undergraduate university students[J]. J Am Coll Health, 65(1): 1-9.

[43] Ibrahim, A. K., Kelly, S. J., Adams, C. E. & Glazebrook, C. (2013). A systematic review of studies of depression prevalence in university students[J]. J Psychiatr Res, 47(3): 391-400.

[44] Ibrahim, A. K., Kelly, S. J. & Glazebrook, C. (2013). Socioeconomic status and the risk of depression among UK higher education students[J]. Soc Psychiatry Psychiatr Epidemiol, 48(9): 1491-1501.

[45]IHME. (2018). Institute for Health Metrics and Evaluation. GBD Compare Data Visualization[EB/OL]. Retrieved from http://www. healthdata. org/eritrea.

[46]Kalmakis, K. A. & Chandler, G. E. (2014). Adverse childhood experiences: Towards a clear conceptual meaning[J]. J Adv Nurs, 70(7): 1489-1501.

[47]Kalmakis, K. A., Chiodo, L. M., Kent, N. & Meyer, J. S. (2020). Adverse childhood experiences, post-traumatic stress disorder symptoms, and self-reported stress among traditional and nontraditional college students[J]. J Am Coll Health, 68(4): 411-418.

[48]Kaloeti, D. V. S., Rahmandani, A. & Sakti, H. (2019). Effect of childhood adversity experiences, psychological distress, and resilience on depressive symptoms among Indonesian university students[J]. Int J Adolesc Youth, 24(2): 177-184.

[49]Karatekin, C. (2018). Adverse childhood experiences (ACEs), stress and mental health in college students[J]. Stress Health, 34(1): 36-45.

[50]Karatekin, C. & Ahluwalia, R. (2020). Effects of adverse childhood experiences, stress, and social support on the health of college students[J]. J Interpers Violence, 35: 150-172.

[51]Karatekin, C. & Hill, M. (2021). Adverse childhood experiences as a predictor of attendance at a health-promotion program[J]. J Health Psychol, 26(2): 185-193.

[52]Kendler, K. S. & Gardner, C. O. (2016). Depressive vulnerability, stressful life events and episode onset of major depression: A longitudinal model[J]. Psychol Med, 46(9): 1865-1874.

[53]Kessler, R. C. (1997). The effects of stressful life events on depression[J]. Annu Rev Psychol, 48: 191-214.

[54]Kessler, R. C., McLaughlin, K. A., Green, J. G., et al. (2010). Childhood adversities and adult psychopathology in the WHO World Mental Health Surveys [J]. Br J Psychiatry, 197(5): 378-385.

[55]Keyes, K. M., Eaton, N. R., Krueger, R. F., et al. (2012). Childhood

maltreatment and the structure of common psychiatric disorders [J]. Br J Psychiatry, 200(2): 107-115.

[56]Khrapatina, I. & Berman, P. (2017). The impact of adverse childhood experiences on health in college students [J]. J Child Adolesc Trauma, 10: 275-287.

[57]Kim, Y., Lee, H. & Park, A. (2022). Patterns of adverse childhood experiences and depressive symptoms: Self-esteem as a mediating mechanism[J]. Soc Psychiatry Psychiatr Epidemiol, 57(2): 331-341.

[58]King, C. A., Eisenberg, D., Zheng, K., et al. (2015). Online suicide risk screening and intervention with college students: A pilot randomized controlled trial[J]. J Consult Clin Psychol, 83(3): 630-636.

[59]Kuhn, M., Scharfenort, R., Schümann, D., et al. (2016). Mismatch or allostatic load? Timing of life adversity differentially shapes gray matter volume and anxious temperament[J]. Soc Cogn Affect Neurosci, 11(4): 537-547.

[60]Lacey, R. E., Pinto Pereira, S. M., Li, L. & Danese, A. (2020). Adverse childhood experiences and adult inflammation: Single adversity, cumulative risk and latent class approaches[J]. Brain Behav Immun, 87: 820-830.

[61]LaNoue, M., Graeber, D., de Hernandez, B. U., Warner, T. D. & Helitzer, D. L. (2012). Direct and Indirect Effects of Childhood Adversity on Adult Depression[J]. Community Ment Health J, 48(2): 187-192.

[62]Lei, X. Y., Xiao, L. M., Liu, Y. N. & Li, Y. M. (2016). Prevalence of depression among Chinese university students: A meta-analysis[J]. PLoS One, 11 (4): e0153454.

[63]Lew, D. & Xian, H. (2019). Identifying distinct latent classes of adverse childhood experiences among US children and their relationship with childhood internalizing disorders[J]. Child Psychiatry Hum Dev, 50(4): 668-680.

[64]Luthar, S. S., Cicchetti, D. & Becker, B. (2000). The construct of resilience: A critical evaluation and guidelines for future work[J]. Child Dev, 71(3): 543-562.

[65]Maciejewski, P. K., Prigerson, H. G. & Mazure, C. M. (2001). Sex differences

in event-related risk for major depression[J]. Psychol Med, 31(4): 593-604.

[66] Mall, S., Mortier, P., Taljaard, L., Roos, J., Stein, D. J. & Lochner, C. (2018). The relationship between childhood adversity, recent stressors, and depression in college students attending a South African university[J]. BMC Psychiatry, 18(1): 63.

[67] Manyema, M., Norris, S. A. & Richter, L. M. (2018). Stress begets stress: the association of adverse childhood experiences with psychological distress in the presence of adult life stress[J]. BMC Public Health, 18(1): 835-835.

[68] Masten, A. S. (2018). Resilience theory and research on children and families: Past, present, and promise[J]. J Fam Theory Rev, 10: 12-31.

[69] McEwen, B. S. (1998). Protective and damaging effects of stress mediators[J]. N Engl J Med, 338(3): 171-179.

[70] McLaughlin, K. A. (2016). Future directions in childhood adversity and youth psychopathology[J]. J Clin Child Adolesc Psychol, 45(3): 361-382.

[71] McLaughlin, K. A., Conron, K. J., Koenen, K. C. & Gilman, S. E. (2010). Childhood adversity, adult stressful life events, and risk of past-year psychiatric disorder: A test of the stress sensitization hypothesis in a population-based sample of adults[J]. Psychol Med, 40(10): 1647-1658.

[72] McLaughlin, K. A., Green, J. G., Gruber, M. J., Sampson, N. A., Zaslavsky, A. M. & Kessler, R. C. (2010). Childhood adversities and adult psychiatric disorders in the national comorbidity survey replication II: Associations with persistence of DSM-IV disorders[J]. Arch Gen Psychiatry, 67(2): 124-132.

[73] Merrick, M. T., Ports, K. A., Ford, D. C., Afifi, T. O., Gershoff, E. T. & Grogan-Kaylor, A. (2017). Unpacking the impact of adverse childhood experiences on adult mental health[J]. Child Abuse Negl, 69: 10-19.

[74] El Mhamdi, S., Lemieux, A., Bouanene, I., et al. (2017). Gender differences in adverse childhood experiences, collective violence, and the risk for addictive behaviors among university students in Tunisia[J]. Prev Med, 99: 99-104.

[75] Milojevich, H. M. & Lukowski, A. F. (2016). Sleep and mental health in

undergraduate students with generally healthy sleep habits[J]. PLoS One, 11 (6): e0156372.

[76]Muthén, L. K. & Muthen, B. (2017). Mplus user's guide: Statistical analysis with latent variables[M]. Muthén & Muthén: 143.

[77]Netsereab, T. B., Kifle, M. M., Tesfagiorgis, R. B., Habteab, S. G., Weldeabzgi, Y. K. & Tesfamariam, O. Z. (2018). Validation of the WHO self-reporting questionnaire-20 (SRQ-20) item in primary health care settings in Eritrea[J]. Int J Ment Health Syst, 12: 61.

[78]Nolen-Hoeksema, S. (2001). Gender differences in depression[J]. Curr Dir Psychol, 10(5): 173-176.

[79]Nurius, P. S., Green, S., Logan-Greene, P. & Borja, S. (2015). Life course pathways of adverse childhood experiences toward adult psychological well-being: A stress process analysis[J]. Child Abuse Negl, 45: 143-153.

[80]Nylund, K. L., Asparouhov, T. & Muthén, B. O. (2007). Deciding on the number of classes in latent class analysis and growth mixture modeling: A Monte Carlo Simulation Study[J]. Struct Equ Modeling, 14(4): 535-569.

[81]Othieno, C. J., Okoth, R. O., Peltzer, K., Pengpid, S. & Malla, L. O. (2014). Depression among university students in Kenya: Prevalence and sociodemographic correlates[J]. J Affect Disord, 165: 120-125.

[82]Pearlin, L. I., & Bierman, A. (2013) Current issues and future directions in research into the stress process[M]//Aneshensel, C. S, Phelan, J. C., Bierman, A., editors. Handbook of the sociology of mental health. Dordrecht: Springer Netherlands: 325-340.

[83]Pearlin, L. I., Schieman, S., Fazio, E. M. & Meersman, S. C. (2005). Stress, health, and the life course: some conceptual perspectives[J]. J Health Soc Behav, 46(2): 205-219.

[84]Pechtel, P. & Pizzagalli, D. A. (2011). Effects of early life stress on cognitive and affective function: An integrated review of human literature[J]. Psychopharmacology(Berl), 214(1): 55-70.

[85] Poole, J. C., Dobson, K. S. & Pusch, D. (2017). Childhood adversity and adult depression: The protective role of psychological resilience[J]. Child Abuse Negl, 64: 89-100.

[86] Reed-Fitzke, K., LeardMann, C. A., Wojciak, A. S., et al. (2023). Identifying at-risk marines: A person-centered approach to adverse childhood experiences, mental health, and social support[J]. J Affect Disord, 325: 721-731.

[87] Regehr, C., Glancy, D. & Pitts, A. (2013). Interventions to reduce stress in university students: A review and meta-analysis[J]. J Affect Disord, 148(1): 1-11.

[88] Roos, L. E., Afifi, T. O., Martin, C. G., Pietrzak, R. H., Tsai, J. & Sareen, J. (2016). Linking typologies of childhood adversity to adult incarceration: Findings from a nationally representative sample [J]. Am J Orthopsychiatry, 86 (5): 584-593.

[89] Safford, S. M., Alloy, L. B., Abramson, L. Y. & Crossfield, A. G. (2007). Negative cognitive style as a predictor of negative life events in depression-prone individuals: A test of the stress generation hypothesis[J]. J Affect Disord, 99: 147-154.

[90] Sart, Z. H., Börkan, B. & Erkman, F. (2016). Resilience as a mediator between parental acceptance-rejection and depressive symptoms among university students in Turkey[J]. J Couns Dev, 94(2): 195-209.

[91] Schofield, M, O'Halloran, P, McLean, S, et al. Depressive symptoms among Australian university students: Who Is at Risk? [J]. Aust Psychol, 51(2): 135-144.

[92] Shanahan, L., Copeland, W. E., Costello, E. J. & Angold, A. (2011). Child-, adolescent- and young adult-onset depressions: differential risk factors in development? [J]. Psychol Med, 41(11): 2265-2274.

[93] Sheerin, C. M., Lind, M. J., Brown, E. A., Gardner, C. O., Kendler, K. S. & Amstadter, A. B. (2018). The impact of resilience and subsequent stressful life events on MDD and GAD[J]. Depress Anxiety, 35(2): 140-147.

[94]Shim, E. J., Noh, H. L., Yoon, J., Mun, H. S. & Hahm, B. J. (2019). A longitudinal analysis of the relationships among daytime dysfunction, fatigue, and depression in college students[J]. J Am Coll Health, 67(1): 51-58.

[95]Shin, S. H., McDonald, S. E. & Conley, D. (2018). Patterns of adverse childhood experiences and substance use among young adults: A latent class analysis[J]. Addict Behav, 78: 187-192.

[96]Sokratous, S., Merkouris, A., Middleton, N. & Karanikola, M. (2013). The association between stressful life events and depressive symptoms among Cypriot university students: A cross-sectional descriptive correlational study[J]. BMC Public Health, 13: 1121.

[97]Taylor, S. E. (2010). Mechanisms linking early life stress to adult health outcomes[J]. Proc Natl Acad Sci U S A, 107(19): 8507-8512.

[98]Terhune, C. (1997). Cultural and religious defenses to child abuse and neglect [J]. J Am Acad Matrimonial Law, 14: 152.

[99]Theron, L. & Theron, A. (2010). A critical review of studies of South African youth resilience, 1990-2008[J]. S Afr J Sci, 106: 8.

[100]Theron, L. C. (2013). Black students' recollections of pathways to resilience: Lessons for school psychologists[J]. Sch Psychol Int, 34(5): 527-539.

[101]Theron, L. C. & Theron, A. M. C. (2014). Education services and resilience processes: Resilient Black South African students' experiences[J]. Child Youth Serv Rev, 47: 297-306.

[102]Tran, Q. A., Dunne, M. P., Vo, T. V. & Luu, N. H. (2015). Adverse childhood experiences and the health of university students in eight provinces of Vietnam[J]. Asia Pac J Public Health, 27(S8): 26S-32S.

[103]Vanheusden, K., Mulder, C. L., van der Ende, J., van Lenthe, F. J., Mackenbach, J. P. & Verhulst, F. C. (2008). Young adults face major barriers to seeking help from mental health services[J]. Patient Educ Couns, 73(1): 97-104.

[104]Warne, N., Collishaw, S. & Rice, F. (2019). Examining the relationship

between stressful life events and overgeneral autobiographical memory in adolescents at high familial risk of depression[J]. Memory, 27(3): 314-327.

[105]Werner, E. E. (2009). Risk, resilience, and recovery: Perspectives from the kauai longitudinal study[J]. Dev Psychopathol, 5(4): 503-515.

[106]Werner, E. E. (2013). What can we learn about resilience from large-scale longitudinal studies? [M]//Goldstein S. & Brooks R. B. (Eds.), Handbook of Resilience in Children (pp. 87-102). Boston, MA: Springer.

[107]WHO. (2018). Adverse childhood experiences international questionnaire. In adverse childhood experiences international questionnaire (ACE-IQ) [EB/OL]. Retrieved from http://www.who.int/violence _ injury _ prevention/violence/ activities/adverse_childhood_expe.

[108]Wiley, R. E. & Berman, S. L. (2013). Adolescent identity development and distress in a clinical sample[J]. J Clin Psychol, 69(12): 1299-1304.

[109]Topp, C. W., Østergaard, S. D., Søndergaard, S. & Bech, P. (2015). The WHO-5 Well-Being Index: A systematic review of the literature[J]. Psychother Psychosom, 84(3): 167-176.

[110]Witt, A., Münzer, A., Ganser, H. G., Fegert, J. M., Goldbeck, L. & Plener, P. L. (2016). Experience by children and adolescents of more than one type of maltreatment: Association of different classes of maltreatment profiles with clinical outcome variables[J]. Child Abuse Negl, 57: 1-11.

[111]Zolotor, A. J., Runyan, D. K., Dunne, M. P., et al. (2009). ISPCAN Child Abuse Screening Tool Children's Version (ICAST-C): Instrument development and multi-national pilot testing[J]. Child Abuse Negl, 33: 833-841.

3 童年不良经历对中老年健康的影响

3.1 导论

3.1.1 研究背景

在社会经济发展、生活条件改善、医疗技术进步和个体健康意识增加等多重因素的共同作用下,我国卫生健康事业取得了长足发展。人均预期寿命由 2000 年的 71.4 岁提高到 2019 年的 77.3 岁 (国家卫生健康委, 2020)。《2021 世界卫生统计》报告指出,我国居民的平均健康预期寿命仅为 68.5 岁 (WHO, 2021)。虽然人均预期寿命在进一步延长,但老年人的健康状况并没有得到同幅度改善,造成了我国老年人带病生存时间延长 (陈东升, 2020),即"长寿不健康"。我国老龄化进程中伴随城镇化、家庭小型化和空巢化,老年人面临身体衰老以及社会角色和社会地位的变化,抑郁、焦虑等负性情绪突出,老年人的精神需求不容忽视 (刘远立, 2021)。一项 Meta 分析显示,我国老年人抑郁症的患病率为 25.55% (荣健 等, 2020),且老年人的精神慰藉服务严重不足。2015 年,第四次中国城乡老年人生活状况抽样调查指出,我国失能、半失能老年人口约 4063 万,且仅有 32.8% 的老人自评健康状况"好"。老年人处于生理和社会功能不断下降的阶段,在经济发展水平不适应或者社会制度不健全的背景下,老年人口的比重迅速增加,将导致一系列的社会问题。老年人健康问题是应对人口老龄化问题的关键,从微观层面来说,健康状况不佳降低了老年人的生活质量和幸福感,从宏观社会层面不利于积极老龄化的实现、社会稳定和经济发展。老年人健康问题是老龄化产生负面效应的根源，如果解决好老年人的健康问题，可以最大限度地降低人口老龄化对社会经济的不良影响，研究老年人健康问题成为其他人口老龄化研究的基础（李婷，2015）。除了老年群体的健康问题亟待解决以外，中年健康问题同样值得我们关注，因为个体在 45 岁以后开始进入老化的潜在阶段，逐渐表现出新陈代谢变慢、适应能力减弱、抵抗力下降等（穆光宗，2019；温勇等，2014）。基于此，如何有效延缓与衰老相关的疾病，提高中老年人的健康状况，使中老年人在社会发展中发挥积极作用，成为学术界和政府优先关注的问题。

个体生命历程指的是从胎儿到出生、成长、成熟、衰老、死亡的过程，经历了胚胎期、儿童期、青年期、中年期和老年期。中老年阶段处于个体生命历程的中后期，但个体健康是终生发展的过程，中老年健康不仅取决于中老年时期的处境，也是生命周期各阶段的营养、环境、社会因素不断累积的结果。因此，探究中老年时期的健康状况及其影响因素，不仅要考虑当前多种因素，也要从整个生命历程的角度去分析个体经历与健康的关系。诸如，Lumey 等人（2015）调查了 1932—1933 年乌克兰饥荒对 1930—1938 年出生队列患 2 型糖尿病风险的影响，结果发现，与出生于其他时期的个体相比，在 1934 年上半年出生于极度严重和严重饥荒地区的个体，其老年时期发生 2 型糖尿病的风险增加。基于英国 1946 年出生队列，Cai 等人（2016）发现，出生体重与中老年肺功能正相关，尤其是在女性中，这种关联随着年龄增长而减弱。一项纵向研究指出，5~9 岁开始吸烟极大增加了古巴成年人的全因死亡风险（相对危险度[Relative Risk，RR]=2.51），其次是 10~14 岁（RR=1.83）、15~19 岁（RR=1.56）和 20 岁及以上（RR=1.50）吸烟（Thomson et al.，2020）。既往研究也评估了生命历程优势（劣势）对智利老年女性的影响，结果发现，童年家庭贫困、向下的经济流动显著增加老年女性慢性病的数量，而中年期持续和正式的就业轨迹，以及较高的文化程度，可以降低老年女性患慢性病的概率（Madero-Cabib et al.，2019）。

近年来，国内外学者倡导将健康干预关口前移到发育早期（胎儿期和儿童期），以实现全生命周期的积极老龄化。既往研究显示，ACEs 作为重要的生命历程事件，与中老年健康的发生、发展和转归密切相关（Cheong et al.，2017；Tani et al.，2016）。来自其他国家的研究证据表明，ACEs 可以增加中老年人健康问题的发生风险。例如，ACEs 可以显著预测美国老年人的抑郁和认知功能（Halpin et al.，2022；Sheffler et al.，2021）。利用 2008—2016 年美国健康与养老（Health and Retirement Study，HRS）数据，学者证实，童年压力性事件（身体虐待等）可以通过影响成年压力性事件进而增加中老年功能受限（Sauerteig et al.，2022）。一项针对澳大利亚原住民的横断面研究显示，童年创伤可以显著正向预测老年人的抑郁、焦虑、自杀企图和痴呆（Radford et al.，2017）。既往研究证实，ACEs 可以独立预测日本老年人抑郁症状和功能受限的发生（Amemiya et al.，2018；Inoue et al.，2021）。针对英国 1958 年出生队列的研究显示，在控制其他变量后，经历童年虐待和童年忽视的个体，童年期到成年期心理健康水平较低；童年忽视可以显著预测儿童期到成年期的认知缺陷（Geoffroy et al.，2016）。陈蕾（2019）基于 2005—2014 年 CLHLS 发现，童年社会经济地位（Socioeconomic Status，SES）越差，老年期虚弱指数越高。学者利用中国健康与养老追踪调查（China Health and Retirement Longitudinal Study，CHARLS）和全球疾病负担（Global Burden of Disease，GBD）数据发现，ACEs（身体暴力、童年迁移、母亲精神健康和父亲躯体健康）可以显著增加老年伤残损失生命年（高明华，2020）。一项横断面调查发现，ACEs 可以增加我国流动老人中度抑郁（比值比［Odds Ratio，OR］=1.78）和中重度抑郁（OR=2.30）的发生风险（Ni et al.，2016）。

第一章和第二章分别探究了 ACEs 对高中生和大学生心理健康的影响，但两部分均采用横断面数据，难以进行因果推断。有鉴于此，本章基于追踪数据，在控制其他因素的情况下，探究 ACEs 对中老年人健康的影响，对实施"全生命周期健康管理"具有借鉴意义，有助于明确积极应对人口老龄化战略的重点领域，从而提高中老年人的健康状况和生活质量。

3.1.2 相关概念

3.1.2.1 中老年人

一个完整的生命阶段包含胚胎期、儿童期、青年期、中年期和老年期。目前，学界对于生命阶段的划分标准存在一定差异，欧美国家及发达地区多以 65 岁作为老年人划分标准，我国一般以 60 岁作为老年人的分界线。WHO 根据当代人的生理、心理结构和平均寿命的变化，提出了新的年龄分段，44 岁以下为青年，45~59 岁为中年人，60~74 岁为年轻老年人，75~89 岁为老年人，90 岁以上为长寿老人。鉴于此，本研究参照 WHO 标准，将 45~59 岁定义为中年人，60 岁及以上的人群定义为老年人。

3.1.2.2 社会变迁

中华人民共和国成立 70 余年来，我国的政治、经济、医疗、社会等经历了波澜壮阔的变化，对中老年人健康结局的塑造产生剧烈影响。因此，客观把握社会变迁与健康的关系，可以为规划国民健康发展提供有力的证据（王培刚，2018）。队列作为社会变迁的代理变量，既往研究大多使用出生年份划分群组，出生年份代表了个体在社会历史时间上所处的位置，以出生年份划分的群组也被称为出生队列（Birth Cohort）。不同出生队列群体的童年期、青年期、中年期和老年期所经历的事件和社会发展水平不尽相同，当社会变迁使连续出生队列的生命轨迹产生差异时，就会产生队列效应（Cohort Effect）。队列效应本质上反映的是社会变迁的结果，包含了生命早期经历和外界社会环境相关的历史烙印通过生命历程所产生的累积影响，是内部和外部因素交互作用的结果（Chen et al., 2010）。

当前中老年人的生命历程与中国过去几十年来的社会变迁过程几乎处于相同的历史空间，为探究宏观社会变迁对中老年人健康的影响提供了良好的契机。在政治方面，国民经历了中华人民共和国成立初期的社会主义改造、"大跃进"运动和三年困难时期（20 世纪 50 年代末）、"文化大革命"（20 世纪 60 年代中期到70 年代）、改革开放和快速经济增长（20 世纪 70 年代末）（石智雷等，2020）。在社会发展方面，较晚出生的中年人在刚步入中年阶段就处于我国经济社会发展水平较高的历史时期，而较早出生的老年人在生命早期（胚胎期和童年期）处于旧中国向新中国转变的阶段，在老年阶段时我国社会经济发展水平仍较低。在医疗保障方面，我国经历了计划经济时期的劳保医疗和公费医疗。20 世纪末到 21 世纪初，我国的医疗保障制度发生了较大的改变，1998 年，建立城镇职工基本医疗保险制度，2003 年建立新型农村合作医疗制度，2007 年建立城镇居民基本医疗保险制度。2009 年，国务院颁布《关于深化医药卫生体制改革的意见》，要求"建立覆盖城乡居民的基本医疗保障制度"，这标志着我国开始步入全民医保时代（丁建荣，2020）。2016 年，国务院印发《关于整合城乡居民基本医疗保险制度的意见》，实现城乡居民公平享有基本医疗保险权益。此外，国家进一步加大了对促进健康公平的初级卫生保健、基本公共卫生服务的投入，同步推动医联体建设、落实分级诊疗、强化医养结合等，有效推进了资源合理配置（刘远立，2021）。这些国家政策在不同时间点影响了健康结局，对不同队列的影响程度存在较大差异，即宏观社会政策对不同生命阶段的个体产生不同影响。医疗可及性的不平等可能对 20 世纪 40 年代出生的人群健康轨迹产生强烈影响，而最近出生的人群(出生于 20 世纪 60 年代和 70 年代)在童年期受益于大规模的公共卫生运动，使其健康状况得到改善。此外，最近出生的队列在最重要的健康储备和发展阶段(胚胎期和儿童期)，经历了现代科技和医疗进步所带来的福利，健康资本存量的折旧率较低（Fogel，2004）。在本研究中，出生队列作为社会变迁的代理变量，通过探讨中老年人健康的队列差异来揭示宏观社会变迁对个体发展的影响。

3.1.3 文献综述

近年来，随着全球老龄化程度不断加深，国内外学术界从不同角度不断推进中老年人健康研究，积累了丰硕的研究成果。结合研究目的，本部分主要从以下三个方面对既往文献进行综述，以期深化对中老年人健康研究的认识，健康指标主要涉及 ADL、抑郁、认知功能和自评健康。首先，从年龄、时期和队列三个时间维度出发，探索中老年人健康指标的发展趋势；其次，基于生命历程视角，系统梳理 ACEs 对中老年人健康的影响；再次，总结了社会参与在 ACEs 与中老年人健康之间的作用机制；最后，通过对既往研究的梳理总结，指出现有研究不足之处。

3.1.3.1 中老年人健康的年龄变化趋势

生命周期理论与年龄时间维度紧密相关，该理论认为，在生命的不同阶段，个体健康存在明显差异，形成了一种年龄主导的分化效应。年龄效应（Age Effect)指生理与心理上的改变、社会经验的累积、社会地位或社会角色转变等导致不同年龄组之间的差异（Yang，2008）。从生物学角度来看，随着年龄的自然增长，分子及细胞水平损伤逐渐累积，导致各个组织、器官系统出现一系列的慢性退行性的衰老变化，造成机体生理储备下降、内在能力降低，进而使诸多疾病发生风险升高（Steves et al., 2012）。除了生物学方面的损失外，衰老通常还会伴随一些其他重要变化，包括社会地位、社会角色和家庭角色的改变等，诸如退休、抚育孩子（Cornwell et al., 2008；李连友 等，2021），可能对个体健康产生深远影响。

大量国内外研究探讨了个体健康指标随年龄的变化。横断面研究证实，随着年龄增长，中老年人的健康整体呈现下降趋势。例如，基于1984—2007年美国卫生服务调查（National Health Interview Survey，NHIS），Zheng 等人（2011）通过分层 APC 交叉分类随机效应模型（Hierarchical Age-Period-Cohort-Cross-Classified Random Effects Models，HAPC-CCREM）分析了美国 18～85 岁居民自评健康随年龄的变化趋势，结果发现，随着年龄增长，自评健康先下降，60 岁以后轻微上升，老年阶段的"异常"上升可能归因于选择性生存（Selective Survival）。Park 等人（2012）利用韩国老年追踪调查（Korean Longitudinal Study of Aging，KLoSA）基线数据，将研究对象分为中年人（45～64 岁）、年轻老人（65～74 岁）和高龄老人（75～105 岁），结果发现，韩国老年人抑郁、残疾和慢性病的发生风险高于中年人，老龄化和低 SES 可以部分解释这一差异。第六次全国人口普查结果发现，随着年龄增长，我国老年人自评健康变差（杜鹏，2013）。基于 HAPC-CCREM，Jiang 和 Wang（2018）利用 2005—2013 年 CGSS 数据发现，随着年龄增长，18～84 岁中国居民自评健康下降，而 85～90 岁有轻微上升，"异常"上升可能归因于高龄老人受选择性生存的影响较大。学者基于 CHARLS 基线数据发现，中老年人认知功能随着年龄增长急剧降低，可能与年龄效应及队列效应相关（Lei et al., 2014）。Gao 和 Liu（2021）发现，随着年龄增长，我国男性和女性发生痴呆的相对风险增加。利用 2019 年 GBD 数据，Bai 等人（2022）发现，随着年龄增长，我国 35 岁以上个体的抑郁症状患病率逐渐上升，提示需重点关注老年人的心理健康。上述横断面研究，观察到的年龄与健康之间的关系可能混有队列效应。

近年来，一些学者利用纵向数据探讨了个体健康随年龄的变化趋势。诸如，基于生命历程视角，Yang 和 Lee（2009）探究了美国成年人的健康轨迹（自评健康、抑郁和身体残疾），结果发现，随着年龄增长，抑郁得分和身体残疾加速上升，自评健康加速下降。Yang（2007）发现，随着年龄增长，美国老年人的抑郁水平线性上升。Badley 等人（2015）利用 1994—2010 年加拿大纵向国家人口健康调查数据证实，随着年龄增长，4 个出生队列（"二战"出生队列、较老的婴儿潮、较年轻的婴儿潮、X 世代）的自评健康均加速下降。近 20 年来，国内涌现了一些关于中老年人健康状况及影响因素的大规模纵向调查，诸如中国健康与养老追踪调查（CHARLS）、中国老年健康影响因素跟踪调查数据（CLHLS）、中国老年社会追踪调查（China Longitudinal Aging Social Survey，CLASS）等，为探究我国中老年人健康问题提供了数据支撑。基于 2011—2015 年 CHARLS 数据，李晓宇（2020）利用分层 APC 生长曲线模型发现，随着年龄增长，中老年虚弱指数呈现加速增长态势。基于中国香港 2001—2012 年长者健康中心的数据，Yu 等人（2018）也发现，老年人虚弱指数随着年龄增长而加速上升。李婷和张闰龙（2014）利用 1998—2011 年 CLHLS 探究了老年人健康指标随时间的变化趋势，结果发现，随着年龄增加，自评健康、ADL、抑郁水平和认知功能均变差；该研究还指出，如果不控制队列效应，模型估计的年龄趋势可能有偏。此外，Chen 等人（2010）基于中国健康与营养调查（China Health and Nutrition Survey，CHNS）5 期数据发现，随着年龄增长，我国成年人的自评健康状况呈现加速降低态势。

3.1.3.2 中老年人健康的时期变化趋势

时期效应（Period Effect）由社会、文化、经济等宏观因素的变化而产生，而这些变化是某个时期所特有的，将对大多数年龄阶段的人群健康产生影响（Yang，2008）。时期效应包括一系列复杂历史事件和环境变迁的影响，如地震、饥荒、传染病大流行、公共卫生干预项目（如控烟）和重大医学技术突破（如抗生素和疫苗发现）等。时期效应是外力的、宏观政策或社会事件所带来的瞬时影响（石智雷等，2020）。

相比年龄效应，中老年人健康指标随时期的变化趋势更加复杂。基于 NHIS 数据，有学者发现美国老年人认知损害的患病率从 1997 年的 5.7%上升到 2015 年的 6.7%（Luo et al.，2018）。基于 HRS 数据，学者发现，美国老人老年痴呆患病率从 2000 年的 11.6%下降至 2012 年为 8.8%，教育程度提高与痴呆患病率下降有关（Langa et al.，2017）。基于荷兰阿姆斯特丹老年追踪调查，有学者发现，与 1992 年相比，2002 和 2012 年中老年人抑郁症状患病率增加（Jeuring et al.，

2018）。一项覆盖欧洲 18 国的社会调查显示，从 2006 年到 2014 年，14~90 岁个体的抑郁得分下降，老年人下降幅度最大，其次是中年人，年轻人下降幅度最小，SES 和整体健康可以解释中老年人抑郁负担下降（Beller et al.，2021）。利用 2019 年 GBD 数据，学者发现，从 1990 年到 2019 年，中国居民抑郁患病率呈现"V"形，1990—2009 年呈下降趋势，2010—2019 呈现上升趋势（Bai et al.，2022）。同样利用 2019 年 GBD 数据，Gao 和 Liu（2021）发现，从 1990 年到 2019 年，我国男性和女性痴呆的年龄标准化发病率的平均年度变化百分比分别为 0.49% 和 0.31%。

一些研究采用 APC 模型或者潜变量增长模型探讨了中老年人健康指标的时期效应。例如，基于 NHIS 为期 24 年的数据，Zheng 等人（2011）采用 HAPC-CCREM 发现，1984—1998 年，美国居民自评健康呈现出轻微的波动，在 1998—2007 年则显著下降。Hessel 等人（2018）基于欧洲健康与养老调查（Survey of Health and Retirement in Europe，SHARE）探讨了欧洲 10 国的中老年人认知功能，结果发现，从 2004 年到 2013 年，所有国家的老年人即时回忆能力都显著提高。基于潜变量增长模型，学者利用中国台湾纵向老龄研究（Taiwan Longitudinal Study on Aging，TLSA）为期 10 年的数据发现，在 4 次测量期间（1993 年、1996 年、1999 年和 2003 年），老年抑郁得分呈线性增加（Huang et al.，2011）。胡晓茜（2020）基于 1998—2018 年 CLHLS 数据，采用 HAPC-CCREM 探索了老年人健康轨迹，包括 ADL、认知功能、躯体功能和自评健康，结果发现，4 个健康指标先在 1998—2002 年呈变差趋势，随后认知功能、躯体功能、自评健康保持平稳，ADL 有小幅波动。基于 2005—2013 年 CGSS 数据，Jiang 和 Wang（2018）采用 HAPC-CCREM 发现，中国居民的自评健康状况存在显著的时期效应，2005 年中国居民的自评健康状况最好，2005—2006 年轻微恶化，2006—2010 年保持稳定，2011 年下降，随后迅速上升，至 2013 年达到第二高值。与其他国家相比，我国中老年人健康的时期效应更为复杂，可能归因于近几十年来我国一系列复杂的历史事件和环境变迁。

3.1.3.3 中老年人健康的队列变化趋势

除年龄和时期外，健康领域另一个备受关注的时间维度是队列。在横断面研究中，学者多从年龄和时期角度观察健康结局的变化趋势，常常忽略了隐含在其中的第三个时间因素，即队列效应。其暗含的假设是所有出生队列的个体健康变化一致，这一假设是不成立的，尤其在科技、医疗、经济迅猛发展的近几十年。不同出生队列中老年群体内部存在显著差异。由于年龄、时期和队列通常共同作用于健康变化趋势，若想剖析中老年人健康的真实变化轨迹，必须将其在三个时间维度上的趋势效应进行分解（李婷，2015）。

队列效应引起了学者的关注，一些研究通过剖析不同出生队列在健康结局上的差异来考察宏观社会变迁和历史事件对个体健康的影响。例如，既往针对宾夕法尼亚州老年人的调查显示，与 1902—1911 年出生队列相比，较晚出生队列（1912—1921、1922—1931 和 1932—1941）的老年人心理健康状况较好（Sullivan et al.，2020）。类似地，Tampubolon 和 Maharani（2017）基于 HRS 和英国老年追踪研究（English Longitudinal Study of Ageing，ELSA）2002—2012 年数据发现，越晚出生队列的抑郁得分越低。基于 2016 年 CLASS 数据，王富百慧和谭雁潇（2019）将研究对象划分为 3 个出生队列组（1936 年及以前、1937—1946 年和 1947—1956年），结果发现，出生越早的队列自评健康越差。利用 2019 年 GBD 数据，Gao 和 Liu（2021）发现，越晚出生的队列，痴呆患病率越低。以上基于横断面研究的队列效应，混杂有年龄效应，不利于我们判断中老年人健康随队列的真实变化轨迹。

近年来，随着大规模追踪调查的涌现和分析方法的进步，一些研究借助于严格的定量分析方法剥离了队列净效应。诸如，基于分层 APC 生长曲线模型，Yang（2007）发现，在最近的队列中，美国老年人的抑郁水平更高。Yang 和 Land（2013）基于美国成年人的研究揭示，越晚出生的队列自评健康和身体功能越好，但抑郁得分较高。基于 ELSA 和 SHARE 数据，Wetzel 和 Vanhoutte（2020）指出，在最近的队列中，英国中老年人的 ADL 更差，与之相反，德国最近出生的队列 ADL 更好，可能归因于两国的制度差异。基于 2011—2015 年 CHARLS 数据，李晓宇（2020）利用分层 APC 生长曲线模型发现，与较早出生队列相比，较晚出生的中老年人的虚弱指数更低。与之相反，基于中国香港 2001—2012 年长者健康中心的数据，Yu 等人（2018）发现，随着出生队列变年轻，中国香港老年人虚弱指数增加，可能归因于较晚出生队列的老年人在整个生命历程中生活条件和医疗条件的改善，使健康状况较差的个体获得了更长的生存时间。李婷和张闯龙（2014）利用 1998—2011 年 CLHLS 数据，借助分层 APC 生长曲线模型发现，我国老年人的健康指标(ADL、认知功能、心理健康和自评健康)存在队列差异。基于 1998—2018 年 CLHLS 数据，胡晓茜（2020）采用 HAPC-CCREM 却发现，老年人健康指标(ADL、认知功能、躯体功能和自评健康)无显著的队列效应。由于 CLHLS 为多重队列追踪数据，该研究将其转化成重复测量的横断面数据，可能损失一部分信息，降低了统计效能，因而未发现显著的队列效应。两项研究的结果差异提示我们，对于多重队列追踪数据，应采用分层 APC 生长曲线模型而非 HAPC-CCREM。基于 1991—2004 年 CHNS 数据，Chen 等人（2010）发现，在越晚的出生队列中，我国成年人的自评健康越好，教育可以消除农村居民不同出生队列间的健康差异，而对城市居民无此效应。Jiang 和 Wang（2018）基于 2005—2013 年 CGSS 数据发现，我国成年人自评健康存在显著的队列差异。以上研究为从出生队列视角探讨社会变迁与中老年人健康之间的关系提供了重要的实证经验。

总的来说，既往国内外研究证据表明，中老年人健康随时间维度的变化趋势是混杂的。究其原因可能是不同研究的调查范围、调查时间、调查人群、分析方法存在差异，即使对同一个健康指标的测量方式也不尽相同。

3.1.3.4 ACEs 与中老年人健康的相关研究

在人口老龄化背景下，积极应对人口老龄化不只是维护老年时期的健康，而是维护全生命周期的健康。基于此，近年来国内外学者倡导将健康干预关口前移到儿童期，以实现全生命周期的健康老龄化。ACEs 作为重要生命历程事件，与中老年健康的发生、发展和转归密切相关（Cheong et al., 2017；Tani et al., 2016）。一项 Meta 分析表明，ACEs 与各种身心健康问题发生风险的关联强度不一，对心理行为问题的作用尤为显著（Hughes et al., 2017）。受我国根深蒂固的"不打不成才""打是亲，骂是爱"等教育观念的影响，很多家长认为对孩子施加暴力能够使其深刻认识到自身的错误并改正，还有一些家长将孩子看成自己的"私有物"或"附属物"，认为自己有权利对孩子进行处分和体罚，导致童年虐待现象在中国普遍存在（Wang et al., 2019；俞国良 & 李森，2021）。在中国文化背景下，严格的惩戒行为通常被看作一种可接受的教育方式，导致公众对童年虐待的认识不足，可能低估 ACEs 对个体健康的损害作用（Ip et al.，2016；Qiao & Chan，2005）。

累积风险理论（Cumulative Risk Theory）认为处境不利的儿童往往面临多重相互关联的风险因素，这些风险因素对个体发展具有累积效应和联合作用，儿童经历的风险因素越多，对健康和发展的负面效应越强（Evans et al.，2013）。累积风险理论重点关注儿童遭遇的风险因素总量，且假设所有风险因素通过相同机制影响个体健康和发展（任屹 & 黄四林，2022）。ACEs 累积指数是目前研究评价 ACEs 累积风险最常用的方法，有助于评估 ACEs 与健康结局之间的剂量-反应关系。诸如，学者利用跨越 14 年的 SHARE 数据发现，终生累积劣势可以显著预测老年人自评健康和活动受限的截距和斜率，且经历的不良事件越多，基线躯体健康越差，随时间下降的速度越快（Levinsky & Schiff，2021）。一项以社区为基础的针对阿姆斯特丹的老年纵向研究显示，经历童年不良事件的个体，认知功能下降速度更快，这一关系仅局限于有抑郁症状的个体（Korten et al.，2014）。学者基于 ELSA 数据指出，单独和累积 ACEs 与中老年人认知功能初始水平和下降率无关联或呈弱负相关（O'Shea et al.，2021）。同样基于 ELSA 数据，Iob 等人（2020）发现，在控制其他中介因素后，累积和单独 ACEs（威胁、缺失、低水平父母联结、家庭功能不全）依然可以显著增加中老年人抑郁的初始水平和增长速度。一项针对 HRS 的研究发现，ACEs 可以显著增加中老年人的抑郁风险，尤其是身体虐待，且 ACEs 与中老年人抑郁之间存在剂量-反应关系（Xiang & Wang，2021）。李月和陆杰华（2020）采用随机效应模型探讨了童年逆境对老年抑郁的影响，结果发现两者之间存在显著的剂量-反应关系。有学者发现，早年不幸经历数目越多或者持续时间越长，对中老年人自评健康的负向影响越强；早年不幸经历通过抑郁间接影响中老年人自评健康（石智雷 & 吴志明，2018）。

上述研究已经证实 ACEs 对中老年人健康的负面作用，但较少研究探讨"ACEs-中老年人健康"这一关联随时间维度（队列和年龄）的发展趋势。从生命历程视角来看，ACEs 对中老年人健康的影响可能随年龄和出生队列发生变化。诸如，来自 14 个欧洲国家的实证研究表明，在中老年女性中，随着年龄增长，童年社会经济劣势导致的 ADL 和 IADL 受限差距不断增大（Landös et al.，2019）。

焦开山和包智明（2020）基于 1998—2014 年 CLHLS 数据发现，在较晚出生的队列中，童年经常挨饿者与童年不经常挨饿者的老年人自评健康差距相对更大；随着年龄增长，童年经常挨饿者与童年不经常挨饿者的老年人在自评健康差距扩大。既往研究基于 2011—2015 年 CHARLS 数据指出，儿童期 SES 对中老年虚弱指数的影响无显著的队列差异；随着年龄增长，儿童期 SES 导致的健康不平等在中老年阶段扩大（李晓宇，2020）。ACEs 对中老年人健康的影响究竟是在较早出生队列还是较晚出生队列中更加显著，如果在较早出生队列中 ACEs 对健康的影响更为敏感或者随着年龄增长不断扩大，提示 ACEs 依然可以影响高龄老人的健康。因此，探究 ACEs 对中老年人健康的影响随时间的变化趋势对制定针对性干预措施具有重要的现实意义。

总的来说，不同国家的研究证据证实 ACEs 对中老年健康具有长远影响，既往研究主要探讨了 ACEs 的单一和累积效应。鲜有研究剖析 ACEs 对中老年人健康的影响随时间维度的发展趋势，且局限于童年 SES 劣势，尚无研究探讨童年虐待和童年忽视对中老年人健康的影响随年龄和队列的变化。

3.1.3.5 社会参与在 ACEs 与中老年人健康之间的作用机制

现有研究已经证实 ACEs 对个体健康的消极影响，但没有实质性的解决方法。并不是所有经历童年不良事件的个体，中老年时期都会表现出健康状况不佳。ACEs 影响中老年人健康的过程受到一些中介因素的影响，这些因素有可能成为经历童年创伤的群体获得身心健康的保护机制。在实证研究中，诸多学者积极探究了 ACEs 和个体健康的中间机制，诸如心理特征（心理韧性、自尊等）（Kelifa et al.，2020；Williams et al.，2018）、社会关系（社会支持、社会资本等）（Cosco et al.，2018；Lee & Ryff，2019；McLafferty et al.，2018）、生活方式（饮酒、睡眠、社会参与等）（Conway et al.，2020；Rytilä-Manninen et al.，2018）、生物学指标（皮质醇、炎症因子等）（Flouri et al.，2020；Iob et al.，2021）等。其中，社会参与是积极应对人口老龄化的重要举措，也是一种外在的、可干预的、对中老年人健康有较大影响的社会决定因素。社会参与研究具有重要的应用价值，是 ACEs 影响中老年人健康研究中的重点方向，有助于制定针对性的干预和预防策略。

在 1982 年第一次世界老龄大会上，社会参与对老龄人群的重要意义被首次提出。该会议通过的《维也纳老龄问题国际行动计划》明确了"世界人口老龄化问题不仅涵盖保护、照顾老年人，还包括老年人参加和参与社会活动"。早在 20 世纪 90 年代，我国《老年人权益保障法》就提出了五个"老有"原则，其中老有所为、老有所学以及老有所乐都指向社会参与。2002 年第二次世界老龄大会进一步阐述了"社会参与"的内涵，即老年人应该积极参与社会经济、文化、社会公益等各个方面的活动，使人口老龄化对社会经济的压力转化为促进可持续发展的动力。置身于长寿时代的老龄社会，各项经济社会发展事业都离不开老年人的积极参与，我国高度重视促进老年人社会参与工作，是对积极老龄化理念的丰富和发展。例如，2021 年年底，中共中央、国务院颁布的《关于加强新时代老龄工作的意见》，强调了促进老年人社会参与的重要性。

目前，关于老年社会参与内涵，国内外尚未形成统一的意见（周云 & 常亮亮，2020）。张恺悌（2009）认为，社会参与是指参与者在社会互动过程中，通过社会劳动或社会活动的形式，实现自身价值的一种行为模式。王莉莉（2011）将老年人的社会参与活动分为社会经济活动、社会文化活动、社会公益/志愿者活动等。社会参与对个体、社区或社会均有实际的意义。从个体层面来看，老年人通过社会参与发挥个体特长，减少孤独感和实现精神寄托，进而增进身心健康水平；从社会层面来看，老年人社会参与对社区和社会都有着巨大的意义和经济价值。老年人通过社会参与更好地融入社会发展，他们不再被认作社会的负担和被照顾的对象，反而成为家庭、社区以及社会的重要资源。诸多研究表明，社会参与对中老年人健康具有显著促进作用（Holt-Lunstad et al.，2017），诸如减少抑郁发生（Yang et al.，2022）、缓解认知功能下降（Nelson et al.，2013）、促进自评健康等（Sirven & Debrand，2008）。一项具有加拿大全国代表性的研究发现，社会参与可以显著正向预测老年人的自评健康（Gilmour，2012）。基于欧洲 10 国中老年人的追踪研究，Croezen 等人（2015）发现，参加宗教活动可以显著预测抑郁下降，而参加政治/社区组织与抑郁得分正相关，表明社会参与和抑郁关系的方向和强度因社会活动类型而存在差异。Min 等人（2016）使用 KLoSA 数据发现，参加朋友、邻居的聚会可以显著预测抑郁得分下降，但这一关系仅局限于基线调查时心理健康状况较好的老年人。学者使用 3 期 HRS 数据（2008 年、2010 年、

2012 年)发现，美国老年人的认知功能逐渐下降，但社会活动参与无法显著预测老年人认知功能的变化速度（May，2015）。基于潜变量发展模型，一项针对欧洲 13 国中老年人的调查发现，在控制自评健康、抑郁和体育活动后，社会参与初始水平低的中老年人，认知功能下降速度快（Bourassa et al.，2017）。Chiao（2019）使用 1993—2007 年 TLSA 数据发现，在控制其他变量后，社会参与可以显著预测中国台湾老年人的认知功能。有学者利用 2014 年和 2016 年 CLASS 数据发现，参与社会生产性活动有助于老年人获得积极情绪，证实老年人仍然有自我实现的需求(肖颖 & 王永梅，2020)。既往针对社会参与的干预研究表明，社会参与的变化可能对认知功能产生有意义的影响(Fried et al.，2004；Hertzog et al.，2008)。社会参与可以创建一个亲密关系网络，由此获得实际、情感和危机支持，促进身心健康(Lin et al.，1999)。社会交往活动可以加强老年人与家庭外的他人接触和交流，同社区保持紧密联系，有助于老年人克服孤独和抑郁，并提高自身价值感和幸福感(赵涵等，2021)。

ACEs 阻碍了社交能力的发展，经历不良事件的个体可能更难参与社交活动，将进一步扩大有童年不良经历个体的健康劣势。基于日本老年学评估研究，Nishio 等人（2022）指出，父母有精神疾病的个体，其社会参与水平较低，而其他 ACEs 类型无法显著预测老年社会参与水平。一项针对美国成年人的调查显示，ACEs 可以降低个体的社会参与水平，但只有 ACEs 和参加宗教活动之间的关系是显著的（Demir-Dagdas，2020）。既往针对美国芝加哥老年人的调查则发现，在控制其他变量后，累积 ACEs 与社会活动参与之间无显著关联（Wilson et al.，2006）。既往针对英国 1958 年出生队列的研究发现，童年逆境和童年 SES 劣势可以负向预测个体 55 岁时的经济参与（Fahy et al.，2017）。

社会参与在 ACEs 与中老年人健康之间的中介作用，尚未引起国内外学者的广泛关注。基于 HRS 数据，学者证实 ACEs 可以显著预测美国男性老兵的生活满意度和抑郁，社会参与在 ACEs 与主观幸福感(自评健康、生活满意度和抑郁)之间发挥中介作用（Yang et al.，2022）。具体来说，参加宗教服务和志愿帮助他人加强了中老年人与社区的联系，这可能减少孤独感和抑郁，并增加生活满意度。一项针对美国成年人的调查显示，社会参与(参加宗教活动)可以缓解 ACEs 对抑郁的负面作用（Demir-Dagdas，2020）。基于日本老年学评估研究，Nishio 等人

（2022）指出，ACEs 可以正向预测老年人的抑郁水平和更差的自评健康，社会参与在其中发挥中介作用。总的来说，来自其他国家的一些研究证实 ACEs 通过降低社会参与进而影响个体健康，但这些规律是否适用于我国人群尚缺乏系统性的探讨。

3.1.4　以往文献局限

通过对中老年人健康随时间的变化趋势、ACEs 影响中老年人健康的实证研究进行查阅和梳理总结，发现过往研究得到了一些有价值的结论，这些文献为本研究提供了事实依据。现阶段对我国中老年人健康的探讨还不够完善，这主要体现在以下几个方面：

第一，多数研究以单一测量指标评估中老年人健康和 ACEs，但健康和 ACEs 是一个多维度的概念。基于此，本研究分析了中老年人多维健康指标，包括 ADL、抑郁、认知功能和自评健康；从三个维度对 ACEs 进行操作化测量，包括童年虐待、童年忽视和童年 SES 劣势。目前学术界在 ACEs 对个体健康的负面作用已达成共识，即 ACEs 对中老年人健康存在累积性影响。然而不同类型 ACEs 对不同健康结局的影响是否存在差异？ACEs 如何影响中老年人健康？两者之间是直接影响还是间接影响？两者之间的影响路径尚不明确。基于此，本研究探讨了 ACEs 对中老年人健康的单一效应、累积效应、直接影响及其中介路径。

第二，既往关于 ACEs 和中老年健康的研究多采用横断面数据，不能从生命历程视角刻画中老年人健康轨迹的演变及其影响因素，只能探讨 ACEs 对中老年人健康的"静态"影响，且已有研究多关注影响中老年人健康的个别分层因素，未能将多个因素放在一个分析框架中进行检验。本研究致力于弥补这一不足，利用纵向数据考察了 ACEs、性别和城乡对中老年人健康的影响随着时间维度（年龄和队列）的变化，确切地说是检验 ACEs、分层因素与年龄、队列之间的交互作用。

第三，虽然已有研究对中老年人健康影响因素进行了大量的实证分析，但大部分的实证研究仅停留在健康与各因素的表面关联性分析，缺乏因果推断和具体作用机制的探讨。因此，本研究采用一系列潜变量增长曲线模型考察了 ACEs 与中老年人健康之间的纵向中介变量。

第四，最重要的是，大多研究未区分年龄效应导致的个体内差异和队列效应导致的个体间差异，混淆了年龄效应和队列效应，导致不同研究结果存在较大差异。因此，本研究同时考察微观层面的 ACEs 和宏观社会变迁和政策转变对中老年人健康的影响。

3.1.5 研究意义

3.1.5.1 理论意义

中老年人健康的动态变化及影响因素较复杂，无法用单一因素或者理论进行解释。既往学者常局限于单一的理论，即使采用多理论模型，也未剖析多种理论要素之间的关系。本研究将健康的社会决定因素理论置于生命历程理论内，考察了 ACEs 对我国中老年人健康的动态影响，旨在识别整个生命周期的社会决定因素，揭示潜在的作用机制，为理解中老年人健康的发生和发展提供了一个新的视角，补充和丰富了相关的理论。

中老年作为生命过程的一个阶段，其健康状况不仅取决于中老年阶段，与生命过程中各个阶段的生活环境、经历和行为等密切相关。本研究从生命历程视角出发，弥补了以往研究聚焦于 ACEs 和中老年人健康静态关系的不足，并在微观层面的个体健康研究中注入了宏观层面的社会变迁，从而实现对相关理论的完善。

在我国政治经济文化转型以及快速老龄化的社会背景下，考察中国情境下 ACEs 与中老年人健康的动态变化关系，明晰中老年人健康不平等的产生机制，将可能影响中老年人健康的多种社会因素整合至一个模型，拓宽既往的研究视野，构建了较全面的中老年人健康的解释模型，为我国中老年人健康研究提供重要的理论支撑。

3.1.5.2 现实意义

我国人口老龄化呈现快速增长态势，给家庭、社会和经济发展带来了巨大的挑战。人口老龄化是我国今后较长一段时期的基本国情，作为"健康中国"战略目标的重要一环，如何实现积极的健康老龄化成为亟待解决的问题。提高老年人健康可以最大限度地减少人口老龄化带来的副作用，因此老年人健康问题成为其他人口老龄化研究的基础。本研究采用具有全国代表性的追踪数据，考察了我国中老年人健康现状、变化趋势及其影响因素，有助于制定合理的政策和干预方案，改善中老年人健康水平。

中老年人的健康不仅取决于中老年阶段，而是整个生命过程各阶段的健康不断累积的结果。儿童期是导致健康不平等的关键生命历程阶段，对了解中老年人健康的早期起源尤为重要。基于此，本研究从生命历程视角出发，将 ACEs、城乡和性别对我国中老年人健康的影响嵌入时间维度加以考察，并剖析了 ACEs 与中老年人健康之间的潜在作用机制，有助于相对全面地把握中老年人健康状况及其影响因素，在一定程度上丰富了该领域的研究，为实施"全生命周期健康管理"提供有益借鉴，具有极高的现实意义和研究价值。

本研究从社会变迁(出生队列)、动态的视角关注中老年人健康状况及其变动态势，凸显了不同出生队列的中老年人健康异质性，从侧面评估不同出生队列成员是否均等地享有社会发展成果。这为考察宏观的社会变迁和政策转变如何在微观层面对个体健康产生影响提供了一个重要的研究范式，为相应政策的制定和调整提供依据，也为"十四五"时期应对人口老龄化问题提供些许参考，具有重要的实践价值。

3.2 理论基础和研究假设

3.2.1 理论基础

在探索中老年人健康趋势及影响因素时，学者从不同的学科视角提供了多种理论解释，形成了不同的观点，不同理论和观点之间存在着一定程度的继承和发展，为剖析 ACEs 对中老年人健康的影响指明了方向。总体来说，解释趋于多元，为后续章节的实证分析提供了理论支撑。本部分主要梳理了与本研究相关的理论观点，包括生命历程理论、健康的社会决定因素理论、累积不平等理论和活动理论。

3.2.1.1 生命历程理论

生命历程理论(Life Course Theory)起源于芝加哥学派对移民人群的研究，是

20 世纪 60 年代兴起的一种跨学科理论。Ryder（1965）在其经典论文《队列作为社会变革研究中的一个概念》中指出，社会学研究需要考察队列内部在整个生命周期的变化（从出生到中年，直至老年）以及剧烈的社会变迁对不同队列的长远影响。随后，生命历程理论的奠基者 Elder（1974）在《大萧条的孩子们》一书中完整地阐述了生命历程理论。生命历程理论从生命时间（年龄）、社会时间（时期）和历史时间（出生队列）三个维度定义时间（Elder & Rockwell，1979）。生命历程理论借助时间维度将微观的个体发展与宏观的社会变迁连结起来（Elder，1994；包蕾萍，2005）。Riley（1987）认为个体随生命历程的老化过程与社会变革相互作用、相互影响，需要对连续出生队列群体的老化方式进行考察。生命历程视角把个体健康看作终生发展的过程，生命早期经历影响成年时期甚至中老年时期的健康状况。根据生命历程理论，在生命周期的每个阶段，个体应当发展与该阶段相适应的健康行为、健康身体素质等，如果个体未能在特定生命阶段完成特定的健康任务，其未来的健康状况将受制于之前的健康负债（马凤芝 & 陈海萍，2020）。诸如，早期不良经历对中老年健康具有长远影响（Halpin et al.，2022）。总的来说，生命历程理论融合了队列分析、累积劣势等理论和观点，通过研究不同出生队列在生命历程轨迹上的差异来考察社会变迁；重点关注队列内部不平等如何随着年龄的增加而改变，并用历史背景、社会制度安排和个体生命历程轨迹的交互作用来解释这一变化（Mayer，2009；O'Rand，1996；焦开山，2019）。

生命历程理论认为，在个体成长过程中生物因素和社会因素以独立、累积、交互的方式影响个体健康，重点关注了队列效应、早年成长环境（早期健康、早年不良事件等）和重大事件发生的时期效应等（Kuh et al.，2003；王甫勤，2019）。健康领域的生命历程研究主要涉及以下三种经典的理论模型：敏感期/关键期模型、风险累积模型和风险链/路径模型（Berkman et al.，2015；Diana Kuh & Ben-Shlomo，1997）。敏感期模型关注暴露的时相，认为生命周期的某些生长发育阶段可能对外界环境更加敏感，所以该阶段的暴露比在这之前和之后的暴露对健康造成的影响更大。关键期模型与敏感期模型略有不同，关键期模型认为某个特定发育阶段的暴露可能在数年之后产生持续影响，并且永远无法完全改善。如果关键期处于生命早期，那么针对成年人的干预措施就毫无价值。既往研究利用 HRS 数据探讨了生命历程的创伤（童年期（0～17 岁）、成年早期（18～42 岁）、中年期

(43~67 岁))对老年人握力发展轨迹的影响，结果发现，在白人女性中，与经历中年创伤相比，经历童年创伤的个体晚年握力下降速度更快（Duchowny, Hicken et al. 2020），该研究证实了生命早期的暴露更有害。风险累积模型关注暴露的总量，强调健康是整个生命历程中累积暴露导致的结果，暴露数量越多和持续时间越长对健康的损害越大（Lynch & Smith, 2005）。在这个模型中，病因周期很长，从儿童期开始，涵盖了个体生命的几十年。McCrory 等人（2015）调查了 6912 名爱尔兰中老年人 4 种 ACEs(社会经济劣势、父母滥用药物、身体虐待和性虐待)和 9 种慢性病，结果表明，ACEs 数量和中老年时期慢性病之间存在剂量-反应关系。累积风险模型表明早期干预可能最有效，但后期干预也有一定价值。风险链模型指的是在一系列相互联系的暴露中，一种暴露会增加另一种暴露的发生风险，最终影响健康结局。例如，Petrov 等（2016）发现，童年虐待通过影响中年人的睡眠和身体质量指数(Body Mass Index，BMI)，进一步增加中年人高血压的发生风险。在这种情况下，成年时期的干预可以完全抵消掉童年时期经历的不良暴露。这三种模型展示了一个有用框架，有助于我们从生命历程视角考察 ACEs 对中老年人健康的影响。这些模型的概念存在一定差异，任何一个理论模型均无法完全解释童年逆境与健康之间的关系（刘婉旭 & 孙莹，2021）。这些模型并不是相互独立，可以相互补充，同时存在（Hallqvist et al., 2004）。三种模型强调了童年逆境与成年期健康结局相关的不同方面，可以整合成一个完整的、动态的生命历程研究框架。因此，应该在同一个研究中考虑上述理论，以便为研究在生命历程中 ACEs 如何影响健康提供更全面和更细致的解释（Hamil-Luker & O'Rand, 2007；Pudrovska & Anikputa, 2014）。

生命历程理论以其独特的理论视角备受学术界推崇，被广泛应用于人口老龄化问题（Davis et al., 2016）、健康不平等研究（Kaye et al., 2017）。在生命历程流行病学中，ACEs 作为生命时间上游的风险因素，可能对个体产生长期负面影响。基于此，本研究尝试运用此范式来剖析中老年人健康发展轨迹，将 ACEs 与个体生命历程相连结，通过考察 ACEs 累积指数对中老年人健康的影响来验证风险累积模型，通过剖析不同类型 ACEs 如何通过中介变量影响中老年人健康来验证风险链模型。此外，本研究也考察了中国情境下一系列政治变迁、经济发展等重大社会事件和政策转变对中老年人健康的影响，以及 ACEs 对中老年人健康的影响随着时间维度(年龄和队列)的变化趋势。

3.2.1.2 健康的社会决定因素理论

目前,学界对老年人健康问题的研究主要聚焦于如何提升老年人的健康水平和促进老年人健康公平。老年人健康公平是衡量健康老龄化的重要指标之一,缩小老年人健康公平差距是当前各国政府努力的方向。健康的决定因素,特别是社会决定因素的研究为老龄健康干预提供依据。20 世纪 80 年代,健康社会决定因素思想在健康促进领域开始展现。健康决定因素(Social Determinants of Health, SDH)被认为是影响健康公平的"原因的原因"(Blackman, 1994),囊括从出生、成长、生活、工作到衰老的特征。2005 年,WHO 成立了健康问题社会决定因素委员会(Commission Social Determinants of Health, CSDH),旨在收集社会决定因素证据,为各国和全球卫生合作伙伴解决健康不平等的社会因素提供指导。2008 年,CSDH 提交了一份《用一代人的时间弥合差距:针对健康问题社会决定因素采取行动以实现健康公平》报告,提出了健康社会决定因素的行动框架,对各种社会决定因素进行整合,探讨了如何基于健康社会决定因素理论解决全球健康问题 (WHO, 2008)。该行动框架将健康的社会决定因素划分为社会经济和政治背景,包括社会政策(如社会保障政策)、社会治理(如公民的社会参与度)、公众政策(如卫生政策)等;健康不平等的结构性因素,包括性别、教育、收入、地域等;影响健康的中介变量,包括社会心理环境(如社会参与)、行为因素(如吸烟、饮酒、体育锻炼)等。社会因素与健康之间的关系错综复杂,社会因素对健康的影响通常不是单一作用,而是长期的、累积的和相互交织的。社会因素可以直接影响健康,也可以作为其他社会因素的中介,或者以其他社会因素为中介作用于健康。各种社会因素对健康的影响互为条件,形成社会因素与健康之间的复杂因果链。

越来越多的国家将 SDH 作为政策干预的重要切入点。中老年人健康不仅是中老年时期处境造成的结果,而是生命周期各个阶段的健康潜力不断累积的结果,因此从生命历程理论和动态的视角去理解中老年人健康的社会决定因素尤为重要。生命早期经历是导致健康不平等的关键性社会因素,影响个体一生的健康风险,这样把健康的社会决定因素从近端转向远端,从短期转向长期,从下游转向上游（O'Rand，1996）。基于此，本研究考察了童年期（ACEs 和童年健康状况）、青年期（文化程度）和中老年期（生活方式、婚姻等）社会决定因素对中老年人健康的影响。

3.2.1.3 累积不平等理论

社会学家 Merton（1968）在其经典论文《科学中的马太效应》指出，相对于那些不知名的研究者，声名显赫的科学家通常得到更高的声誉，即使他们的成就相似。其背后的原因既包括微观的心理社会因素，也包括宏观的社会选择过程。随后，诸多学者进行了开拓性和不断深化的研究，提出了累积劣势理论（Cumulative Disadvantage Theory）。累积劣势理论认为个体健康是一个动态的发展过程，生命早期的风险暴露或者资源相对较少会导致个体处于不利地位，劣势将在整个生命历程中不断累积，导致健康不平等加剧（Dannefer，2003）。累积劣势理论为本研究探讨中老年人健康不平等提供了一个关键框架，中老年人健康状态是个体各个时期健康状态的累积，在劣势累积的过程中，初始的细微差异随着时间的延续而不断放大，让生命早期处于劣势的个体或群体很难赶上。然而，并不是所有经历早期劣势的个体健康状况均较差，Ferraro 和 Shippee（2009）基于累积劣势理论提出了累积不平等理论（Cumulative Inequality Theory）。累积不平等理论认为生命历程中的健康轨迹由风险、可利用资源和个体能动性共同塑造，早期劣势会增加生命后期风险暴露的可能性，但生命后期可获得的资源有助于个体应对这些风险。基于此，本研究用累积劣势理论解释随着生命历程推进，ACEs 对中老年人健康影响的变化趋势，以及不同分层因素（性别和城乡）健康梯度的变化趋势。此外，本研究用累积不平等理论解释潜在的中介变量（社会活动参与）在 ACEs 与中老年人健康之间发挥的作用。

3.2.1.4 活动理论

活动是构成人的心理特别是人的意识发生、发展的基础，是实现知识技能内化的桥梁。Havighurst（1961）将活动理论（Activity Theory）引入老龄问题研究，指出老年人与中年人有着相同的心理和社会需求，参加各种社会活动有助于老年人改善因角色改变（退休、丧偶）而引发的情绪问题。活动理论的核心观点认为，老年人应当积极地参与社会活动,在社会中扮演富有成效的角色,并取代随着年龄增长而丧失的角色,进而保持生命的活力(Diggs,2008)。这些角色包括组织成员、志愿服务、参与社交团体活动等。活动理论与"积极老龄化"有着相似的含义,"积极老龄化"认为社会参与是老年人的一项权利,政府、社会包括各个社会部门都应该为老年人行使这一权利创造积极的条件。活动理论则是老年人适应社会、适应老年期的个体行为选择模式,主要关注个体如何在老年期更好地、积极地适应社会(王莉莉,2011)。活动理论的观点与我国社会价值体系倡导的"老有所为""发挥余热"一致,鼓励开发老年人力资源(余敏慧,2019),让老年人认识和发现自身价值与存在感,有利于老年人身心健康。基于此,本研究考察了社会活动参与对中老年多维健康指标的影响,以及社会活动参与在 ACEs 与中老年人健康之间作用机制。

3.2.2 研究假设

生命历程理论强调多个时间维度对个体发展的重要性,包括年龄和队列。对中老年人来说,年龄反映了机体的衰老过程,是一种不可避免的自然现象。随着年龄增长,各个组织、器官表现出一系列慢性退行性变化,对各种风险的抵抗力下降,导致中老年人健康状况变差(Steves et al.,2012)。由于队列效应的干扰,既往研究得到的老年人健康和年龄的关系可能是有偏的(李婷 & 张闫龙,2014)。一些实证研究指出,在控制队列效应的前提下,随着年龄增长,中老年人健康指标呈现下降趋势(Yang & Lee,2009;李晓宇,2020)。基于此,本研究并提出如下假设:

研究假设 1:在控制队列效应下,随着年龄增长,中老年人的健康变差。

在生命历程视角下,队列超越了一个基本时间变量的含义,承载了更多测量社会、经济发展等健康外在决定因素的功能(李婷 & 张闫龙,2014)。近年来,队列效应逐渐引起了学者的重点关注。Chen 等人(2010)基于 CHNS 数据发现,出生越早的队列自评健康越差。Tampubolon 和 Maharani(2017)基于 HRS 和 ELSA 数据发现,越晚出生的队列抑郁得分越低。不同队列的健康差异不仅来自早期生活条件的异质性,也来自整个生命过程中历史事件和社会经济因素对不同出生队列的累积影响。随着社会经济发展和营养条件的改善,越晚出生的队列在生长发育的关键时期(胎儿期和婴幼儿)有更好的营养摄入（Barker，1998）；收入增加、教育水平提高等使较晚出生队列中的个体增加健康投资（Badley et al.，2015）；同时医疗技术的飞速发展以及医疗卫生服务体系的不断完善，进一步减弱了衰老对健康的损害。

在研究中老年群体，尤其是高龄老人健康时，选择性生存是一个不可回避的问题。选择性生存是指健康状况较差的个体更有可能在进入观测期之前被淘汰而不能进入调查样本，存活下来的是体质相对更强的个体（Kulminski et al.，2008）。与较晚出生队列中的个体相比，越早出生队列中的个体受选择性生存的影响越大（Zheng et al.，2011）。因此，在相同年龄下，较早出生队列中的中老年人所观察到的健康状况可能相对较好，出现"队列倒置"现象（焦开山 & 包智明，2020）。基于此，本研究提出两个竞争性假设：

研究假设 2a：在相同年龄下，与较早出生队列相比，较晚出生队列中的中老年人健康状况相对较好。

研究假设 2b：在相同年龄下，在较晚出生队列中的中老年人，其观察到的健康状况相对较差。

健康不平等可以追溯至生命历程的上游，生命早期的风险暴露对个体健康具有长期影响。风险累积模型认为 ACEs 数量越多对健康的损害越大。风险链模型强调前一个暴露因素会影响后一个暴露因素进而对健康状况产生影响，该模型在探讨健康不平等早期起源时侧重于生命早期条件对健康的间接影响，阐述了生命早期的生活条件或风险暴露如何通过影响中介变量，进而影响个体健康状况。石智雷和吴志明（2018）指出，早年不幸经历数目越多或者持续时间越长，对中老年人自评健康的负向影响越强；早年不幸经历通过抑郁间接影响中老年人自评健康。因此，具体到 ACEs 如何影响中老年人健康这一问题，本研究检验了风险累积模型和风险链模型，提出了以下两个研究假设：

研究假设 3：ACEs 的数量和中老年健康之间存在剂量-反应关系。

研究假设 4：ACEs 可能直接影响中老年健康，也可能通过中介变量间接作用于中老年健康。

不同年龄阶段经历的生活环境和事件均影响个体的老化过程。就中老年健康而言，累积劣势理论认为，早期劣势的影响在生命过程中不断累积，从而增加了队列内的异质性。ACEs 对个体健康产生负面影响，随着年龄的增长，个体健康呈下降趋势，但经历童年不良事件的个体健康下降得更迅速，最终导致经历和没经历童年不良事件的中老年个体间的健康差距扩大。既往研究发现，随着年龄增长，儿童期 SES 导致的健康不平等在中老年阶段扩大（李晓宇，2020）。焦开山和包智明（2020）基于 CLHLS 数据发现，随着年龄增长，童年经常挨饿者与童年不经常挨饿者的老年人自评健康差距在扩大。与之相反，年龄中和效应认为，由于老年阶段的资源均等化以及选择性生存，随着年龄增长，健康差距缩小（House et al.，1994；Preston et al.，1998）。基于此，本研究分别推导出与累积劣势理论、年龄中和效应相关的研究假设：

研究假设 5a：随着年龄增长，ACEs 导致的中老年人健康不平等呈现持续扩大的趋势。

研究假设 5b：随着年龄增长，ACEs 导致的中老年人健康不平等不断缩小。

在中国情境下，ACEs 与中老年人健康的关系可能会受到强烈的社会变迁影响而呈现出显著的队列差异。焦开山和包智明（2020）基于 1998—2014 年 CLHLS 数据发现，在较晚出生的队列中，童年经常挨饿者与童年不经常挨饿者的老年人自评健康差距相对更大。基于此，本研究提出如下研究假设：

研究假设 6：ACEs 对中老年人健康的负面影响在不同出生队列之间具有差异。

根据累积不平等理论，生命后期获得的资源可能削弱 ACEs 对中老年人健康的不良影响。焦开山和包智明（2020）基于 CLHLS 数据发现，随着老年时期 SES 提高，童年是否挨饿对老年自评健康的影响下降，表明童年不利处境所带来的负面影响被老年时期的资源修补。刘杰和郭超（2021）的研究证实，ACEs 通过减少社会交往的劣势累积机制，间接损害中老年人的认知功能。活动理论指出，社会活动参与具有重要的经济意义、精神意义和自我实现价值意义，有助于个体适应社会、适应中老年期（王莉莉，2011）。国外的研究证据也证实，社会活动参与对中老年身心健康具有保护作用（Bourassa et al.，2017；肖颖 & 王永梅，2020），且社会参与可以缓解 ACEs 对个体健康的负面作用（Demir-Dagdas，2020；Nishio et al.，2022；Yang et al.，2022）。有鉴于此，本研究提出了如下假设：

研究假设 7：社会活动参与在 ACEs 与中老年人健康之间发挥中介作用。

3.3 数据与研究方法

3.3.1 数据库介绍

本研究使用中国健康与养老追踪调查（CHARLS）数据进行实证研究。CHARLS 以 45 岁及以上的中老年人为调查对象，采集了具有全国代表性的高质量微观数据，问卷内容涵盖基本信息、健康状况、生活方式和健康行为等多个模块，对被调查者进行长期追踪访问，观察其生命历程的变化，为推动人口老龄化问题的跨学科研究提供了数据支撑。CHARLS 可以与多个国家的老年追踪调查进行国际层面的比较，诸如美国健康与养老调查（HRS）、英国老年追踪调查（ELSA）、韩国老年追踪调查（KLoSA）、欧洲健康与养老调查（SHARE）等。CHARLS 采用多阶段、与人口规模成比例（Probability Proportionate to Size Sampling，PPS）的抽样调查方法。具体来说，在区县和村居抽样阶段采取 PPS 抽样，以各区县 2009 年人口数为基础，地区、城乡和 GDP 作为分层指标，从全国 30 个省级行政单位(不包括西藏自治区、台湾地区以及香港和澳门特别行政区)进行抽样，随机抽取 150 个区县，从抽中的区县中各随机抽取 3 个村居，得到 450 个村居，最终样本分布在 28 个省级行政单位(未抽到海南省和宁夏回族自治区)。CHARLS 用计算机绘图抽样技术制作村级抽样框，从每个样本村/居委会随机抽取 80 户样本户，抽取的样本户为 23590 户。在个体层面，在每个样本户中随机抽取一位 45 岁及以上的家庭成员作为主要受访者，对抽中对象及其配偶进行访问。全国基线调查数据开展于 2011 年，为保证样本的代表性，基线调查覆盖全国 28 个省(自治区、直辖市)的 150 个县级单位、450 个村级单位，每隔 2～3 年进行一次追踪调查，分别于 2013 年、2015 年、2018 年和 2021 年开展了第二轮、第三轮、第四轮和第五轮调查。此外，CHARLS 项目组在 2014 年组织并实施了"生命历程调查"，是第一个具有全国代表性的关于中老年人生命历程的量化数据库。被调查者回顾了自出生以来在家庭、迁移、健康、教育等方面的经历，为本研究考察 ACEs 对中老年人健康的影响提供了数据支撑。

CHARLS 项目由北京大学国家发展研究院主持、北京大学中国社会科学调查中心组织实施，项目负责人为赵耀辉教授。所有调查员在经过严格的培训后，对抽中的样本进行入户调查。此外，CHARLS 采取多手段、多视角对调查问卷进行质量控制，包括数据评估、录音核查、电话核查、实地核查和访问过程回放等，以保证调查数据的真实性、有效性和准确性。CHARLS 项目获得北京大学伦理委员会批准，所有被调查者均签署书面知情同意书。关于 CHARLS 的更多信息详见赵耀辉等人（2019）的相关报告。CHARLS 数据申请和下载链接如下：http：// charls. pku. edu. cn/。笔者曾有幸参与了 2015 年 CHARLS 项目组在青岛市和临沂市的实地调研，主要负责问卷调查、血样采集和处理等工作，并获得了北京大学颁发的优秀访员称号。

3.3.2 研究设计

由于 2021 年 CHARLS 数据受新冠疫情的影响，本研究使用了 2011 年、2013 年、2014 年、2015 年和 2018 年 CHARLS 数据进行实证分析。首先，根据个体 ID 将调查数据进行合并，共得到 103640 个观测值(又称人年，person-year)。由于长寿老人(90 岁以上)受选择性生存影响较大，且样本量较少，所以本研究主要关注 45~90 岁的中老年人，排除了 29751 个年龄不在该范围内的观测值。本研究排除 21902 个因变量有缺失的观测值，本研究旨在探讨 ACEs 对中老年人健康的影响，因此排除了 11204 个儿童期特征有缺失的观测值，排除了 7601 个控制变量有缺失的观测值(保证时间恒定变量无缺失，时间变化变量至少有一次观测值)，最终纳入分析的研究样本量为 11317 人，观测值为 33182 个，样本筛选流程详见图 3-1。由于各种原因造成失访，不是所有被调查者均完成 4 次调查，因此调查次数不尽相同，从 1 到 4 次不等，1348 人被调查了 1 次，2293 人被调查了 2 次，3456 人被调查了 3 次，4220 人被调查了 4 次。本研究使用的纵向数据分析方法(分层 APC 生长曲线模型和潜变量增长模型)可以很好地处理"非平衡数据"(允许每个个体的观察次数不等)，最大限度地利用数据信息，因此本研究未对缺失数据进行多重插补。

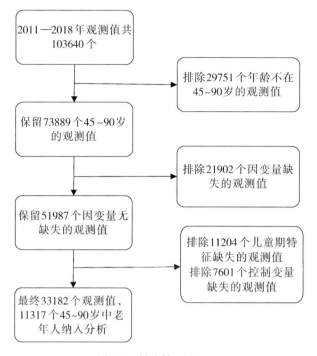

图 3-1　样本筛选流程图

3.3.3　变量选择与编码

3.3.3.1　因变量

本研究从多个维度对中老年人健康状况进行操作化，包括中老年人躯体健康（日常活动功能）、心理健康（认知功能和抑郁）和整体健康状态（自评健康）。

（1）日常活动功能。日常活动功能（ADL）通过 6 个条目进行测量，包括吃饭、穿衣、洗澡、如厕、控制大小便和上下床（Katz et al., 1963）。所有条目均有 4 个选项，1＝没有困难，2＝有困难但可完成，3＝有困难需要帮助，4＝无法完成。如果被调查者完成上述行为有任何困难（选择后 3 个选项），该项目得 1 分。ADL 计算 6 项的总分，取值范围为 0~6，分数越高表明日常活动功能越差。本研究的对象为中老年人，绝大多数人可以独立完成以上行为，因此将该变量处理成二分类变量，如果其中任何一个条目完成有困难，定义为 ADL 受限。

（2）抑郁。采用 10 个条目的流调中心抑郁量表（Center for Epidemiological Studies Depression Scale，CESD）（Radloff，1977）来评估中老年人最近一周抑郁症状出现的频率。该量表采用 Likert 4 级评分（0 = <1 天，1 = 1~2 天，2 = 3~4 天，3 = 5~7 天），为保证所有条目测量方向的一致性，本研究对 2 个正向条目（"我对未来充满希望"和"我很愉快"）进行反向编码。总分 0~30 分，得分越高，表明中老年人抑郁越严重。

（3）认知功能。本研究采用 Folstein 等人（1975）编制的简易精神状态检查表（Minimum Mental State Examination，MMSE）测量中老年人的认知功能，包括计算能力、定向力、即时记忆、延时记忆和视觉空间。计算能力通过能否正确计算出 5 次 100 减 7 的得分（每题 1 分，共 5 分）来操作化；定向力考察被调查者能否正确回答日期（年、月、日）和星期（每题 1 分，共 4 分）；即时记忆通过随机选读 10 个词语，让被调查者尽可能回忆这些词语（共 10 分），并在一定时间后让被调查者回忆之前的 10 个词语，来考察延时记忆（共 10 分）；视觉空间能力通过绘制出相似的图片来考察（1 题，共 1 分）（Lei et al.，2012；Tucker & Stern，2011）。认知功能总得分 0~30，得分越高，表明中老年人的认知功能越好。

（4）自评健康。参考相关研究（Jackson et al.，2019），通过单个条目评估中老年人的整体健康状况，"您觉得您的健康状况怎么样?"其原始选项为"1 = 很好，2 = 好，3 = 一般，4 = 不好，5 = 很不好"。本研究对其进行反向编码，得分越高，表明自评健康状况越好。为简化模型和便于结果解读，本研究将自评健康处理成连续变量（胡安宁，2014）。

3.3.3.2　自变量

1. ACEs

童年 SES 劣势：参考相关文献（李晓宇，2020），本研究通过父亲文化程度、母亲文化程度、童年家庭经济状况、童年挨饿经历对童年 SES 进行操作化测量。由于被调查者父母的文化程度普遍较低，因此将父母的文化程度编码为二分类变量（0 = 非文盲，1 = 文盲）。童年家庭经济状况通过单个条目进行测量，"在您 17 岁以前，相对于您家所在社区/村的普通家庭，您家的经济状况怎么样"？通过 Likert 5 级量表进行评估（1 = 比他们好很多，2 = 比他们好一点，3 = 跟他们一样，

4＝比他们差一点，5＝比他们差很多）。将其编码为二分类变量，1、2 和 3 合并为好（赋值为 0），4 和 5 合并为差（赋值为 1）。童年挨饿经历可以作为被调查者童年时期 SES 的测量指标，如果家庭 SES 较高，则童年时期经常挨饿的机会相对较低。童年挨饿经历通过单个条目进行测量，"在您 17 岁以前，您的家庭是否曾经有一段时间不能吃饱饭"？如果被调查者选择"是"，则定义为有挨饿经历。把 4 个指标进行累加，构建一个童年 SES 综合得分，得分范围 0～4，得分越高表明童年 SES 越差。需要说明的是，在被调查者的童年期，我国的社会发展水平较低，绝大多数的被调查者童年 SES 较低，其中 19.11% 报告童年 SES 得分为 4，接近上五分位数。为方便结果解释和绘制图形，参考相关文献（Yang et al.，2017）并结合 CHARLS 数据特征，本研究将童年 SES 处理成二分类变量，将童年 SES 得分为 4 的被调查者定义为有童年 SES 劣势。

童年虐待：参考相关文献（Wang，2020），本研究通过以下 2 个条目对童年虐待进行操作化测量，"在您小时候，您的女性抚养人有没有打过您？"和"在您小时候，您的男性抚养人有没有打过您"？通过 Likert 4 级量表进行评估（1＝经常，2＝有时，3＝很少，4＝从没有）。如果被调查者任何一个条目选择 1 或 2，则被定义为有童年虐待经历（0＝否，1＝是）。

童年忽视：参考相关文献（Zheng et al.，2021），本研究通过以下 2 个条目对童年忽视进行操作化测量，"您小时候女性抚养人是否经常表达对您的疼爱"和"小时候您的女性抚养人花了很多精力照顾您吗"？采用 Likert 4 级量表进行评估，如果被调查者任何一个条目选择"从没有"或"完全没有"，则定义为有童年忽视经历（0＝否，1＝是）。

2. 出生队列

根据生命历程理论，不同出生年代的人，所经历的社会历史背景不同，出生队列是影响中老年人健康的重要因素。本研究包含了 1921—1973 年出生的中老年人，将出生队列进行分组处理。出生于 1944 年及之前、1965 年及之后的样本较少，为避免队列组人数过少而影响模型估计的稳定性，本研究将出生早于 1944 年和出生晚于 1965 年的样本分别归为一个队列组，共得到 6 个队列，具体赋值方法为：0＝1944 年及之前，1＝1945—1949 年，2＝1950—1954 年，3＝1955—1959 年，4＝1960—1964 年，5＝1965 年及之后。参考相关研究（Chen et al.，

2010；郑莉 & 曾旭晖，2018），为了保持模型的简洁性，本研究将出生队列变量处理成一个连续变量。

3. 年龄

被调查者的年龄为45～90岁，本研究对年龄进行中心化处理。存在两种进行年龄中心化的方式，一种是总均值/中位数中心化（grand-mean age），一种是队列均值/中位数中心化（cohort-mean/median-centered age）。参照相关研究（Chen et al.，2010；Yang et al.，2021），本研究采用减去该个体所处队列的中位数进行年龄中心化处理，这种操作方式不仅可以降低年龄与队列之间的共线性，同时有利于模型系数的估计和解释。需要说明的是，由于本研究按照队列进行年龄组中位数中心化处理，因此健康指标随年龄的变化趋势，均需分队列绘制图形。此外，在对样本进行描述性分析时，将5岁划分为一个年龄组，共得到9个年龄组。具体的赋值方法为：0=45～49岁，1=50～54岁，2=55～59岁，3=60～64岁，4=65～69岁，5=70～74岁，6=75～79岁，7=80～84岁，8=85～90岁。

4. 分层变量

在居住地方面，由于我国经济和社会呈现明显的城乡二元分割状态，居住在城市（编码为0）还是农村（编码为1），是一个重要的分层因素。我国农村人口老龄化程度高于城镇，且在经济、教育、医疗资源配置上存在显著的城乡差异，造成中老年人健康的城乡分化。此外，性别（0=女性，1=男性）也是一个关键的分层变量。

3.3.3.3 中介变量

社会参与是积极应对人口老龄化的重要举措，也是一种外在的、可干预的、对中老年健康有较大影响的社会决定因素。社会参与是ACEs影响中老年人健康研究中的重点方向，有助于制定针对性的干预策略。不同研究对社会活动参与的操作化存在一定差异，本研究结合使用的数据和参考相关研究（Yan et al.，2022），主要通过以下6个条目测量社会活动参与，分别为：（1）串门、跟朋友交往。（2）打麻将、下棋、打牌、去社区活动室。（3）去公园或者其他场所跳舞、健身、练气功等。（4）参加社团组织活动。（5）志愿者活动或者慈善活动。（6）上学或者参加培训课程。如果被调查者过去一个月至少参与其中的任何一项，则被定义为参与社会活动(0=否,1=是)。

3.3.3.4 控制变量

根据健康的社会决定因素理论,个体健康状况受多方面因素的共同影响,包括人口特征、生活方式、社会经济地位、社会关系等。因此,根据既往研究和数据可及性,本研究引入了以下控制变量。针对人口特征,本研究控制了性别、地区、婚姻状况等;针对生活方式,本研究控制了既往吸烟行为、既往饮酒行为、社会活动参与等;针对社会经济地位,本研究控制了受教育年限和居住地。

婚姻状况:参考相关文献(和红等,2020),本研究将婚姻状况进行二分类处理,1=在婚(已婚并与配偶一同居住,已婚,但因为工作等原因暂时没有跟配偶在一起居住),0=无偶(离异、丧偶、从未结婚)。

受教育年限:参考相关文献(Zheng et al.,2021),本研究将文化程度编码为受教育年限。文盲为0年,未读完小学,但能够读、写为3年,私塾和小学为6年,初中毕业为9年,高中和中专毕业为12年,大专毕业为15年,本科毕业为16年,研究生毕业为19年。为便于解释,本研究将受教育年限进行样本总均值中心化处理。

童年自评健康状况:采用单个条目评估受访者15岁之前自评健康状况,"在您15岁之前(包括15岁),与大多数同龄的孩子相比,您的健康状况怎样"?其原始选项为"1=好很多,2=好一些,3=差不多,4=差一点,5=差很多"。得分越高,表明童年自评健康状况越差。中老年人健康状况可能是童年健康状况的延续,因此本研究通过纳入童年自评健康状况来控制早期健康禀赋对中老年健康的影响(李晓宇,2020)。

鉴于我国各省级行政单位的社会经济发展水平和人口老龄化程度不同,参考相关文献(刘文 & 杨馥萍,2019),本研究将28个省级行政单位划分为东部(北京、天津、上海、河北、江苏、浙江、福建、山东、广东、辽宁、吉林和黑龙江)、中部(山西、安徽、江西、河南、湖北和湖南)和西部(内蒙古、广西、重庆、四川、贵州、云南、陕西、甘肃、青海和新疆)三个地区,来控制地区因素对中老年健康的影响,以经济相对发达的东部地区为参照组。其他控制变量(既往吸烟和既往饮酒)的赋值情况详见表3-1。

表 3-1   变量赋值情况

分类	变量名称	赋 值 情 况
儿童期特征	父亲文盲	0＝否，1＝是
	母亲文盲	0＝否，1＝是
	童年挨饿经历	0＝否，1＝是
	童年家庭经济状况相对较差	0＝否，1＝是
	童年 SES 劣势	0＝否，1＝是
	童年虐待	0＝否，1＝是
	童年忽视	0＝否，1＝是
	童年不良经历	连续变量，0～3，得分越高表明经历的童年不良事件越多
	童年自评健康状况	1＝好很多，2＝好一些，3＝差不多，4＝差一点，5＝差很多
人口特征	性别	0＝女性，1＝男性
	婚姻状况	0＝无偶，1＝在婚
	出生队列	0＝1944 年及之前，1＝1945—1949 年，2＝1950—1954 年，3＝1955—1959 年，4＝1960—1964 年，5＝1965 年及以后
	年龄	连续变量，45～90 岁
	年龄组	0＝45～49 岁，1＝50～54 岁，2＝55～59 岁，3＝60～64 岁，4＝65～69 岁，5＝70～74 岁，6＝75～79 岁，7＝80～84 岁，8＝85～90 岁
	地区	东部＝0，中部＝1，西部＝2
社会经济地位	居住地	0＝城市，1＝农村
	受教育年限	连续变量，0～19，得分越高表明文化程度越高
生活方式	过去是否吸烟	0＝否，1＝是
	过去是否饮酒	0＝否，1＝是
	社会活动参与	0＝否，1＝是

续表

分类	变量名称	赋 值 情 况
健康状况	日常活动功能受限	0＝否，1＝是
	抑郁	连续变量，0~30，得分越高表明抑郁水平越高
	认知功能	连续变量，0~30，得分越高表明认知功能越好
	自评健康	1＝很不好，2＝不好，3＝一般，4＝好，5＝很好

3.3.4 统计分析方法

连续变量采用均值和标准差，分类变量采用构成比来描述，连续变量的人群差异比较采用两独立样本 t 检验，分类变量的人群差异比较采用 χ^2 检验。随后，本研究概括性地介绍了所使用的统计分析方法，包括分层 APC 生长曲线模型和潜变量增长模型，这两种分析方法在分析纵向数据具有一定优势，可以同时探究个体内变异和个体间变异，处理"非平衡数据"(Wang & Wang，2019；王济川 等，2008)。

3.3.4.1 分层 APC 生长曲线模型

个体健康同时受到年龄、时期和队列三个时间维度的共同影响。由于队列、时期和年龄三个变量之间存在完全线性依赖关系(队列＝时期–年龄)，传统的回归分析方法无法求得参数唯一解，即 APC 模型存在"不可识别"问题 (苏晶晶 & 彭非，2014)。为解决 APC 模型的"不可识别"难题，有学者 (Yang，2008；Yang & Land，2006) 将分层模型应用到 APC 模型估计中，虽然该方法亦不能完美解决 APC 分析中的问题，但增加了 APC 分析的思路。该方法可以充分利用个体数据，针对不同的数据类型和数据特点有两种分析方法，一种为分层 APC 交叉分类随机效应模型(Hierarchical Age-Period-Cohort-Cross-Classified Random Effects Models，HAPC-CCREM)，另一种为分层 APC 生长曲线模型(Hierarchical APC-Growth Curve Models，HAPC-GCMs)，分别适用于重复测量的横断面数据和多重队列追踪数据，被广泛应用于人口学、社会学、流行病学研究 (Jiang & Wang，2018；

Yang et al.，2021；Yang et al.，2020）。由于在多重队列追踪调查中，数据以人年表示，分层 APC 生长曲线模型无法同时分析年龄效应和时期效应，研究者可以根据研究目的选择分析年龄效应或时期效应（Chen et al.，2010；Heo et al.，2017）。由于调查时期较短，本研究没有直接估计时期效应，而是通过年龄和队列的交互项间接反映时期效应。由于该研究具有 4 期调查数据，每个队列在一定的观察时期中有一个变老的过程，跨越了一定的年龄阶段。类似地，每个年龄阶段的数据可能包含了不同时期的多个出生队列的信息，而相邻队列有重合的年龄段，比较重合的年龄段为区分队列效应提供了条件。参考相关研究（Yang & Land，2013），本研究采用分层 APC 生长曲线模型分离年龄效应和队列效应。分层 APC 生长曲线模型本质上是一个发展模型，只是在一般的发展模型中纳入队列变量。相较于 HAPC-CCREM，分层 APC 生长曲线模型的优势在于可以探讨个体内部随着年龄的真实变化情况，描述真实队列随年龄的变化规律。此外，分层 APC 生长曲线模型也是一个分层模型，第一层模型用来模拟个体内的健康指标随年龄的变化，第二层模型模拟个体间差异。

第一层模型（个体内）的方程式为：

$$\text{logit}(P_{ti}) = \beta_{0i} + \beta_{1i}\, \text{age}_{ti} + \beta_{2i}\, \text{age}_{ti}^2 + \sum \beta_{ji}\,(x_j)_{ti}$$

或
$$y_{ti} = \beta_{0i} + \beta_{1i}\, \text{age}_{ti} + \beta_{2i}\, \text{age}_{ti}^2 + \sum \beta_{ji}\,(x_j)_{ti} + e_{ti} \qquad (1)$$

其中，P_{ti} 表示日常活动受限的概率，y_{ti} 表示个体 i 在时间点 t 的抑郁、认知功能和自评健康的测量值。β_{0i} 表示在队列中位年龄处的健康状况，β_{1i} 和 β_{2i} 分别代表健康指标随年龄变化的线性斜率和二次斜率。本研究的最长观察次数为 4 次，理论上，可以估计年龄的三次曲线。由于年龄的次方越高，模型拟合和结果解释就越难，本研究未考虑年龄的三次曲线。j 表示随时间变化的控制变量的个数，x_j 表示随时间变化的控制变量，诸如婚姻状况、吸烟、饮酒和社会活动参与等。e_{ti} 表示个体在每个测量点的随机误差，假设服从均值为 0，方差为 σ 的正态分布。

第二层模型（个体间）：

截距系数的方程式为：

$$\beta_{0i} = \gamma_{00} + \gamma_{01}\, \text{cohort}_i + \gamma_{02}\text{ACE} + \gamma_{03}\, \text{ACE}_i\text{cohort}_i + \sum \gamma_{0j}\,(z_j)_i + \mu_{0i} \qquad (2)$$

斜率(一次项)系数的方程式为：

$$\beta_{1i} = \gamma_{10} + \gamma_{11}\,\text{cohort}_i + \gamma_{12}\,\text{ACE}_i + \gamma_{13}\,\text{ACE}_i\text{cohort}_i + \mu_{1i} \tag{3}$$

将方程式(2)和(3)代入方程式(1)，得到综合表达式：

$$\begin{aligned}
\text{logit}(P_{ti}) = {} & \gamma_{00} + \gamma_{10}\,\text{age}_{ti} + \gamma_{11}\,\text{cohort}_i\text{age}_{ti} + \gamma_{12}\,\text{ACE}_i\,\text{age}_{ti} \\
& + \gamma_{13}\,\text{ACE}_i\text{cohort}_i\,\text{age}_{ti} + \gamma_{01}\,\text{cohort}_i + \gamma_{02}\text{ACE} + \gamma_{03}\,\text{ACE}_i\text{cohort}_i \\
& + \sum \gamma_{0j}\,(z_j)_i + \sum \beta_{ji}\,(x_j)_{ti} + \beta_{2i}\,\text{age}_{ti}^2 + \mu_{0i} + \mu_{1i}\,\text{age}_{ti}
\end{aligned}$$

$$\begin{aligned}
y_{ti} = {} & \gamma_{00} + \gamma_{10}\,\text{age}_{ti} + \gamma_{11}\,\text{cohort}_i\text{age}_{ti} + \gamma_{12}\,\text{ACE}_i\,\text{age}_{ti} + \gamma_{13}\,\text{ACE}_i\text{cohort}_i\,\text{age}_{ti} \\
& + \gamma_{01}\,\text{cohort}_i + \gamma_{02}\text{ACE} + \gamma_{03}\,\text{ACE}_i\text{cohort}_i + \sum \gamma_{0j}\,(z_j)_i + \sum \beta_{ji}\,(x_j)_{ti} \\
& + \beta_{2i}\,\text{age}_{ti}^2 + \mu_{0i} + \mu_{1i}\,\text{age}_{ti} + e_{ti}
\end{aligned}$$

其中 z_j 表示不随时间变化的变量，诸如受教育年限、地区和童年自评健康状况等，ACEs 包括童年虐待、童年忽视和童年 SES 劣势。γ_{10} 是控制了队列效应及其他变量的情况下，年龄的净效应；γ_{11} 用于刻画在同一队列中，中老年人健康指标随着年龄的变化趋势；γ_{12} 用于探究 ACEs 对中老年人健康的影响随年龄的变化趋势；γ_{13} 用于探究在同一个队列中，ACEs 对中老年人健康的影响随年龄的变化趋势；γ_{01} 是控制了年龄效应及其他变量的情况下，队列的净效应；γ_{02} 用于刻画 ACEs 对中老年人健康的影响，γ_{03} 用于刻画 ACEs 对中老年人健康的影响随队列的变化趋势。μ_{0i} 和 μ_{1i} 是截距和线性斜率的随机效应，假设服从均值为 0 的正态分布；中老年人健康指标随年龄的变化曲线设置为二次，如果二次项显著就保留，如果二次项不显著就删除。还可以对 β_{2i} 进行模拟，但在本研究中，二次系数的随机效应均不显著，所以未纳入分析。在本研究中，也探讨了分层变量(居住地和性别)对中老年人健康的影响随时间维度(年龄和队列)的变化趋势，模型设置与之类似，不再赘述。

分层 APC 生长曲线模型采用 SAS 9.4 进行统计分析，$p<0.05$ 差异具有统计学意义。日常活动受限为二分类变量，本研究采用 PRO GLIMMIX 过程步(广义线性混合效应模型)拟合数据，由于该模型使用虚拟数据进行迭代估计，不提供真似然，因此无法比较嵌套模型的拟合度（王济川等，2008）。本研究采用 PRO MIXED 过程步(线性混合效应模型)对 3 个连续因变量(抑郁、认知功能和自评健

康)分别构建嵌套模型,逐步增加变量,模型设置原则从简单到复杂。通过 AIC
(Akaike Information Criterion)和 BIC(Bayesian Information Criterion)来评估嵌套模
型的拟合度。AIC 和 BIC 越小,表示模型拟合越好。既往研究指出,BIC 绝对值
差为 0~2 表示弱证据,2~6 表示中等证据,6~10 表示强证据,10 以上表示超强
证据(Kass & Raftery, 1995)。

3.3.4.2 潜变量增长模型

分层 APC 生长曲线模型仅能考察 ACEs 对中老年人健康状况的直接影响,但
具体作用机制如何,尤其是存在哪些潜在的中介变量,仍需进一步探究。学者温
忠麟(2017)指出,在中介效应分析过程中,如果至少两个变量之间的关系是历时
性的,需要进行纵向中介效应分析。目前,纵向数据的中介效应分析方法主要包
括交叉滞后面板模型、多水平模型和潜变量增长模型(方杰等,2021)。本研究的
因变量(日常活动受限、抑郁、认知功能和自评健康)和潜在的中介变量(社会活
动参与)为历时性数据,有 4 次重复测量值,而自变量(ACEs)只有 1 次测量值。
因此,本研究使用潜变量增长模型(Latent Growth Model, LGM)进行中介效应分
析。潜变量增长模型在结构方程的框架下定义变量随时间的发展趋势,可以同时
处理显变量和潜变量,也可以同时分析多个解释变量、被解释变量和中介变量的
关系(Chou et al., 1998;Duncan & Duncan, 1994),被广泛应用于医学、心理学
等领域(Audrain-McGovern et al., 2022;侯桂云等,2018;姚文玉等,2021)。下文
简单地介绍了无条件线性潜变量增长模型、平行潜变量增长模型和基于潜变量增
长模型的中介效应分析。

无条件线性潜变量增长模型可以用以下方程式来表达:

$$y_{ti} = \alpha_i + \beta_i \lambda_t + \varepsilon_{ti} \tag{4}$$

$$\alpha_i = \mu_\alpha + \zeta_{\alpha i} \tag{5}$$

$$\beta_i = \mu_\beta + \zeta_{\beta i} \tag{6}$$

将方程式(5)和(6)代入方程式(4),得到综合表达式:

$$y_{ti} = \mu_\alpha + \lambda_t \mu_\beta + (\zeta_{\alpha i} + \lambda_t \zeta_{\beta i} + \varepsilon_{ti})$$

y_{ti} 是个体 i 在时间点 t 的测量值，α_i 和 β_i 分别表示个体 i 的截距（初始水平）和斜率（变化率），μ_α 和 μ_β 表示截距和斜率的总均值，$\zeta_{\alpha i}$ 和 $\zeta_{\beta i}$ 为误差项，分别表示个体截距和斜率与总均值间的差异，其值越大表明个体差异越大，ε_{ti} 为个体 i 在时间点 t 的残差，服从均值为 0，方差为 σ 的正态分布，且相互独立。λ_t 是时间分值（Time Score），对任何观测个体来说，截距的时间分值被固定为 1，表示每次测量的截距不变，斜率因子的时间分值被设置为 0、1、2、3，表示线性增长趋势，斜率因子的时间分值决定发展轨迹是线性还是非线性。在实际分析数据时，变量的增长趋势可能是非线性的，需要增加二次项或更高阶来构建潜变量非线性增长模型，也可以采用数据驱动的方式将其设置为自由估计。在合并后的方程式中，括号外为固定效应成分，所有个体相同；括号内为随机效应成分，反映个体间差异。

图 3-2 展示了 4 个时间点的无条件线性潜变量增长模型，即不带有任何协变量的潜变量增长模型，$Y1$—$Y4$ 分别为 4 个时间点的结局测量值，用矩形表示；潜变量增长曲线模型中有两个潜变量：截距因子（intercept）和斜率因子（slope），用椭圆表示，其中 α 为截距因子，代表初始水平，β 为斜率因子，代表该变量随时间的变化率。两个潜变量的相关关系用双向箭头表示。

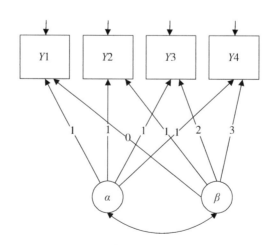

图 3-2　无条件线性潜变量增长模型

注：α 为截距因子，代表初始水平；β 为斜率因子，代表变化率。

无条件线性潜变量增长模型只能描述一个变量的发展轨迹，无法检验多个变量的发展、相互关系或预测作用。本研究进一步采用平行潜变量增长模型（parallel process latent growth modelling）揭示多个结局变量的发展轨迹及变量之间动态发展关系。由于斜率不能预测截距，本研究构建了如图 3-3 所示的 X 变量预测 Y 变量的平行潜变量增长模型。

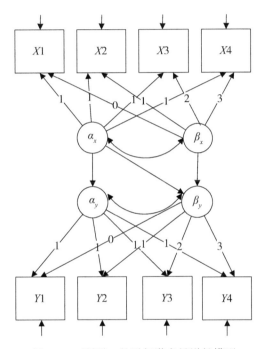

图 3-3 X 预测 Y 的平行潜变量增长模型

注：α 为截距因子，代表初始水平；β 为斜率因子，代表变化率。

随后，根据本研究数据的特征，构建了如图 3-4 所示的基于潜变量增长模型的中介效应分析模型。该模型假设 Y 和 M 随时间发展呈现线性变化，X 为时间恒定变量，存在三条路径：$X \rightarrow \alpha_m \rightarrow \beta_y$，$X \rightarrow \beta_m \rightarrow \beta_y$，$X \rightarrow \alpha_m \rightarrow \alpha_y$。以 $X \rightarrow \alpha_m \rightarrow \alpha_y$ 为例，探究的是初始水平的中介效应，直接效应为 c'，系数 ab 表示中介效应（间接效应），总效应为 $c'+ab$，中介效应占比为 $ab/(c'+ab)$。本研究通过系数乘积法计算中介效应，由于乘积通常不服从正态分布（MacKinnon et al., 2007），采用未校正的 Bootstrap 法检验中介效应的显著性。Bootstrap 法是一种重复取样的方法，如果重复抽样次数为 5000，可以得到 5000 个系数乘积的估计值，将其从小到大排序，其中第 2.5 百分位点和第 97.5 百分位点构成系数乘积的 95% 置信区间（Confidence Interval，CI），如果 CI 不包含 0，则认为中介效应显著（温忠麟 & 叶宝娟，2014）。本研究使用 5000 次抽取来检验中介效应的显著性（Hayes，2009）。

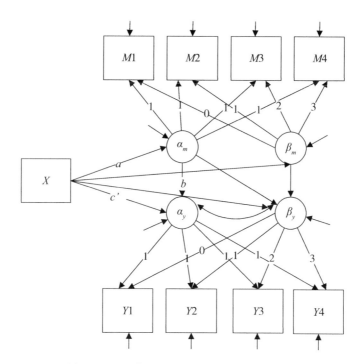

图 3-4　基于潜变量增长模型的中介分析模型

注：α 为截距因子，代表初始水平；β 为斜率因子，代表变化率。

潜变量增长模型主要通过以下指标进行模型评估，包括比较拟合指数（Comparative Fit Index，CFI）、Tucker-Lewis 指数（Tucker-Lewis Fit Index，TLI）、近似误差均方根（Root Mean Square Error of Approximation，RMSEA）、标化残差均方根（Standardized Root Mean Square Residual，SRMR）。如果 CFI > 0.90，TLI >

0.90，SRMR<0.08，RMSEA<0.08，则认为模型拟合良好（Hu & Bentler，1999；Kline，2015）。潜变量增长曲线模型采用 Mplus 8.0 进行统计分析，采用最大似然（Maximum Likelihood，ML）估计，$p<0.05$ 差异具有统计学意义。

需要说明的有两点，第一，本研究的因变量和中介变量来源于 2011 年、2013 年、2015 年和 2018 年调查数据，测量时间间隔不等，因此在实证分析中斜率因子的时间分值被设置为 0、2、4、7 来表示线性潜变量增长模型；第二，尽管在后续的章节中，分层 APC 生长模型证实，因变量（抑郁、认知功能和自评健康）与年龄之间呈现曲线关系，ACEs 对因变量的影响不随年龄发生变化，以及线性潜变量增长模型更简洁，在进行纵向中介效应分析时，假设中介变量和因变量随时间发展呈线性变化，且潜变量线性增长模型能够较好拟合数据，也从侧面验证了该假设的合理性。

3.3.5　技术路线图

本研究的技术路线如图 3-5 所示。首先对研究背景、相关政策和国内外文献进行系统梳理。其次，基于生命历程理论、健康社会决定因素理论、活动理论和文献研究，提出本研究的研究假设。再次，从生命历程视角出发，基于生命历程理论和累积不平等理论，利用分层 APC 生长曲线模型分离年龄效应和队列效应，探究 ACEs 对中老年多维健康（日常活动受限、抑郁、认知功能和自评健康）的影响以及这种影响是否随时间维度（年龄和队列）变化而变化，也关注了分层变量（城乡和性别）对中老年人健康指标的影响在时间维度上的变化；基于健康的社会决定因素理论，剖析了儿童期、青年期、中老年期的社会因素对中老年人健康的综合影响。复次，基于累积不平等理论和活动理论，采用一系列潜变量增长模型考察了社会活动参与在 ACEs 与中老年人健康之间的中介作用，为实施"全生命周期健康管理"和健康干预提供有益借鉴。最后，对研究结果进行归纳和总结，提出政策建议。

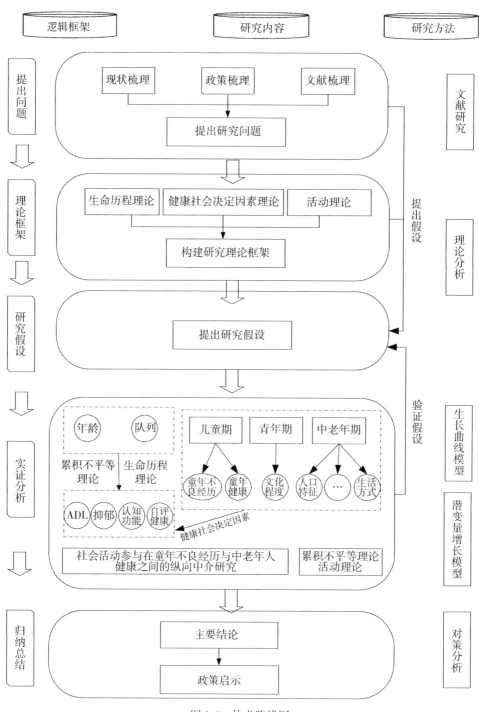

图 3-5　技术路线图

3.4 样本基本情况及人群差异分析

要探究 ACEs 与中老年人健康的关系，性别和城乡是两个被广泛讨论的分层变量。一项针对南非成年人的调查显示，男性童年身体虐待的发生率高于女性，而男性童年强迫性行为的发生率低于女性（Treves-Kagan et al., 2021）。既往针对 2011—2014 年行为风险因素监测系统发现，美国女性 ACEs 和童年性虐待的发生风险高于男性（Merrick et al., 2018）。最近的一项 Meta 分析也强调了在早期生活逆境研究中考虑性别差异的重要性（Bath, 2020）。来自我国的一项研究指出，男孩经历身体虐待的风险高于女孩，而童年忽视无显著的性别差异（Cui et al., 2016）。Crouch 等人（2020）发现，与城市儿童相比，农村儿童 ACEs 发生率更高。Wang 等人（2019）发现，在农村出生的大学生自我报告的童年虐待和童年忽视发生率高于来自城市的大学生。总的来说，来自国内外的研究证据表明，ACEs 存在显著的性别差异和城乡差异。

由于我国存在城乡二元社会结构，城市和农村地区在教育资源、经济发展、社会保障、医疗资源可及性等方面存在巨大差异，个体健康的城乡差异已是不争的事实。既往研究显示，我国城市中老年人的健康状况整体优于农村中老年人（Yiengprugsawan et al., 2019；杨玲 & 宋靓珺，2020）。大量研究指出，中老年男性的健康状况好于中老年女性（Díaz-Venegas et al., 2019；Falk et al., 2017；Lin et al., 2021），健康状况的性别差异由生物、心理、社会和经济因素共同塑造（李婷，2015）。此外，一些研究发现 ACEs 对中老年人健康的影响存在性别异质性和城乡异质性。诸如，一项基于 2017—2018 年全国儿童健康状况调查的研究指出，在控制其他变量后，农村儿童发生 4 种及以上 ACEs 的风险是郊区儿童的 1.29 倍，且城市儿童与 ACEs 的交互项可以显著预测哮喘的发生（Calthorpe & Pantell, 2021）。Wolfova 等人（2021）针对欧洲老年人的调查显示，童年 SES 与老年认知功能的关联强度在女性中高于男性。基于英国 Biobank 数据库，有学者发现，童年虐待和童年忽视可以显著预测心血管疾病，且在女性中的关联强度更大（Soares et al., 2020）。基于"东风-同济队列"的研究指出，童年饥荒暴露和性别因素的交互项可以显著预测成年后代谢综合征，如果女性在儿童期暴露于饥荒，其成年后患代谢综合征的风险更高,但在男性中未发现这种关联(Yu et al.,2018)。

基于此,本研究从城乡差异和性别差异的视角描述了中老年人健康指标随时期、年龄和队列的变化情况,对 ACEs 人群差异进行单因素分析。以上的描述性分析和单因素分析有助于初步了解数据结构以及 ACEs 和中老年人健康分布的异质性,为后续章节的计量分析奠定基础。

3.4.1 自变量与人群差异分析

如表 3-2 所示,本研究共包含 11317 名中老年人,男女比例相当,62.40%居住在农村,分别有 39.07%、28.68%、32.25%来自东部、中部和西部地区,平均受教育年限为 5.64 年。1965 年— 队列共有 1010 人,1960—1964 年队列共有 2275 人,1955—1959 年队列共有 2156 人,1950—1954 年队列共有 2322 人,1945—1949 年队列共有 1648 人, —1944 年队列共有 1906 人。与大多数同龄的孩子相比,童年自评健康状况好很多、好一些、差不多、差一点和差很多的占比分别为 17.15%、18.84%、51.56%、7.72%和 4.73%。在童年不良经历方面,56.67%和 87.43%被调查者的父亲和母亲未接受正式教育,大部分的被调查者报告 17 岁之前有挨饿经历(70.96%),37.61%的被调查者童年期家庭经济状况相对较差,19.11%的被调查者报告有童年 SES 劣势。29.05%和 33.36%的被调查者报告经历了童年虐待和童年忽视,分别有 40.47%、40.20%、16.67%和2.66%的被调查者报告经历了 0 种、1 种、2 种和 3 种童年不良事件,表明我国中老年人的童年不良经历具有普遍性和共发性。

从城乡差异来看,农村中老年人经历的 ACEs 较多($x^2 = 9.658$,$p = 0.022$),包括童年 SES 劣势($x^2 = 112.873$,$p < 0.001$)、童年 SES 得分(F = 350.442,$p < 0.001$)、父亲文盲($x^2 = 203.416$,$p < 0.001$)、母亲文盲($x^2 = 167.965$,$p < 0.001$)、童年挨饿经历($x^2 = 61.968$,$p < 0.001$)和童年家庭经济状况较差($x^2 = 83.573$,$p < 0.001$),而城市中老年人经历的童年忽视较多($x^2 = 21.125$,$p < 0.001$);城市中老年人童年自评健康状况好于农村中老年人($x^2 = 38.268$,$p < 0.001$)、出生队列存在显著的城乡差异($x^2 = 13.340$,$p = 0.020$),三大地区也存在显著的城乡差异($x^2 = 51.203$,$p < 0.001$),城市中老年人的文化程度高于农村

中老年人($t = 25.971$，$p < 0.001$）。

从性别差异来看，中老年男性经历的 ACEs 较多（$X^2 = 49.178$，$p < 0.001$），包括童年虐待（$X^2 = 191.053$，$p < 0.001$）、童年家庭经济状况较差（$X^2 = 7.799$，$p = 0.005$）、童年挨饿经历（$X^2 = 62.458$，$p < 0.001$）、母亲文盲（$X^2 = 4.168$，$p = 0.041$）、童年 SES 得分（$F = 47.115$，$p < 0.001$），而中老年女性经历的童年忽视较多（$X^2 = 8.163$，$p = 0.004$），中老年男性童年自评健康状况好于中老年女性（$X^2 = 12.020$，$p = 0.017$），出生队列存在显著的性别差异（$X^2 = 113.007$，$p = 0.020$），中老年男性文化程度高于中老年女性（$t = -31.407$，$p < 0.001$）。总的来说，我国中老年人的 ACEs 存在一定的城乡差异和性别差异。

表 3-2　　　　　　　　　　自变量基本情况及其人群差异分析

		总样本	城市	农村	男性	女性
样本量		$N = 11317$	$N = 4255$	$N = 7062$	$N = 5539$	$N = 5778$
类别变量						
父亲文盲	否	4904 (43.33)	2208 (51.89)	2696 (38.18)	2368 (42.75)	2536 (43.89)
	是	6413 (56.67)	2047 (48.11)	4366 (61.82)	3171 (57.25)	3242 (56.11)
母亲文盲	否	1422 (12.57)	756 (17.77)	666 (9.43)	660 (11.92)	762 (13.19)
	是	9895 (87.43)	3499 (82.23)	6396 (90.57)	4879 (88.18)	5016 (86.81)
童年挨饿	否	3287 (29.04)	1420 (33.37)	1867 (26.44)	1418 (25.60)	1869 (32.35)
	是	8030 (70.96)	2835 (66.63)	5195 (73.56)	4121 (74.40)	3909 (67.65)
童年家庭经济状况较差	否	7061 (62.39)	2883 (67.76)	4178 (59.16)	3384 (61.09)	3677 (63.64)
	是	4256 (37.61)	1372 (32.24)	2884 (40.84)	2155 (38.91)	2101 (36.36)
童年 SES 得分	0	461 (4.07)	292 (6.86)	169 (2.39)	171 (3.09)	290 (5.02)
	1	1422 (12.57)	719 (16.90)	703 (9.95)	636 (11.48)	786 (13.60)
	2	3293 (29.10)	1296 (30.46)	1997 (28.28)	1599 (28.87)	1694 (29.32)
	3	3978 (35.15)	1350 (31.73)	2628 (37.21)	2040 (36.83)	1938 (33.54)
	4	2163 (19.11)	598 (14.05)	1565 (22.16)	1093 (19.73)	1070 (18.52)
童年 SES 劣势	否	9154 (80.89)	3657 (85.95)	5497 (77.84)	4446 (80.67)	4708 (81.48)
	是	2163 (19.11)	598 (14.05)	1565 (22.16)	1093 (19.73)	1070 (18.52)

续表

		总样本	城市	农村	男性	女性
童年虐待	否	8029 (70.95)	3017 (70.90)	5012 (70.97)	3596 (64.92)	4433 (76.72)
	是	3288 (29.05)	1238 (29.10)	2050 (29.03)	1943 (35.08)	1345 (23.28)
童年忽视	否	7542 (66.64)	2724 (64.02)	4818 (68.22)	3763 (67.94)	3779 (65.40)
	是	3775 (33.36)	1531 (35.98)	2244 (31.78)	1776 (32.06)	1999 (34.60)
童年不良经历种类数	0 种	4580 (40.47)	1749 (41.10)	2831 (40.09)	2086 (37.66)	2494 (43.16)
	1 种	4549 (40.20)	1739 (40.87)	2810 (39.79)	2261 (40.82)	2288 (39.60)
	2 种	1887 (16.67)	673 (15.82)	1214 (17.19)	1025 (18.51)	862 (14.92)
	3 种	301 (2.66)	94 (2.21)	207 (2.93)	167 (3.01)	134 (2.32)
童年自评健康状况	好很多	1941 (17.15)	759 (17.84)	1182 (16.74)	961 (17.35)	980 (16.96)
	好一些	2132 (18.84)	894 (21.01)	1238 (17.53)	1048 (18.92)	1084 (18.76)
	差不多	5835 (51.56)	2097 (49.28)	3738 (52.93)	2887 (52.12)	2948 (51.02)
	差一点	874 (7.72)	342 (8.04)	532 (7.53)	419 (7.56)	455 (7.87)
	差很多	535 (4.73)	163 (3.83)	372 (5.27)	224 (4.04)	311 (5.38)
出生队列(年)	1965—	1010 (8.92)	379 (8.91)	631 (8.94)	1038 (18.74)	868 (15.02)
	1960—1964	2275 (20.10)	864 (20.31)	1411 (19.98)	874 (15.78)	774 (13.40)
	1955—1959	2156 (19.05)	795 (18.68)	1361 (19.27)	1153 (20.82)	1169 (20.23)
	1950—1954	2322 (20.52)	895 (21.03)	1427 (20.21)	1071 (19.34)	1085 (18.78)
	1945—1949	1648 (14.56)	564 (13.25)	1084 (15.35)	1040 (18.78)	1235 (21.37)
	—1944	1906 (16.84)	758 (17.81)	1148 (16.26)	363 (6.55)	647 (11.20)
地区	东部	4421 (39.07)	1842 (43.29)	2579 (36.52)	2153 (38.87)	2268 (39.25)
	中部	3246 (28.68)	1141 (26.82)	2105 (29.81)	1586 (28.63)	1660 (28.73)
	西部	3650 (32.25)	1272 (29.89)	2378 (33.67)	1800 (32.50)	1850 (32.02)
连续变量						
受教育年限[M(SD)]		5.64 (4.12)	6.90 (4.23)	4.88 (3.86)	6.83 (3.75)	4.50 (4.14)

注：SES：社会经济地位，*M*：均值，SD：标准差。

表3-3展示了时变变量随时期的变化情况。从 2011 年到 2018 年，被调查者的平均年龄从 57.27 岁增长到 63.85 岁，在婚的比例从 90.20% 下降至 84.82%，

既往饮酒行为从 40.40% 增长到 47.58%，而其他变量随时期的变化趋势较为复杂。从城乡差异来看，城市中老年人的社会活动参与水平高于农村中老年人，而城市中老年人既往吸烟、既往饮酒、在婚的比例低于农村中老年人。从性别差异来看，中老年男性既往吸烟、既往饮酒、在婚的比例高于中老年女性。需要说明的是，该部分描述的时期变化趋势混有年龄效应和队列效应。

表 3-3   时变变量分时期描述性分析

	2011 年	2013 年	2015 年	2018 年
总样本				
年龄（岁）	57. 27 (8. 91)	59. 40 (8. 92)	61. 18 (8. 84)	63. 85 (8. 64)
社会活动参与（是）(%)	47. 79	53. 66	48. 57	43. 87
婚姻状况（在婚）(%)	90. 20	88. 96	87. 41	84. 82
既往吸烟（是）(%)	40. 24	44. 21	45. 85	43. 78
既往饮酒（是）(%)	40. 40	46. 26	46. 73	47. 58
城市				
年龄（岁）	57. 42 (9. 11)	59. 54 (9. 15)	61. 26 (9. 02)	63. 93 (8. 89)
社会活动参与（是）(%)	50. 89	59. 77	55. 07	49. 90
婚姻状况（在婚）(%)	90. 01	88. 74	87. 24	84. 10
既往吸烟（是）(%)	37. 64	42. 27	43. 73	41. 71
既往饮酒（是）(%)	38. 36	45. 13	45. 40	46. 75
农村				
年龄（岁）	57. 18 (8. 79)	59. 31 (8. 78)	61. 14 (8. 73)	63. 81 (8. 49)
社会活动参与（是）(%)	45. 91	50. 08	44. 84	40. 44
婚姻状况（在婚）(%)	90. 27	89. 08	87. 51	85. 23
既往吸烟（是）(%)	41. 79	45. 35	47. 06	44. 96
既往饮酒（是）(%)	41. 63	46. 92	47. 50	48. 05
男性				
年龄（岁）	58. 05 (8. 82)	60. 20 (8. 80)	61. 96 (8. 72)	64. 56 (8. 51)
社会活动参与（是）(%)	47. 43	54. 01	49. 10	42. 10

续表

	2011 年	2013 年	2015 年	2018 年
婚姻状况（在婚）(%)	92.56	92.12	90.84	89.53
既往吸烟（是）(%)	74.28	81.12	83.91	81.78
既往饮酒（是）(%)	67.35	72.76	72.81	74.46
女性				
年龄（岁）	57.42 (9.11)	59.54 (9.15)	61.26 (9.02)	63.93 (8.89)
社会活动参与（是）(%)	48.12	53.33	48.06	45.50
婚姻状况（在婚）(%)	87.94	85.95	84.13	80.48
既往吸烟（是）(%)	7.57	9.03	9.41	8.80
既往饮酒（是）(%)	14.56	21.04	21.79	22.82

注：括号外数字为均值，括号内数字为标准差。

3.4.2　中老年人健康指标与人群差异分析

图 3-6 显示四个健康指标在东中西三大地带的分布，整体来看，东部地区的中老年人健康水平最好，中部次之，西部最差。鉴于此，在后续的模型中地区分布作为控制变量被纳入分析。

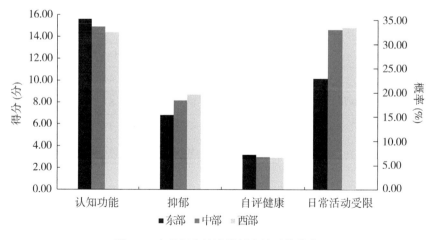

图 3-6　中老年人健康指标在地区的分布

从时期维度来看，随着时间的推移，我国中老年人日常活动受限概率先急剧上升而后轻微下降，中老年人抑郁得分先轻微下降而后急剧上升，中老年人认知功能呈现先下降而后上升的趋势，中老年人自评健康先轻微上升而后急剧下降，详见表3-4。图3-7至图3-10直观展示了我国中老年人健康指标的城乡差异和性别差异，可以看出，城乡中老年人健康指标随时期变化趋势类似，但农村中老年人健康状况一直落后于城市中老年人；中老年男性和中老年女性的健康指标随时期变化趋势类似，但中老年女性的健康状况一直落后于中老年男性。需要说明的是，本部分观察到的时期效应混杂有年龄效应和队列效应。

表 3-4 　　　　　　　　　中老年人健康指标分时期描述性分析

	2011 年	2013 年	2015 年	2018 年
总样本				
日常活动受限（％）	14.08	15.79	20.25	19.97
抑郁	8.15（6.18）	7.78（5.71）	7.99（6.36）	8.65（6.47）
认知功能	15.12（4.64）	15.25（4.64）	14.53（4.80）	15.47（5.25）
自评健康	3.02（0.90）	3.04（0.93）	3.06（0.97）	2.98（1.01）
城市				
日常活动受限（％）	10.76	13.43	16.95	16.69
抑郁	7.10（5.76）	7.04（5.45）	6.92（5.89）	7.60（6.10）
认知功能	16.15（4.58）	16.40（4.53）	15.62（4.67）	16.64（5.03）
自评健康	3.11（0.87）	3.12（0.90）	3.15（0.94）	3.08（0.98）
农村				
日常活动受限（％）	16.07	17.16	22.14	21.83
抑郁	8.78（6.34）	8.21（5.81）	8.61（6.53）	9.24（6.60）
认知功能	14.46（4.55）	14.52（4.57）	13.85（4.75）	14.70（5.24）

续表

	2011 年	2013 年	2015 年	2018 年
自评健康	2.96 (0.91)	2.99 (0.94)	3.01 (0.98)	2.92 (1.02)
男性				
日常活动受限（%）	12.18	13.54	17.02	16.04
抑郁	7.18 (5.72)	6.92 (5.22)	6.90 (5.86)	7.49 (5.89)
认知功能	15.66 (4.25)	15.76 (4.24)	14.94 (4.40)	15.57 (4.85)
自评健康	3.10 (0.90)	3.12 (0.94)	3.14 (0.98)	3.05 (1.02)
女性				
日常活动受限（%）	15.90	17.94	23.35	23.58
抑郁	9.04 (6.45)	8.58 (6.02)	9.03 (6.63)	9.72 (6.79)
认知功能	14.60 (4.94)	14.73 (4.97)	14.10 (5.15)	15.37 (5.66)
自评健康	2.94 (0.89)	2.96 (0.92)	2.99 (0.95)	2.92 (0.99)

注：括号外数字为均值，括号内数字为标准差。

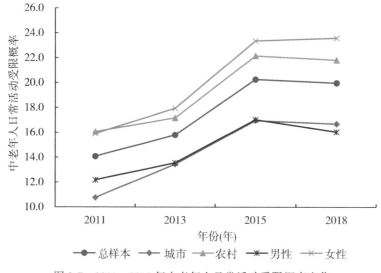

图 3-7 2011—2018 年中老年人日常活动受限概率变化

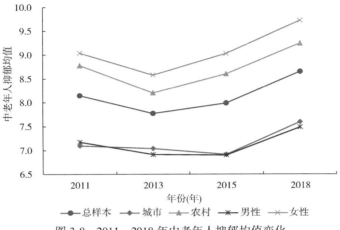

图 3-8 2011—2018 年中老年人抑郁均值变化

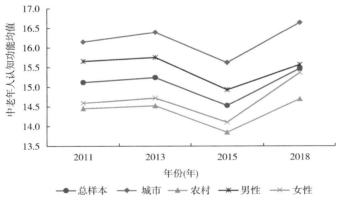

图 3-9 2011—2018 年中老年人认知功能均值变化

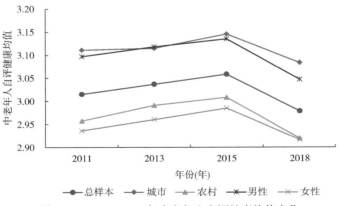

图 3-10 2011—2018 年中老年人自评健康均值变化

图 3-11 至图 3-14 分别直观地展示了我国中老年人日常活动受限、抑郁、认知功能和自评健康随年龄的变化情况。随着年龄增加，中老年人日常活动受限概率急剧上升，中老年人抑郁水平先上升再下降而后轻微上升，中老年人的认知功能逐渐变差，中老年人自评健康先变差而后变好。从城乡差异来看，在同一年龄组，城市中老年人的健康状况优于农村中老年人；从性别差异来看，在同一年龄组，中老年男性的健康状况优于中老年女性，详见表 3-5。需要说明的是，本章观察到的年龄变化趋势既包括年龄效应也包括队列效应。

表 3-5　　　　　　　　　中老年人健康指标随年龄的变化情况

	日常活动受限	抑郁	认知功能	自评健康
总样本				
45~49 岁	7.32%	7.34 (5.79)	16.65 (4.40)	3.17 (0.91)
50~54 岁	10.53%	7.45 (5.86)	16.31 (4.45)	3.14 (0.94)
55~59 岁	12.75%	7.81 (6.03)	15.45 (4.59)	3.10 (0.94)
60~64 岁	16.68%	8.03 (6.09)	14.70 (4.65)	3.02 (0.94)
65~69 岁	22.21%	8.19 (6.23)	14.20 (4.80)	2.96 (0.93)
70~74 岁	23.88%	8.08 (6.14)	13.51 (4.92)	2.94 (0.92)
75~79 岁	27.83%	7.69 (5.83)	12.10 (5.08)	2.98 (0.95)
80~84 岁	34.96%	7.68 (5.96)	11.16 (5.40)	3.00 (0.92)
85~90 岁	42.73%	7.89 (5.55)	9.95 (4.80)	3.07 (0.95)
城市				
45~49 岁	5.60%	6.67 (5.46)	17.56 (4.31)	3.25 (0.90)
50~54 岁	8.62%	6.86 (5.66)	17.34 (4.24)	3.21 (0.92)
55~59 岁	8.71%	6.97 (5.60)	16.49 (4.53)	3.17 (0.91)
60~64 岁	13.39%	7.05 (5.73)	15.84 (4.55)	3.09 (0.89)
65~69 岁	18.70%	7.02 (5.86)	15.48 (4.71)	3.02 (0.91)
70~74 岁	20.31%	7.00 (5.72)	14.99 (4.79)	3.04 (0.89)
75~79 岁	22.52%	6.73 (5.35)	13.44 (5.05)	3.11 (0.93)
80~84 岁	29.96%	6.81 (5.53)	12.98 (5.30)	3.17 (0.90)

	日常活动受限	抑郁	认知功能	自评健康
85~90 岁	44.00%	6.76 (5.03)	10.74 (4.60)	3.18 (0.94)
农村				
45~49 岁	8.37%	7.76 (5.94)	16.08 (4.36)	3.12 (0.92)
50~54 岁	11.78%	7.84 (5.96)	15.65 (4.45)	3.09 (0.96)
55~59 岁	15.28%	8.34 (6.23)	14.79 (4.50)	3.05 (0.96)
60~64 岁	18.73%	8.64 (6.24)	13.99 (4.56)	2.97 (0.96)
65~69 岁	24.29%	8.89 (6.33)	13.43 (4.69)	2.92 (0.94)
70~74 岁	26.21%	8.80 (6.30)	12.57 (4.76)	2.87 (0.94)
75~79 岁	32.40%	8.52 (6.11)	10.94 (4.81)	2.87 (0.96)
80~84 岁	39.25%	8.43 (6.22)	9.61 (4.99)	2.87 (0.92)
85~90 岁	41.67%	8.83 (5.82)	9.28 (4.90)	2.98 (0.95)
男性				
45~49 岁	5.50%	6.30 (5.32)	17.15 (3.91)	3.26 (0.91)
50~54 岁	8.10%	6.44 (5.34)	16.71 (4.09)	3.23 (0.95)
55~59 岁	9.60%	6.86 (5.54)	15.91 (4.15)	3.20 (0.96)
60~64 岁	13.90%	7.10 (5.63)	15.30 (4.23)	3.09 (0.94)
65~69 岁	17.92%	7.30 (5.79)	14.81 (4.41)	3.03 (0.94)
70~74 岁	19.77%	7.22 (5.69)	14.14 (4.61)	2.98 (0.93)
75~79 岁	24.82%	6.96 (5.38)	12.90 (4.71)	3.02 (0.95)
80~84 岁	31.54%	6.93 (5.35)	11.95 (4.88)	3.00 (0.93)
85~90 岁	34.33%	7.16 (4.82)	10.85 (4.66)	3.06 (0.95)
女性				
45~49 岁	8.62%	8.08 (5.99)	16.29 (4.68)	3.10 (0.90)
50~54 岁	12.65%	8.33 (6.15)	15.97 (4.72)	3.06 (0.93)
55~59 岁	15.99%	8.79 (6.35)	14.97 (4.95)	2.99 (0.91)
60~64 岁	19.95%	9.11 (6.43)	13.99 (5.00)	2.93 (0.93)
65~69 岁	27.62%	9.32 (6.56)	13.43 (5.16)	2.87 (0.91)
70~74 岁	29.38%	9.25 (6.52)	12.71 (5.19)	2.89 (0.94)

续表

	日常活动受限	抑郁	认知功能	自评健康
75~79 岁	32.54%	8.84 (6.31)	10.85 (5.37)	2.91 (0.96)
80~84 岁	40.21%	8.83 (6.65)	9.95 (5.93)	3.01 (0.92)
85~90 岁	55.81%	9.02 (6.43)	8.53 (4.72)	3.09 (0.95)

注：括号外数字为均值，括号内数字为标准差。

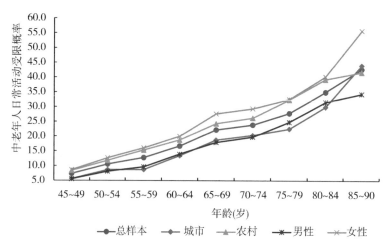

图 3-11 中老年人日常活动受限概率随年龄的变化趋势

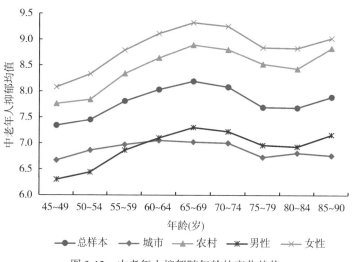

图 3-12 中老年人抑郁随年龄的变化趋势

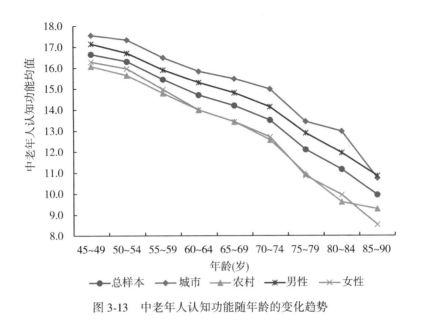

图 3-13 中老年人认知功能随年龄的变化趋势

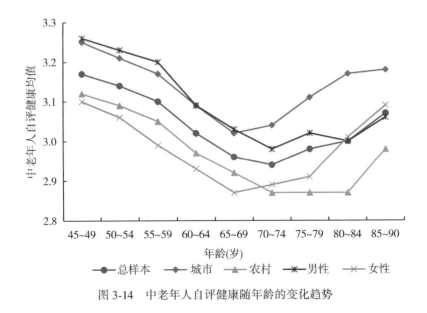

图 3-14 中老年人自评健康随年龄的变化趋势

图 3-15 至图 3-18 分别直观地展示了我国中老年人日常活动受限、抑郁、认知功能和自评健康随队列的变化情况。随着队列变年轻,中老年人认知功能和自

评健康逐渐变好，中老年人日常活动受限概率逐渐降低，而抑郁的变化趋势较为复杂。从城乡差异来看，在同一出生队列中，城市中老年人的健康状况优于农村中老年人；从性别差异来看，在同一出生队列中，中老年男性的健康状况优于中老年女性，详见表3-6。需要说明的是，本部分观察到的队列变化趋势混有年龄效应。鉴于中老年人健康指标随年龄、时期和队列的变化趋势存在性别异质性和城乡异质性，因此在后续的模型中，居住地和性别作为分层变量被纳入分析。

表 3-6 中老年人健康指标随队列的变化情况

	日常活动受限	抑郁	认知功能	自评健康
总样本				
—1944 年	26.65%	7.94（5.98）	12.83（5.03）	2.97（0.92）
1945—1949 年	21.22%	8.25（6.23）	14.25（4.71）	2.95（0.93）
1950—1954 年	16.48%	7.92（6.09）	14.75（4.68）	3.02（0.94）
1955—1959 年	13.09%	7.71（6.02）	15.18（4.57）	3.10（0.93）
1960—1964 年	9.51%	7.46（5.81）	16.45（4.43）	3.16（0.94）
1965 年—	8.37%	7.56（5.98）	17.02（4.53）	3.15（0.96）
城市				
—1944 年	22.64%	6.92（5.50）	14.22（4.98）	3.07（0.89）
1945—1949 年	17.92%	6.99（5.94）	15.44（4.68）	3.04（0.91）
1950—1954 年	13.15%	7.05（5.67）	15.83（4.57）	3.09（0.90）
1955—1959 年	9.98%	6.87（5.62）	16.32（4.44）	3.17（0.90）
1960—1964 年	6.84%	6.77（5.52）	17.49（4.24）	3.22（0.90）
1965 年—	6.94%	7.03（5.79）	17.86（4.45）	3.26（0.98）
农村				
—1944 年	29.58%	8.68（6.19）	11.82（4.82）	2.89（0.93）
1945—1949 年	23.03%	8.95（6.27）	13.61（4.60）	2.89（0.94）
1950—1954 年	18.71%	8.49（6.29）	14.03（4.61）	2.97（0.97）
1955—1959 年	15.01%	8.23（6.19）	14.48（4.50）	3.06（0.95）
1960—1964 年	11.23%	7.91（5.95）	15.79（4.42）	3.12（0.96）

	日常活动受限	抑郁	认知功能	自评健康
1965 年—	9.25%	7.90 (6.08)	16.50 (4.51)	3.07 (0.94)
男性				
—1944 年	23.16%	7.17 (5.56)	13.56 (4.68)	2.99 (0.93)
1945—1949 年	17.61%	7.41 (5.77)	14.76 (4.39)	3.01 (0.93)
1950—1954 年	13.11%	6.85 (5.52)	15.42 (4.28)	3.12 (0.96)
1955—1959 年	10.21%	6.88 (5.63)	15.75 (4.04)	3.19 (0.94)
1960—1964 年	6.89%	6.46 (5.30)	16.82 (4.14)	3.25 (0.95)
1965 年—	6.69%	6.38 (5.46)	17.36 (4.03)	3.23 (0.95)
女性				
—1944 年	31.63%	9.02 (6.37)	11.80 (5.32)	2.93 (0.91)
1945—1949 年	25.83%	9.33 (6.62)	13.61 (5.02)	2.86 (0.91)
1950—1954 年	20.24%	9.11 (6.47)	14.00 (4.98)	2.91 (0.91)
1955—1959 年	16.20%	8.61 (6.29)	14.57 (5.00)	3.01 (0.91)
1960—1964 年	11.76%	8.33 (6.09)	16.14 (4.64)	3.08 (0.92)
1965 年—	9.42%	8.31 (6.17)	16.81 (4.81)	3.09 (0.96)

注：括号外数字为均值，括号内数字为标准差。

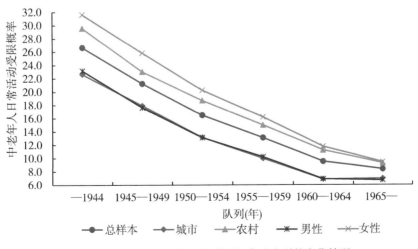

图 3-15 中老年人日常活动受限概率随队列的变化情况

117

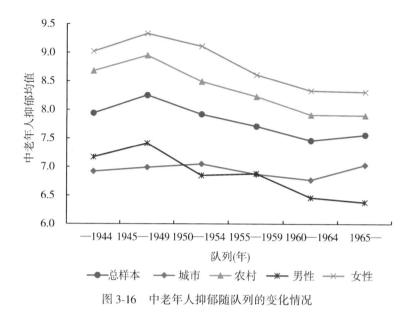

图 3-16 中老年人抑郁随队列的变化情况

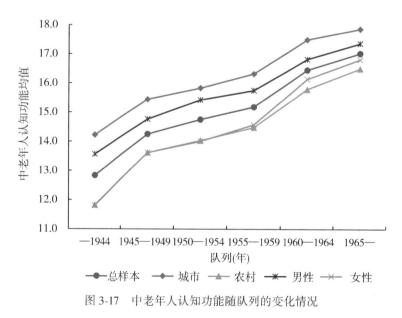

图 3-17 中老年人认知功能随队列的变化情况

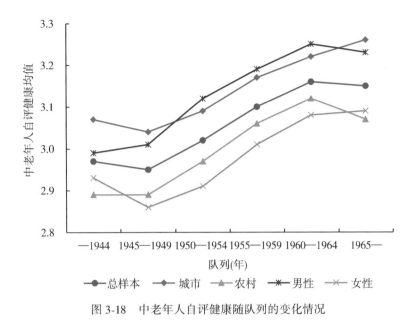

图 3-18　中老年人自评健康随队列的变化情况

　　表 3-7 至表 3-10 初步展示了中老年人健康指标随年龄×队列的变化趋势。在同一个队列内，随着年龄增加，中老年人健康整体变差；在同一年龄组，中老年人健康指标的队列趋势相对复杂。

表 3-7　分年龄×队列的日常活动受限概率：基于 CHARLS 2011—2018 年合并数据

队列(年)	年龄(岁)								
	45~49	50~54	55~59	60~64	65~69	70~74	75~79	80~84	85~90
1965—	7.92	9.34							
1960—1964	6.76	10.54	10.74						
1955—1959		11.26	13.16	14.84					
1950—1954			13.30	17.10	19.67				
1945—1949				17.27	22.95	22.30			
—1944					23.04	24.43	27.83	34.96	42.73

表3-8　分年龄×队列的抑郁均值：基于CHARLS 2011—2018年合并数据

队列（年）	年龄（岁）								
	45~49	50~54	55~59	60~64	65~69	70~74	75~79	80~84	85~90
1965—	7.52 (5.92)	7.66 (6.11)							
1960—1964	7.17 (5.64)	7.36 (5.76)	8.25 (6.19)						
1955—1959		7.56 (6.00)	7.61 (5.93)	8.15 (6.27)					
1950—1954			7.91 (6.12)	7.93 (6.05)	7.86 (6.22)				
1945—1949				8.17 (6.07)	8.35 (6.27)	8.06 (6.39)			
—1944					8.11 (6.08)	8.10 (6.05)	7.69 (5.83)	7.68 (5.96)	7.89 (5.55)

注：括号外数字为均值，括号内数字为标准差。

表3-9　分年龄×队列的认知功能均值：基于CHARLS 2011—2018年合并数据

队列（年）	年龄（岁）								
	45~49	50~54	55~59	60~64	65~69	70~74	75~79	80~84	85~90
1965—	16.81 (4.48)	17.50 (4.63)							
1960—1964	16.48 (4.32)	16.35 (4.36)	16.71 (4.79)						
1955—1959		15.48 (4.40)	15.26 (4.48)	14.64 (4.93)					
1950—1954			14.97 (4.50)	14.70 (4.61)	14.55 (5.18)				
1945—1949				14.72 (4.47)	14.06 (4.67)	14.08 (5.25)			
—1944					14.21 (4.71)	13.33 (4.78)	12.10 (5.08)	11.16 (5.40)	9.95 (4.80)

注：括号外数字为均值，括号内数字为标准差。

表 3-10 分年龄×队列的自评健康均值：基于 CHARLS 2011—2018 年合并数据

队列（年）	年龄（岁）								
	45~49	50~54	55~59	60~64	65~69	70~74	75~79	80~84	85~90
1965—	3.17 (0.93)	3.10 (1.01)							
1960—1964	3.17 (0.89)	3.16 (0.95)	3.14 (0.99)						
1955—1959		3.11 (0.89)	3.11 (0.93)	3.06 (0.98)					
1950—1954			3.04 (0.93)	3.03 (0.93)	2.97 (0.97)				
1945—1949				2.95 (0.90)	2.95 (0.93)	2.91 (0.95)			
—1944					2.95 (0.87)	2.95 (0.91)	2.98 (0.95)	3.01 (0.92)	3.07 (0.95)

注：括号外数字为均值，括号内数字为标准差。

3.4.3 小结

本节对关键变量进行了描述性分析，发现近六成中老年人经历了童年不良事件，说明 ACEs 具有普遍性和共发性，ACEs 存在显著的城乡异质性和性别异质性。我国中老年整体健康状况不佳，农村中老年人的健康状况落后于城市中老年人，中老年男性的健康状况优于中老年女性，这与既往研究结果一致（Díaz-Venegas et al., 2019；Yiengprugsawan et al., 2019；杨玲 & 宋靓珺, 2020）。女性预期寿命高于男性，但女性健康状况差于男性，表明女性的带病生存时间较长，健康预期寿命较短。由于本部分只进行了简单的描述性分析和单变量分析，无法回答中老年人健康状况的城乡差异和性别差异是否真实存在，需要在后续的章节中，纳入更多因素进行多元分析。此外，本节粗略地描述了我国中老年人日常活动受限、抑郁、认知功能和自评健康随年龄、时期和队列的变化情况，由于三个效应相互混杂，且未控制其他变量，只能初步了解数据结构。在后续的章节，需要借助严格的计量分析方法(分层 APC 生长曲线模型)来分离各个效应，厘清我国中老年人健康的年龄和队列净效应。

3.5　ACEs 对中老年人日常活动功能的影响

第四次中国城乡老年人生活状况抽样调查显示，我国老年人健康状况不容乐观，失能、半失能老年人口约 4063 万，占老年人口的 18.3%。随着人口老龄化程度的纵向加深，老年失能成为我国日益突出的问题。有研究预测，到 2030 年，我国失能老人规模将超过 7700 万，失能老人将经历 7.44 年的失能期（Luo et al.，2021）。失能并不仅局限于老年人群，中年人群的失能问题也应受到重视。失能严重影响中老年人的生活质量，给家庭和社会带来沉重的照护负担。有鉴于此，对我国中老年人的失能状态及其影响因素进行深入研究显得尤为重要。ADL 是衡量躯体健康的重要指标之一，常用于评价人群活动能力状况并判断残障程度。影响中老年人 ADL 的因素是多方面的，在生命历程视角下，ACEs 是影响中老年人 ADL 的关键"上游"因素。来自多个国家的实证研究表明，ACEs 对 ADL 具有负面影响（Amemiya et al.，2018；Jacob et al.，2020；Yuan et al.，2021）。基于此，本节从生命历程视角出发，首先将 ACEs 对中老年人 ADL 的影响置于 APC 的观察框架下考虑，在区分年龄效应和队列效应的前提下，探究 ACEs 与中老年人 ADL 之间的动态关系，以及这种影响随着时间推移的变化趋势；并将城乡和性别对中老年人 ADL 的影响嵌入到时间维度加以考察，有助于制定针对性的干预措施。其次，基于分层 APC 生长曲线模型分析结果，寻找潜在的中介因素，借助于潜变量增长模型的中介效应分析探究 ACEs 通过何种机制影响中老年 ADL，这些问题成为本节研究的主要出发点。

3.5.1　出生队列效应下 ACEs 对中老年人日常活动功能的影响

为了回答上文提出的问题，本研究利用分层 APC 生长曲线模型，以日常活动受限为因变量，逐步将自变量和控制变量纳入模型，如表 3-11 所示。模型 1 显示，在控制其他变量的情况下，ACEs 对中老年人日常活动受限的影响存在剂量-反应关系，与未经历 ACEs 的中老年人相比，经历 1 种、2 种、3 种 ACEs 的个体发生日常活动受限的概率分别增加 14.0%（=$e^{0.131}$-1，$p<0.001$）、24.1%（=$e^{0.216}$-1，$p<0.001$）和 56.2%（=$e^{0.446}$-1，$p<0.001$），这表明不仅单项 ACEs 可能对 ADL 造成长远损害，不同类型 ACEs 可能互相交织，形成叠加效应共同影响中老年人 ADL。农村中老年人发生日常活动受限的概率高于城市中老年人，中老年男性发生日常活动受限的概率低于中老年女性；出生队列可以显著负向预测中老年人日常活动功能，即与较早的出生队列相比，较晚的出生队列发生日常活动受限的概率较低；随着年龄增长，中老年人日常活动受限呈现上升趋势。控制变量的估计结果表明，地区、受教育年限、15 岁前自评健康、既往吸烟和既往饮酒可以显著预测中老年人日常活动受限，婚姻状况无法显著预测中老年人日常活动受限。

模型 2 具体探讨了三种类型的 ACEs。结果发现，在控制其他变量的情况下，中老年人日常活动受限的概率为 17.1%（=$e^{-1.766}$），童年 SES 劣势和童年虐待使中老年人日常活动受限的概率分别增加 33.4%（=$e^{0.288}$-1，$p<0.001$）和 16.0%（=$e^{0.148}$-1，$p<0.001$），而童年忽视（$\beta=-0.021$，$p=0.626$）无法显著预测中老年人日常活动受限；农村中老年人发生日常活动受限的概率比城市中老年人高 36.2%（=$e^{0.309}$-1，$p<0.001$），中老年男性发生日常活动受限的概率比中老年女性低 50.5%（=$1-e^{-0.703}$，$p<0.001$）；中老年发生日常活动受限的概率随年龄增长线性上升，可以从年龄的一次项（$\beta=0.063$，$p<0.001$）正向显著而年龄的二次项不显著中看出，图 3-19 更直观地展示了这种关系；队列可以显著负向预测中老年人的日常活动受限，即与较早出生队列相比，较晚出生队列发生日常活动受限的概率较小，具体来说，每晚出生 5 年的中老年人发生日常活动受限的概率降低 25.2%（=$1-e^{-0.290}$，$p<0.001$），图 3-20 更直观地展示了这种关系。

模型 3 在模型 2 的基础上纳入了 ACEs、分层因素（居住地和性别）与时间维度变量（队列和年龄）的交互项以及社会活动参与。考虑到模型的简洁性，该模型只保留了有统计学意义的交互项。结果发现，交互项均无显著的统计学意义（表 3-11 未列出）；社会活动参与可以使中老年人发生日常活动受限的概率降低 18.7%（=$1-e^{-0.207}$，$p<0.001$），需用潜变量增长模型进一步验证社会活动参与是否在 ACEs 与日常活动功能之间发挥中介作用。其他变量的估计结果与模型 2 类

似，不再赘述。

表 3-11　童年不良经历与中老年人日常活动受限：分层 APC 生长曲线模型估计结果

	模型 1 系数	模型 2 系数	模型 3 系数
截距模型			
截距	-1.797*** (0.093)	-1.766*** (0.092)	-1.640*** (0.094)
居住地（参照组＝城市）	0.326*** (0.044)	0.309*** (0.044)	0.298*** (0.044)
性别（参照组＝女性）	-0.695*** (0.064)	-0.703*** (0.064)	-0.722*** (0.064)
婚姻状况（参照组＝无偶）	-0.105 (0.059)	-0.105 (0.059)	-0.118 (0.059)
受教育年限	-0.051*** (0.006)	-0.050*** (0.006)	-0.047*** (0.006)
地区（参照组＝东部）			
中部	0.419*** (0.050)	0.418*** (0.050)	0.424*** (0.050)
西部	0.391*** (0.049)	0.379*** (0.049)	0.370*** (0.049)
既往饮酒（参照组＝否）	0.174*** (0.044)	0.174*** (0.044)	0.174*** (0.044)
既往吸烟（参照组＝否）	0.229*** (0.058)	0.229*** (0.058)	0.229*** (0.058)
15 岁前自评健康	0.105*** (0.020)	0.104*** (0.020)	0.103*** (0.020)
童年虐待（参照组＝否）		0.148*** (0.045)	0.154*** (0.045)

	模型 1 系数	模型 2 系数	模型 3 系数
童年忽视（参照组＝否）		−0.021 （0.043）	−0.025 （0.043）
童年 SES 劣势（参照组＝否）		0.288*** （0.050）	0.284*** （0.050）
童年不良经历种类数（参照组＝0）			
1 种	0.131** （0.046）		
2 种	0.216*** （0.059）		
3 种	0.446*** （0.121）		
队列	−0.290*** （0.015）	−0.290*** （0.015）	−0.290*** （0.015）
社会活动参与（参照组＝否）			−0.207*** （0.037）
斜率模型			
年龄	0.063*** （0.006）	0.063*** （0.006）	0.063*** （0.006）
年龄平方	−0.0004 （0.001）	−0.0004 （0.001）	−0.0005 （0.001）

注：$***p<0.001$，$**p<0.01$，$*p<0.05$，SES：社会经济地位，括号内为标准误。

图 3-19 展示的是在控制队列效应和其他变量的情况下，中老年人日常活动
受限概率与年龄的关系，随着年龄增长，中老年人日常活动受限概率呈线性上升
趋势。该结果提示中老年人日常活动受限概率的年龄变化趋势主要归因于生理性
衰老。

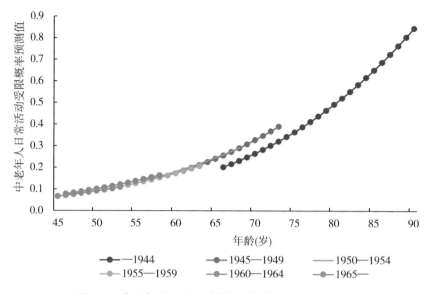

图 3-19 中老年人日常活动受限概率随年龄的变化趋势

图 3-20 展示的是在控制年龄效应和其他变量的情况下，中老年人日常活动
受限概率与队列的关系，随着出生队列变年轻，中老年人日常活动受限的发生概
率呈现下降趋势。该结果反映了宏观社会变迁对中老年人日常活动功能的保护
作用。

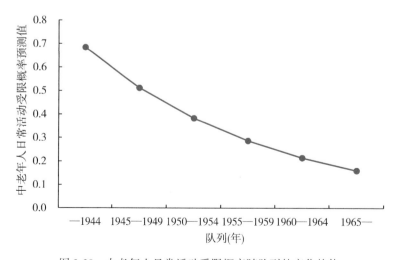

图 3-20 中老年人日常活动受限概率随队列的变化趋势

3.5.2　ACEs 对中老年人日常活动受限的影响：社会活动参与的中介作用

分层 APC 生长曲线模型证实 ACEs 可以增加中老年人日常活动受限概率，而社会活动参与对中老年人日常活动受限具有保护作用，但 ACEs 影响中老年人日常活动功能的潜在作用机制尚不清楚。社会参与是我国积极应对人口老龄化的重要举措，也是一种外在的、可干预的、对中老年人健康有较大影响的社会决定因素。基于此，本研究进一步引入可能的中介变量（社会活动参与），采用潜变量增长模型揭示 ACEs 影响中老年人日常活动受限的内在作用机制。

首先利用无条件线性潜变量增长模型分别探究日常活动受限和社会活动参与的变化趋势。结果显示，日常活动受限模型整体拟合良好：RMSEA = 0.041，90%CI = 0.035 ~ 0.049，SRMR = 0.021，CFI = 0.983，TLI = 0.979。中老年人日常活动受限的截距为 0.143，截距的方差为 0.039，表明日常活动受限的初始水平存在显著的个体间差异（$p < 0.001$）；中老年人日常活动受限在 4 次测量期间呈线性上升趋势（$\beta = 0.010$，$p < 0.001$），斜率的方差为 0.001，表明日常活动受限斜率存在显著的个体间差异（$p < 0.001$）；日常活动受限截距与斜率的协方差为 0.001（$p = 0.095$），即日常活动受限的初始水平与上升速度无关。中老年社会活动参与模型整体拟合良好（CFI = 0.951，TLI = 0.941，SRMR = 0.031，RMSEA = 0.060，90%CI = 0.053 ~ 0.067），社会活动参与的截距为 0.510，截距的方差为 0.078，表明社会活动参与的初始水平存在显著的个体间差异（$p < 0.001$）；中老年社会活动参与在 4 次测量期间呈线性下降趋势（$\beta = -0.008$，$p < 0.001$），斜率的方差为 0.001，表明社会活动参与的斜率存在显著的个体间差异（$p < 0.001$）；社会活动参与截距与斜率的协方差为 -0.002（$p = 0.001$），即社会活动参与初始水平高的中老年人比初始水平低的下降得慢。

3.5.2.1　社会活动参与和中老年人日常活动受限的关系

本研究使用平行潜变量增长模型从动态视角进一步考察社会活动参与和中老年人日常活动受限的发展轨迹及其之间的相互作用模式。模型整体拟合良好：RMSEA = 0.034，90% CI = 0.031 ~ 0.038，SRMR = 0.022，CFI = 0.969，TLI = 0.962。图 3-21 展示了标准化参数估计值，社会活动参与截距可以显著负向预测日常活动受限截距(β[95%CI] = -0.202[-0.240，-0.163]，$p<0.001$)，说明社会活动参与初始水平较高的中老年人，日常活动受限的初始水平较低，该结果与分层 APC 生长曲线模型一致。社会活动参与截距无法显著预测日常活动受限斜率(β= -0.034[-0.093，0.026]，$p=0.264$)。社会活动参与斜率可以显著负向预测日常活动受限斜率(β= -0.138[-0.255，-0.034]，$p=0.014$)，说明社会活动参与水平下降越快的中老年人，日常活动受限增加越快。这为社会活动参与作为中老年人日常活动受限的保护因素提供了重要证据。

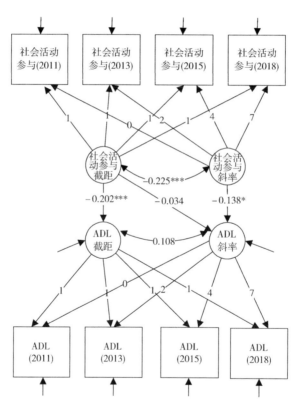

图 3-21　社会活动参与预测中老年人日常活动受限的平行潜变量增长模型

注：模型中的参数估计值均为标准化结果，ADL：日常活动受限，***$p<0.001$，*$p<0.05$。

3.5.2.2　童年忽视对中老年人日常活动受限的影响：社会活动参与的中介作用

本研究进一步探究了社会活动参与在童年忽视与中老年人日常活动受限之间

的纵向中介效应。模型整体拟合良好：RMSEA = 0.032，90%CI = 0.029~0.035，SRMR = 0.020，CFI = 0.967，TLI = 0.958。图 3-22 展示了标准化参数估计值，童年忽视无法显著预测中老年人日常活动受限的初始水平（$\beta = 0.005$[-0.025，0.035]，$p = 0.749$）和日常活动受限斜率（$\beta = 0.003$[-0.044，0.049]，$p = 0.902$）；童年忽视对中老年社会活动参与截距（$\beta = -0.022$[-0.053，0.009]，$p = 0.169$）和斜率（$\beta = -0.046$[-0.124，0.027]，$p = 0.234$）均无显著影响；社会活动参与初始水平高的中老年人，日常活动受限初始水平较低（$\beta = -0.199$[-0.236，-0.161]，$p < 0.001$），但社会活动参与截距无法显著预测日常活动受限斜率（$\beta = -0.013$[-0.079，0.054]，$p = 0.712$）；社会活动参与斜率无法显著预测日常活动受限斜率（$\beta = -0.141$[-0.305，0.004]，$p = 0.069$）。

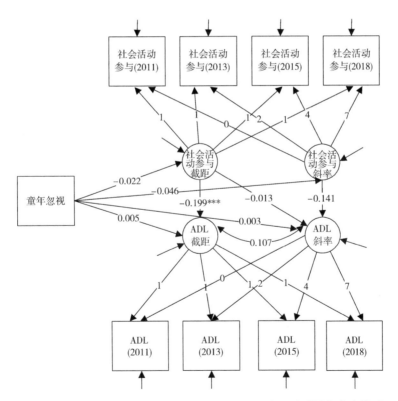

图 3-22 社会活动参与在童年忽视与中老年人日常活动受限的中介模型

注：模型中的参数估计值均为标准化结果，ADL：日常活动受限，***$p < 0.001$。

如表 3-12 所示，社会活动参与在童年忽视与中老年人日常活动受限之间无显著的中介作用，中介效应 95% 置信区间均包含 0。以上结果提示，社会活动参与难以缓解童年忽视对中老年人日常活动受限的负面作用。

表 3-12 社会活动参与在童年忽视与中老年人日常活动受限之间的中介效应

中介效应	标准化 β (95%CI)
童年忽视-社会活动参与截距-日常活动受限截距	0.004(-0.002, 0.011)
童年忽视-社会活动参与截距-日常活动受限斜率	0.001(-0.002, 0.002)
童年忽视-社会活动参与斜率-日常活动受限斜率	0.006(-0.004, 0.026)

注：CI：置信区间。

3.5.2.3 童年虐待对中老年人日常活动受限的影响：社会活动参与的中介作用

本研究进一步探究了社会活动参与在童年虐待与中老年人日常活动受限之间的纵向中介效应。模型整体拟合良好：RMSEA = 0.032，90%CI = 0.029~0.035，SRMR = 0.020，CFI = 0.967，TLI = 0.958。图 3-23 展示了标准化参数估计值，经历童年虐待的中老年人日常活动受限初始水平较高（β = 0.043[0.013, 0.073]，p = 0.005），但对日常活动受限斜率无显著影响（β = -0.030[-0.075, 0.016]，p = 0.195）；童年虐待对中老年社会活动参与的截距（β = 0.034[-0.002, 0.065]，p = 0.053）和斜率（β = 0.002[-0.072, 0.079]，p = 0.958）均无显著影响；社会活动参与初始水平高的中老年人，日常活动受限初始水平较低（β = -0.200[-0.238, -0.162]，p<0.001），但社会活动参与截距无法显著预测日常活动受限斜率（β = -0.012[-0.078, 0.055]，p = 0.731）；社会活动参与斜率无法显著预测日常活动受限斜率（β = -0.141[-0.306, 0.003]，p = 0.066）。

如表 3-13 所示，社会活动参与在童年虐待与中老年人日常活动受限之间无显著的中介作用，中介效应 95% 置信区间均包含 0。以上结果表明，社会活动参与难以缓解童年虐待对中老年人日常活动受限的负面作用。

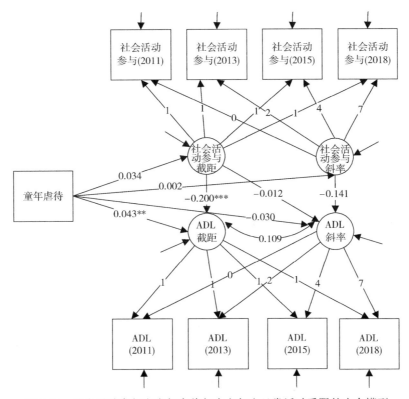

图 3-23　社会活动参与在童年虐待与中老年人日常活动受限的中介模型

注：模型中的参数估计值均为标准化结果，ADL：日常活动受限，***$p<0.001$，**$p<0.01$。

表 3-13　社会活动参与在童年虐待与中老年人日常活动受限之间的中介效应

中介效应	标准化 β(95%CI)
童年虐待-社会活动参与截距-日常活动受限截距	-0.007（-0.013, 0.001）
童年虐待-社会活动参与截距-日常活动受限斜率	-0.001（-0.003, 0.002）
童年虐待-社会活动参与斜率-日常活动受限斜率	-0.001（-0.015, 0.012）

注：CI：置信区间。

3.5.2.4　童年 SES 劣势对中老年人日常活动受限的影响：社会活动参与的中介作用

本研究进一步探究了社会活动参与在童年 SES 劣势与中老年人日常活动受限

之间的纵向中介效应。模型整体拟合良好：RMSEA = 0.032，90% CI = 0.029 ~
0.035，SRMR = 0.020，CFI = 0.969，TLI = 0.960。图 3-24 展示了标准化参数估计
值，经历童年 SES 劣势的中老年人日常活动受限初始水平较高($\beta = 0.119[0.088$，
$0.152]$，$p < 0.001$)，但对日常活动受限斜率无显著影响($\beta = 0.030[-0.021$，
$0.080]$，$p = 0.236$)；经历童年 SES 劣势的中老年人，社会活动参与的初始水平
较低($\beta = -0.071[-0.102，-0.039]$，$p < 0.001$)，且社会活动参与下降得更快
($\beta = -0.078[-0.163，-0.004]$，$p = 0.048$)；社会活动参与初始水平高的中老年
人，日常活动受限的初始水平较低($\beta = -0.188[-0.225，-0.150]$，$p < 0.001$)，
但社会活动参与截距无法显著预测日常活动受限斜率($\beta = -0.012[-0.078$，
$0.055]$，$p = 0.729$)；社会活动参与斜率无法显著预测日常活动受限斜率($\beta =$
$-0.131[-0.297，0.017]$，$p = 0.092$)。

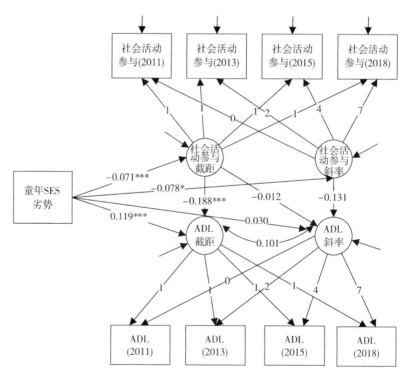

图 3-24　社会活动参与在童年 SES 劣势与中老年人日常活动受限的中介模型

　　注：模型中的参数估计值均为标准化结果，$***p < 0.001$，$*p < 0.05$，ADL：日常活动受
限，SES：社会经济地位。

表 3-14 显示，社会活动参与截距在童年 SES 劣势与日常活动受限截距之间发挥部分中介作用，童年 SES 劣势既可以直接降低日常活动受限初始水平，也可以通过降低社会活动参与初始水平进而降低日常活动受限初始水平，由于中介效应($\beta=0.013$，$p<0.001$)和直接效应($\beta=0.119$，$p<0.001$)同时存在且方向一致，属于互补的中介，中介效应占总效应的比例为 9.8%，提示可能还存在一些其他的中介变量未被纳入模型。以上结果表明，社会活动参与可以缓解童年 SES 劣势对中老年人日常活动受限的负面作用，尤其要关注社会活动参与初始水平低的中老年人。

表 3-14　社会活动参与在童年 SES 劣势与中老年人日常活动受限之间的中介效应

中介效应	标准化 β(95%CI)
童年 SES 劣势-社会活动参与截距-日常活动受限截距	0.013***(0.007，0.020)
童年 SES 劣势-社会活动参与截距-日常活动受限斜率	0.001(−0.004，0.006)
童年 SES 劣势-社会活动参与斜率-日常活动受限斜率	0.010(−0.002，0.033)

注：***$p<0.001$，SES：社会经济地位，CI：置信区间。

3.5.3　讨论

本研究发现，随着年龄增长，我国中老年人日常活动受限概率呈线性上升趋势，验证了研究假设 1，与李婷和张闫龙（2014）针对 CLHLS 的分析结果一致。基于 2004—2014 年 ELSA 和 SHARE 数据，Wetzel 和 Vanhoutte（2020）发现，随着年龄增长，英国和德国中老年人的 ADL 不断上升。步入中老年后，个体的生理和认知功能出现不同程度的退化，慢性病增多，导致生活自理能力下降，这是不可逆转的生命规律，提示我们需要重点关注老年人的日常活动受限。既往研究也证实，年龄因素对 ADL 的影响较为重要，随着年龄的增长，日常生活活动能力逐渐下降（Koç，2015）。Connolly 等人（2017）调查了影响爱尔兰老年人 ADL 的 25 个因素，包括社会人口学、心理学和健康方面的因素，结果发现，年龄是影响爱尔兰老年人 ADL 排序第一的因素。

本研究发现，与较早的出生队列相比，较晚的出生队列发生日常活动受限概率较低，验证了研究假设 2a。与之类似，Yang 和 Land（2013）调查了美国成年人 ADL 和 IADL，结果发现，在最近的出生队列中，身体功能较好。李婷和张闫龙（2014）基于 1998—2011 年 CLHLS 数据发现，ADL 无显著的队列差异。可能归因于 CLHLS 的调查对象是老年人，大多出生于 1949 年之前，在生长发育的关键期没有享受到社会进步所带来的福利，且较早的出生队列经过严格的死亡筛选，导致不同出生队列之间的健康差异可能被掩盖。

ACEs 对中老年人日常活动受限的影响存在剂量-反应关系，支持风险累积模型和研究假设 3。不同类型的 ACEs 叠加暴露，加深了 ACEs 对中老年人日常活动受限的影响，与既往研究结果一致。来自美国的研究证据显示，在控制其他变量之后，ACEs 与中年失能之间存在剂量-反应关系（Schüssler-Fiorenza Rose et al., 2014）。Amemiya 等人（2018）指出，ACEs 与日本老年人功能受限存在剂量-反应关系。基于 SHARE 数据，学者发现，ACEs 可以显著预测老年 ADL 和 IADL（Boisgontier et al., 2020）。从各类 ACEs 的影响差异来看，童年虐待和童年 SES 劣势可以显著增加中老年人日常活动受限，而童年忽视无法显著预测中老年人日常活动受限。究其原因可能是，社会经济地位条件和直接影响躯体健康的逆境类型(身体虐待)对 ADL 这样的客观健康指标的作用强度更大（焦开山，2014；刘瑞平 & 李建新，2021）。

本研究发现，社会活动参与初始水平较低的中老年人，日常活动受限概率较高；社会活动参与下降越快的中老年人，日常活动受限概率上升越快；社会活动参与截距在童年 SES 劣势与中老年人日常活动受限截距之间发挥部分中介作用，验证了风险链模型、研究假设 4、研究假设 7 和累积不平等理论。利用芝加哥健康与养老调查，学者发现，即使在控制了健康状况之后，社会参与依然可以显著负向预测老年人 ADL 的发生和发展，对于日常活动受限的老年人，社会参与可以防止 ADL 恶化，表明社会参与是防止老年失能的重要保护因素（Mendes de Leon & Rajan, 2014）。基于 14 个欧洲国家的调查显示，在控制成年 SES 后，经历童年 SES 劣势的中老年女性发生 ADL 受限的风险更高，在中老年男性中未观察到 ADL 与童年 SES 劣势有显著性关联（Landös et al., 2019）。根据累积不平等理论和活动理论，保持社会活动参与的能力是促进中老年人躯体健康的重要资源，有助于个体应对早期劣势对生命中后期失能的负面作用。

其他变量的估计结果表明，城市、男性、生活在东部地区、文化程度高、15岁前自评健康越好、既往不吸烟和既往不饮酒的中老年人发生日常活动受限的概率较低，而婚姻状况无法显著预测中老年人日常活动受限，这与以往的研究结论基本一致。伍小兰等人（2019）指出，男性、不吸烟、饮酒、社会参与的老年人 ADL 较好，区域经济条件对老年人 ADL 有正向作用。丁华和严洁（2018）发现，老年人失能存在性别、城乡、婚姻和受教育程度差异。中老年人日常活动受限的性别差异与社会经济地位密切相关，女性社会健康资源及其利用较男性低。城市中老年人的日常活动受限明显较低，这与城市较高的医疗水平、较完善的照料服务设施及城市中老年人较强的保健意识相关。教育年限是 ADL 的保护因素，教育可以促使人们选择更健康的生活方式，包括少吸烟饮酒、多运动，教育也影响着个体社会资源的获取。地区差异主要归因于地区的医疗资源和经济状况，可以显著影响个体的身体功能状况（焦开山，2014）。

本研究发现，分层 APC 生长曲线模型与潜变量增长模型的结果可以相互验证。具体来说，在分层 APC 生长曲线模型中，ACEs 只能显著影响中老年人 ADL 的截距，对线性增长模型和二次增长率无显著影响，即 ACEs 对中老年人 ADL 的影响不随年龄发生变化；在潜变量增长模型中，ACEs 只能显著影响中老年人 ADL 截距(初始水平)，而对变化率无显著影响。两种纵向数据分析方法均存在局限性和优势。具体来说，分层 APC 生长曲线模型比潜变量增长模型更容易设置，能够分离年龄效应和队列效应，且较少存在参数估计问题。但分层 APC 生长曲线模型假设没有测量误差，不能直接检验中介效应，亦不能对整个模型进行拟合检验。潜变量增长模型可以弥补分层 APC 生长曲线模型未考虑测量误差的不足，灵活地纳入多个结局变量，并进行中介效应分析（王孟成，2018）。本研究综合这两种纵向数据分析方法，更好地探讨了中老年人健康的社会决定因素及作用机制。

3.5.4 小结

本节从生命历程视角出发，采用分层 APC 生长曲线模型探讨了 ACEs、性别和城乡对中老年人日常活动受限的影响随时间因素(年龄和队列)的变化情况，不仅追溯了我国中老年人日常活动受限的上游影响因素，而且采用潜变量增长模型剖析了社会活动参与在 ACEs 与中老年人日常活动受限之间的中介机制。

分层 APC 生长曲线模型的分析结果显示, ACEs 对我国中老年人日常活动受限具有累积负面影响, 支持累积风险模型; 童年 SES 劣势和童年虐待可以显著正向预测中老年人日常活动受限, 表明 ACEs 是影响我国中老年人日常活动受限的"上游"因素。随着年龄增长, 我国中老年人日常活动受限概率呈现上升趋势, 符合生理性衰老; 随着队列变年轻, 中老年人日常活动受限概率下降, 反映了宏观社会变迁对中老年人日常活动功能的保护作用。

潜变量增长模型的分析结果显示, 社会活动参与初始水平较低的中老年人, 日常活动受限概率较高; 社会活动参与下降越快的中老年人, 日常活动受限概率上升越快; 童年 SES 劣势对我国中老年人日常活动受限既有长远的直接影响, 也可以通过降低社会活动参与, 进而增加中老年人日常活动受限概率, 社会活动参与是重要的保护机制, 验证了风险链模型、活动理论和累积不平等理论。

3.6　ACEs 对中老年人抑郁的影响

2019 年 GBD 数据显示, 精神疾病是全球十大疾病负担之一, 且对女性造成的疾病负担更大 (Collaborators, 2022)。过去几十年, 我国经历了前所未有的经济发展和社会变革, 生活节奏明显加快, 竞争压力不断增加, 个体心理问题患病率呈上升趋势 (Huang et al., 2019), 由其引发的疾病负担及社会问题也日益凸显。心理健康是健康的重要组成部分, 为积极应对心理健康问题,《健康中国行动(2019—2030 年)》提出开展"心理健康行动", 其中一个行动目标是减缓抑郁症等精神疾病患病率上升趋势。此外, 个体生理功能衰退的过程也伴随心理活动的改变, 中老年人容易出现情绪不稳定、性格变化等现象。心理健康可以影响躯体健康和社会功能, 是实现积极的健康老龄化必不可少的组成部分。抑郁是中老年人常见的心理健康问题, 长期抑郁状态可能导致严重后果, 诸如增加自杀 (Cui & Fiske, 2022)、全因死亡风险 (Chen et al., 2021) 等, 因此本研究通过抑郁来考察我国中老年人的心理健康。近年来, 我国老年人的抑郁症疾病负担呈上升趋势, 人口老龄化是影响抑郁症疾病负担的关键因素 (沈宛颖 等, 2021)。因社会地位(经济困窘)、社会角色(离退休)和家庭角色(离异、丧亲)改变以及生理机能衰退导致躯体疾病增多,加之精神需求得不到满足,老年人容易产生不良情绪,可能进一步积淀为心理问题(施小明,2021)。因此,中老年心理健康逐渐成为优先关注的事项。ACEs 对中老年心理健康的长期负面影响已经被诸多国内外研究证实(Fu & Chen, 2022; Halpin et al., 2022; Zheng et al., 2021)。与上节类似,本节从生命历程视角出发,首先采用分层 APC 生长曲线模型解析 ACEs 与中老年人抑郁的关系随时间维度(年龄和出生队列)的变化,并刻画了不同人群(城乡和性别)的抑郁水平在时间维度上的变化趋势;其次,基于分层 APC 生长曲线模型分析结果,寻找潜在的中介因素,并借助于潜变量增长模型探究 ACEs 影响中老年人抑郁的作用机制。分析结果如下。

3.6.1 出生队列效应下 ACEs 对中老年人抑郁的影响

为了回答上文提出的问题,本研究利用分层 APC 生长曲线模型,以抑郁为因变量,逐步将自变量和控制变量纳入模型,如表 3-15 所示。模型 1 显示,在控制其他变量的情况下,中老年人抑郁得分随年龄增长加速上升;出生队列无法显著预测中老年人抑郁得分;农村中老年人抑郁得分显著高于城市中老年,中老年女性的抑郁得分显著高于中老年男性,ACEs 对中老年人抑郁的影响存在剂量-反应关系,即经历的童年不良事件数量越多,中老年人抑郁得分越高。控制变量的估计结果表明,在婚中老年人的抑郁得分较低,受教育年限越多的中老年人抑郁得分较低,与东部地区相比,生活在西部和中部地区的中老年人抑郁得分较高,15 岁前自评健康状况越差的中老年人抑郁得分越高,既往吸烟的中老年人抑郁得分较高,既往饮酒行为无法显著预测中老年人抑郁。

模型 2 探讨了三种特定类型的 ACEs,通过比较两个模型的拟合度,模型 2 要优于模型 1。结果发现,在控制其他变量的情况下,中老年人抑郁的平均得分为 6.295,童年 SES 劣势($\beta=0.991$,$p<0.001$)、童年虐待($\beta=0.736$,$p<0.001$)和童年忽视($\beta=0.293$,$p=0.002$)可以显著正向预测中老年人抑郁得分,且童年 SES 劣势和童年虐待对中老年人抑郁的解释力度强于童年忽视;农村中老年人的抑郁得分比城市中老年人平均高 1.083 分,中老年女性的抑郁得分比中老年男性平均高 2.075 分;随着出生队列变年轻,中老年人抑郁略微变好但不显著($\beta=$

-0.019，$p=0.526$）；在控制队列效应的情况下，中老年人抑郁得分随年龄增长加速上升，可以从年龄的一次项（$\beta=0.032$，$p=0.002$）和二次项系数（$\beta=0.006$，$p=0.011$）正向显著看出，图 3-25 更直观地展示了这种关系。

模型 3 在模型 2 的基础上纳入了 ACEs、居住地、性别与时间维度变量（队列和年龄）的交互项。考虑到模型的简洁性，该模型只保留了有统计学意义的交互项。通过比较两个模型的拟合度，模型 3 要优于模型 2。结果发现，ACEs 与年龄的交互项无显著的统计学意义，表明 ACEs 对中老年人抑郁的影响不随年龄变化而变化（因不显著，表 3-15 未列出）；童年 SES 劣势和童年虐待可以增加中老年人抑郁的初始水平，在控制其他变量后，结果依然稳健，但童年忽视变得无统计学意义；童年忽视和队列的交互项显著为正（$\beta=0.131$，$p=0.030$），表明童年忽视对中老年人抑郁的影响存在队列差异，即随着队列变年轻，是否经历童年忽视的中老年人抑郁得分差异扩大，图 3-26 是对童年忽视 * 队列的可视化；居住地和队列的交互项显著为负（$\beta=-0.133$，$p=0.022$），表明随着队列变年轻，中老年人抑郁的城乡差异缩小，图 3-27 更直观地展示这种关系；性别 * 年龄显著为负（$\beta=-0.053$，$p=0.006$），表明随着年龄增长，中老年人抑郁的性别差异进一步扩大，验证了累积劣势理论，如图 3-28 所示。

模型 4 在模型 3 的基础上纳入了社会活动参与，通过比较两个模型的拟合度，模型 4 要优于模型 3。在控制其他变量的情况下，社会活动参与可以显著正向预测中老年人抑郁，且该变量具有较强的解释力，需用潜变量增长模型进一步验证社会活动参与在 ACEs 与中老年人抑郁之间的中介作用。

表 3-15　童年不良经历与中老年人抑郁：分层 APC 生长曲线模型估计结果

	模型 1 系数	模型 2 系数	模型 3 系数	模型 4 系数
截距模型				
截距	6.267*** (0.200)	6.295*** (0.197)	6.189*** (0.222)	6.530*** (0.224)
居住地（参照组=城市）	1.117*** (0.094)	1.083*** (0.095)	1.406*** (0.171)	1.367*** (0.170)

续表

	模型 1 系数	模型 2 系数	模型 3 系数	模型 4 系数
性别（参照组＝女性）	−2.049*** (0.129)	−2.075*** (0.095)	−2.077*** (0.130)	−2.134*** (0.129)
婚姻状况（参照组＝无偶）	−1.567*** (0.127)	−1.568*** (0.127)	−1.545*** (0.127)	−1.569*** (0.127)
受教育年限	−0.152*** (0.012)	−0.149*** (0.012)	−0.149*** (0.012)	−0.141*** (0.012)
地区（参照组＝东部）				
中部	1.174*** (0.109)	1.170*** (0.108)	1.167*** (0.108)	1.183*** (0.108)
西部	1.590*** (0.106)	1.560*** (0.106)	1.561*** (0.106)	1.538*** (0.105)
15 岁前自评健康	0.686*** (0.044)	0.685*** (0.044)	0.684*** (0.044)	0.680*** (0.044)
既往饮酒（参照组＝否）	0.095 (0.078)	0.098 (0.078)	0.092 (0.078)	0.098 (0.078)
既往吸烟（参照组＝否）	0.544*** (0.114)	0.535*** (0.114)	0.547*** (0.114)	0.535*** (0.114)
童年 SES 劣势（参照组＝否）		0.991*** (0.115)	0.989*** (0.116)	0.976*** (0.115)
童年忽视（参照组＝否）		0.293** (0.094)	−0.022 (0.173)	−0.031 (0.172)
童年虐待（参照组＝否）		0.736*** (0.099)	0.734*** (0.098)	0.750*** (0.098)
童年不良经历种类数(参照组＝0)				
1 种	0.536*** (0.098)			
2 种	1.230*** (0.130)			
3 种	2.130*** (0.285)			

续表

	模型 1 系数	模型 2 系数	模型 3 系数	模型 4 系数
队列	−0.020 (0.031)	−0.019 (0.031)	0.018 (0.051)	0.018 (0.051)
童年忽视 * 队列			0.131* (0.060)	0.129* (0.060)
居住地 * 队列			−0.133* (0.058)	−0.131* (0.058)
社会活动参与（参照组=否）				−0.550*** (0.060)
斜率模型				
年龄	0.032** (0.010)	0.032** (0.010)	0.059*** (0.014)	0.058*** (0.014)
年龄平方	0.005* (0.002)	0.006* (0.002)	0.006* (0.002)	0.005* (0.002)
性别 * 年龄			−0.053** (0.019)	−0.054** (0.019)
随机效果-方差构成				
第一层：个体间	17.053***	17.058***	17.053***	17.051***
第二层：截距	14.887***	14.846***	14.834***	14.659***
增长率	0.109***	0.108***	0.108***	0.109***
观测数量(人年)	33182	33182	33182	33182
拟合度				
AIC	203595.5	203576.4	203572.3	203491.5
BIC	203624.9	203605.8	203601.7	203520.8

注：***$p<0.001$，**$p<0.01$，*$p<0.05$，SES：社会经济地位，括号内为标准误。

图 3-25 展示的是在控制队列效应和其他变量的情况下，中老年人抑郁与年龄的关系。随着年龄增长，中老年人抑郁水平呈现加速上升趋势。该结果提示需要重点关注老年人的心理健康水平。

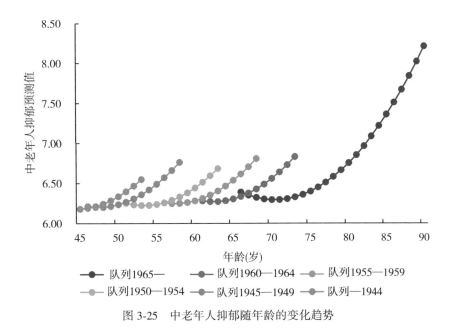

图 3-25　中老年人抑郁随年龄的变化趋势

图 3-26 是对模型 3 中童年忽视＊队列的可视化，从中可以看出，童年忽视可以增加中老年人的抑郁水平，与较早出生的老年人相比，在较晚出生的队列中，经历童年忽视者与未经历童年忽视者在抑郁上的差距扩大。该结果提示，童年忽视对较晚出生队列的负向作用更强。

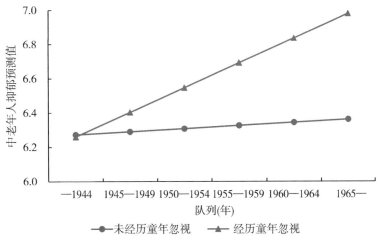

图 3-26　童年忽视对中老年人抑郁的影响随队列的变化趋势

　　图 3-27 是对模型 3 中居住地 * 队列的可视化，从中可以看出，生活在农村地区的中老年人抑郁水平更高，随着队列变年轻，农村中老年人的抑郁水平下降，而城市中老年人的抑郁水平较为稳定，中老年人抑郁水平的城乡差异呈现缩小趋势，该结果在一定程度上反映我国城乡发展均衡性和资源分配合理性得到提高，也从侧面证实我国缩小城乡差异的政策取得一定成效。

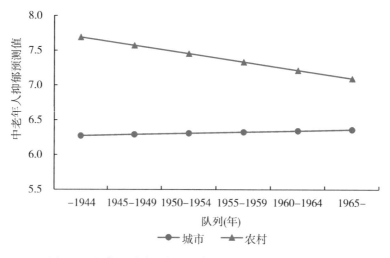

图 3-27　居住地对中老年人抑郁的影响随队列的变化趋势

　　图 3-28 对模型 3 中性别 * 年龄的可视化，从中可以看出，随着年龄增长，中老年男性的抑郁水平变化幅度较小，而中老年女性的抑郁水平上升，导致中老年人抑郁的性别差异不断扩大，验证了累积劣势理论。因为女性在经济、教育等方面上长期处于劣势，可能加剧了中老年女性抑郁随年龄增长而恶化的进程。

3.6.2　ACEs 对中老年人抑郁的影响：社会活动参与的中介作用

　　分层 APC 生长曲线模型证实 ACEs 可以显著正向预测中老年人抑郁水平，而社会活动参与可以显著降低中老年人抑郁水平，但 ACEs 影响中老年人抑郁的潜在作用机制尚不清楚。基于此，本研究进一步引入潜在的中介变量(社会活动参与)，采用一系列潜变量增长模型探究 ACEs 影响中老年人抑郁的具体过程，旨在准确揭示 ACEs 增加中老年人抑郁的内在作用机制。

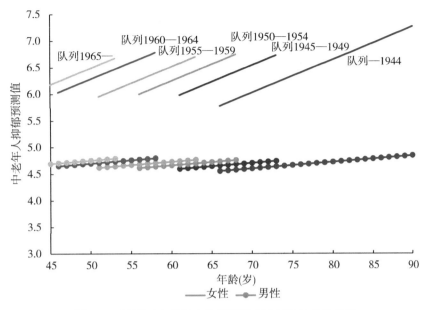

图 3-28　性别对中老年人抑郁的影响随年龄的变化趋势

利用无条件线性潜变量增长模型探究中老年人抑郁的变化趋势。抑郁模型整体拟合良好(CFI=0.984，TLI=0.981，SRMR=0.031，RMSEA=0.056，90%CI=0.049~0.063)，抑郁的截距为 7.833，截距的方差为 18.409，表明抑郁初始水平存在显著的个体间差异($p<0.001$)；中老年人抑郁在 4 次测量期间呈线性上升趋势($\beta=0.088$，$p<0.001$)，斜率的方差为 0.141，表明抑郁斜率存在显著的个体间差异($p<0.001$)；抑郁截距与斜率协方差为-0.153，但无显著的统计学意义($p=0.060$)。

3.6.2.1　社会活动参与和中老年人抑郁的关系

本研究使用平行潜变量增长模型从动态视角进一步考察社会活动参与和中老年人抑郁的发展轨迹及其之间的相互作用模式。模型整体拟合良好：RMSEA=0.039，90%CI=0.035~0.042，SRMR=0.026，CFI=0.974，TLI=0.969。图 3-29 展示了标准化参数估计值，社会活动参与截距可以显著负向预测抑郁截距($\beta=-0.248[-0.279$，$-0.217]$，$p<0.001$)，说明社会活动参与初始水平较高的

中老年人，抑郁的初始水平较低，该结果与分层 APC 生长曲线模型一致。社会活动参与截距无法显著预测抑郁斜率（$\beta = 0.050 [-0.017, 0.117]$，$p = 0.147$）。社会活动参与斜率可以显著负向预测抑郁斜率（$\beta = -0.163 [-0.297, -0.041]$，$p = 0.012$），说明社会活动参与水平下降越快的中老年人，抑郁水平上升越快。这为社会活动参与作为中老年人抑郁的保护因素提供了重要证据。

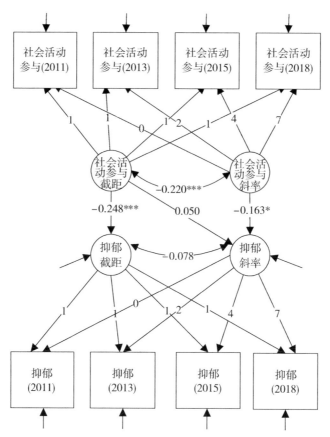

图 3-29　社会活动参与预测中老年人抑郁的平行潜变量增长模型

注：模型中的参数估计值均为标准化结果，***$p<0.001$，*$p<0.05$。

3.6.2.2　童年忽视对中老年人抑郁的影响：社会活动参与的中介作用

本研究进一步探究了社会活动参与在童年忽视与中老年人抑郁之间的纵向中

介效应。模型整体拟合良好：RMSEA = 0.036，90% CI = 0.033 ~ 0.039，SRMR = 0.024，CFI = 0.974，TLI = 0.966。图 3-30 展示了标准化参数估计值，经历童年忽视的中老年人抑郁初始水平较高（$\beta = 0.044[0.019, 0.069]$，$p < 0.001$），但对抑郁斜率无显著影响（$\beta = 0.029[-0.024, 0.083]$，$p = 0.286$）；童年忽视对中老年社会活动参与截距（$\beta = -0.022[-0.053, 0.009]$，$p = 0.165$）和斜率（$\beta = -0.047[-0.127, 0.027]$，$p = 0.226$）均无显著影响；社会活动参与初始水平高的中老年人，抑郁初始水平较低（$\beta = -0.243[-0.273, -0.211]$，$p < 0.001$），但社会活动参与截距无法显著预测抑郁斜率（$\beta = 0.074[-0.003, 0.151]$，$p = 0.061$）；社会活动参与斜率无法显著预测抑郁斜率（$\beta = -0.167[-0.349, 0.001]$，$p = 0.060$）。

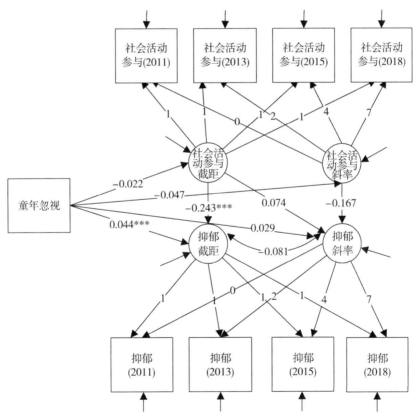

图 3-30　社会活动参与在童年忽视与中老年人抑郁的中介模型

注：模型中的参数估计值均为标准化结果，***$p < 0.001$。

如表 3-16 所示，社会活动参与在童年忽视与中老年人抑郁之间无显著的中介作用，中介效应 95% 置信区间均包含 0。以上结果提示，社会活动参与难以缓解童年忽视对中老年人抑郁的负面作用。

表 3-16 社会活动参与在童年忽视与中老年人抑郁之间的中介效应

中介效应	标准化 β(95%CI)
童年忽视-社会活动参与截距-抑郁截距	0.005(-0.002，0.013)
童年忽视-社会活动参与截距-抑郁斜率	-0.002(-0.005，0.001)
童年忽视-社会活动参与斜率-抑郁斜率	0.008(-0.005，0.030)

注：CI：置信区间。

3.6.2.3 童年虐待对中老年人抑郁的影响：社会活动参与的中介作用

本研究探究了社会活动参与在童年虐待与中老年人抑郁之间的中介效应。模型拟合良好：RMSEA = 0.036，90% CI = 0.033 ~ 0.039，SRMR = 0.024，CFI = 0.973，TLI = 0.965。图 3-31 显示，经历童年虐待的中老年人抑郁初始水平较高（β = 0.086[0.060，0.110]，p < 0.001），但对抑郁斜率无显著影响（β = -0.015[-0.068,0.041]，p = 0.599）；童年虐待对中老年社会活动参与截距（β = 0.034[-0.002,0.065]，p = 0.055）和斜率（β = 0.002[-0.074，0.080]，p = 0.962）无显著影响；社会活动参与初始水平高的中老年人，抑郁初始水平较低（β = -0.247[-0.278，-0.216]，p < 0.001），但社会活动参与截距无法显著预测抑郁斜率（β = 0.074[-0.003，0.152]，p = 0.061）；社会活动参与斜率无法显著预测抑郁斜率（β = -0.171[-0.355，0.005]，p = 0.054）。

如表 3-17 所示，社会活动参与在童年虐待与中老年人抑郁之间无显著的中介作用，中介效应 95% 置信区间均包含 0。以上结果表明，社会活动参与难以缓解童年虐待对中老年人抑郁的负面作用。

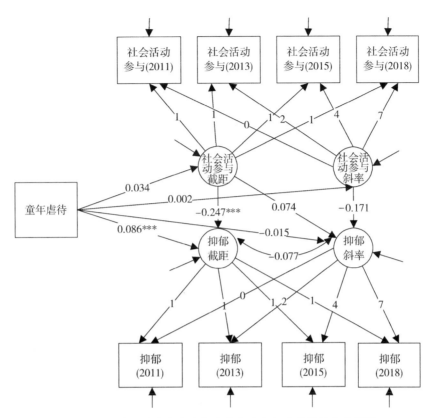

图 3-31　社会活动参与在童年虐待与中老年人抑郁的中介模型

注：模型中的参数估计值均为标准化结果，***$p<0.001$，* $p<0.05$。

表 3-17　　　社会活动参与在童年虐待与中老年人抑郁之间的中介效应

中介效应	标准化 β(95%CI)
童年虐待-社会活动参与截距-抑郁截距	$-0.008(-0.017, 0.001)$
童年虐待-社会活动参与截距-抑郁斜率	$0.002(-0.001, 0.008)$
童年虐待-社会活动参与斜率-抑郁斜率	$0.001(-0.026, 0.015)$

注：CI：置信区间。

3.6.2.4　童年 SES 劣势对中老年抑郁的影响：社会活动参与的中介作用

本研究进一步探究了社会活动参与在童年 SES 劣势与中老年人抑郁之间的纵

向中介效应。模型整体拟合良好：RMSEA = 0.036，90% CI = 0.033 ~ 0.039，SRMR = 0.024，CFI = 0.973，TLI = 0.966。图 3-32 展示了标准化参数估计值，经历童年 SES 劣势的中老年人抑郁初始水平较高（β = 0.123[0.097，0.149]，$p <$ 0.001），但对抑郁斜率无显著影响（β = 0.050[-0.004，0.106]，p = 0.076）；经历童年 SES 劣势的中老年人，社会活动参与的初始水平较低（β = -0.072[-0.104，-0.041]，$p <$ 0.001），且社会活动参与下降得更快（β = -0.078[-0.155，-0.001]，p = 0.048）；社会活动参与初始水平高的中老年人，抑郁的初始水平较低（β = -0.233[-0.263，-0.201]，$p <$ 0.001），但社会活动参与截距无法显著预测抑郁斜率（β = 0.074[-0.003，0.151]，p = 0.060）；社会活动参与斜率无法显著预测抑郁斜率（β = -0.153[-0.334，0.015]，p = 0.085）。

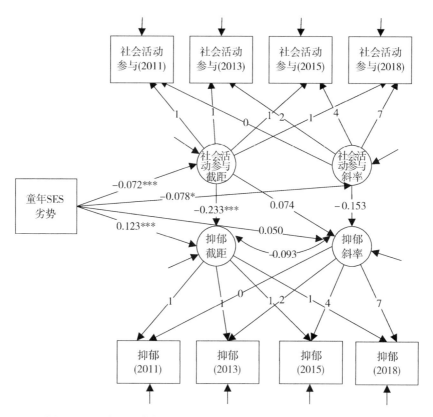

图 3-32　社会活动参与在童年 SES 劣势与中老年人抑郁的中介模型

注：模型中的参数估计值均为标准化结果，***$p <$ 0.001，*$p <$ 0.05，SES：社会经济地位。

表 3-18 显示，社会活动参与截距在童年 SES 劣势与抑郁截距之间发挥部分中介作用，童年 SES 劣势既可以直接降低抑郁初始水平，也可以通过降低社会活动参与初始水平进而降低抑郁初始水平，由于中介效应（$\beta = 0.017$，$p < 0.001$）和直接效应（$\beta = 0.123$，$p < 0.001$）同时存在且方向一致，中介效应占总效应的比例为 12.1%，提示可能还存在一些其他的中介变量未被纳入模型。以上结果表明，社会活动参与可以缓解童年 SES 劣势对中老年人抑郁的负面作用，尤其要关注社会活动参与初始水平低的中老年人。

表 3-18　社会活动参与在童年 SES 劣势与中老年人抑郁之间的中介效应

中介效应	标准化 β（95%CI）
童年 SES 劣势-社会活动参与截距-抑郁截距	$0.017^{***}(0.009,\ 0.024)$
童年 SES 劣势-社会活动参与截距-抑郁斜率	$-0.005(-0.012,\ 0.001)$
童年 SES 劣势-社会活动参与斜率-抑郁斜率	$0.012(-0.002,\ 0.036)$

注：***$p < 0.001$，SES：社会经济地位，CI：置信区间。

3.6.3　讨论

本研究发现，随着年龄增长，我国中老年人抑郁得分加速增长，验证了研究假设 1，与李婷和张闫龙（2014）针对 CLHLS 的分析结果一致。Yang 和 Lee（2009）利用跨度 15 年的追踪数据考察了美国成年人的抑郁轨迹，结果发现，随着年龄增长，抑郁得分呈现加速上升趋势。步入中老年后，各个组织、器官系统出现一系列的慢性退行性的衰老变化，慢性病增多；社会地位、社会角色和家庭角色发生改变，逐渐从社会和家庭的核心退到边缘位置；空巢化使中老年人的情感依托缺失，这些导致部分中老年人产生孤独、焦虑和心理落差等负面情绪，严重影响中老年人的心理健康（刘远立，2021；沈宛颖 等，2021），这提示我们需要重点关注老年人的心理健康状况。

与国内外相关研究结果一致（Iob et al.，2020；Xiang & Wang，2021），ACEs 对中老年人抑郁的影响存在剂量-反应关系，支持风险累积模型和研究假设 3。本研究的样本为中老年人，说明 ACEs 对个体心理健康的影响可能贯穿整个生命历程。从各类 ACEs 的影响差异来看，童年虐待、童年忽视和童年 SES 劣势均可以显著预测中老年人抑郁。一项 Meta 分析表明，ACEs 与不同健康问题发生风险的关联强度不一，对心理问题的作用尤为显著（Hughes et al.，2017）。童年期是下丘脑-垂体-肾上腺（Hypothalamic-Pituitary-Adrenal，HPA）轴功能变化的关键期，ACEs 可能导致 HPA 轴过度激活（Danese & Lewis，2017；Kalmakis et al.，2015），增加个体对心理问题的易感性，为成年之后的相关疾病奠定基础，这在一定程度上从神经生物学视角解释了 ACEs 对中老年心理健康的长期影响。中老年时期的心理健康是其生命历程中不同年龄阶段健康存量累积和消耗的结果，建立全生命周期的健康行动和政策体系，才能有效应对人口老龄化的挑战（郑晓瑛 & 苏彬彬，2021）。

本研究发现，社会活动参与初始水平较低的中老年人，抑郁初始水平较高；社会活动参与下降越快的中老年人，抑郁上升越快；社会活动参与截距在童年 SES 劣势与中老年人抑郁截距之间发挥部分中介作用，验证了风险链模型、研究假设 4、研究假设 7 和累积不平等理论。这在某种程度上反映生命中后期的社会活动参与对童年 SES 劣势的修补作用。基于潜变量增长曲线模型，Chiao 等人（2011）利用跨越 18 年 TLSA 追踪数据发现，在控制其他变量后，持续性的社会参与和社会参与初始水平较高可以显著负向预测我国台湾老年人的抑郁水平。一项针对新加坡华人健康的纵向调查发现，社会参与可以显著预测老年人的抑郁水平（Barrenetxea et al.，2022）。来自韩国 KLoSA 研究证据表明，在 2006—2013 年调查期间，65 岁以上老年女性的抑郁水平呈线性降低，且参与休闲活动可以显著预测抑郁的初始水平和发展速度（Park，2017）。基于平行潜变量增长曲线模型，Iob 等人（2020）揭示 ACEs 可以显著增加英国老年人抑郁的初始水平和增长速度。基于 HRS 数据，有学者发现 ACEs 可以显著预测美国男性老兵的抑郁，社会参与在 ACEs 与抑郁之间发挥中介作用（Yang et al.，2022）。Nishio 等人（2022）指出，ACEs 可以正向预测日本老年人的抑郁水平，社会参与在其中发挥中介作用。国内尚无实证研究剖析社会参与在 ACEs 和中老年人抑郁之间的关系，本研究拓宽了既往的研究视野，弥补国内相关实证研究的空白。活动理论认为，中老年人通过社会参与改善抑郁和情绪低落，实现对自我价值的重新认识，顺利实现角色转换，获得心理满足，并保持生命活力(张冲 & 张丹, 2016)。此外，社会资本理论认为，社会参与是提高中老年人社会资本的有效途径，社会资本通过社会网络成员之间情感和物质的社会支持，从而影响中老年人的心理健康。

ACEs 与年龄的交互项统计上不显著，说明 ACEs 对中老年人抑郁的影响不随年龄变化而变化，呈现出一种"平行效应"，既不支持研究假设 5a 也不支持研究假设 5b。随着个体步入中老年时期，生物性衰老对个体健康发挥了主要作用，早期社会因素对健康的影响在下降。因此，在中老年人抑郁的年龄效应研究中，ACEs 导致的抑郁分化不随年龄增长而发生变化。性别和年龄的交互项显著为负，表明随着年龄增长，中老年人抑郁的性别差异进一步扩大，验证了累积劣势理论，提示要重点关注老年女性的心理健康状况。与男性相比，女性心理更敏感，对生活及情感的依赖较强；由于女性寿命更长，随着年龄增长，女性丧偶比例升高导致其容易产生孤独和抑郁(吴雪雨等, 2022)，本研究显示中老年女性在婚比例低于中老年男性。另一方面，女性属于社会弱势群体，在整个生命历程中女性在医疗资源的可及性、教育资源的可得性、家庭资源分配、劳动就业市场等方面均处于劣势(徐洁 & 李树茁, 2014)，这也可能导致抑郁的性别分化。本研究的研究对象为中老年人，受当时教育资源和生活水平的限制，家庭有限资源配置向男孩倾斜，女性早期受教育权利被忽视、受教育机会被剥夺。本研究发现中老年女性的平均受教育年限比中老年男性大约低 2.33 年。根据累积劣势理论，中老年女性的心理健康劣势是生命历程中多方面劣势累积的结果，随着时间的推移，中老年人抑郁的性别差异不断扩大。

本研究发现，出生队列的主效应不显著，并不支持研究假设 2a 和 2b。与之不同，既往针对美国成年人和老年人的研究发现，较晚出生的队列抑郁水平较高(Yang, 2007；Yang & Land, 2013)。这可能归因于美国较晚出生队列面临更多与经济繁荣相关的复杂问题，诸如劳动力市场竞争、人际关系改变等；另一方面，较晚出生队列可能经历更多的生命早期不良事件(经济大萧条、第二次世界大战等)。由于中美两国的社会情境、经济发展、卫生政策等方面存在较大差异，导致研究结果不一致。童年忽视和出生队列的交互项、城乡和出生队列的交互项统计显著。具体来说，童年忽视对抑郁的影响在较晚出生队列中年群体中更加明显，而较早出生队列的敏感度相对较低，验证了研究假设6；随着队列变年轻，中老年抑郁的城乡差异呈现缩小趋势，但这样的趋势不是太明显，预计中老年人抑郁在队列内的城乡分化将长期存在。较早的出生队列大多出生在中华人民共和国成立之前或初期，在他们的童年时期，我国人民生活水平普遍较低，物质需求都不一定能够完全得到满足。随着我国经济水平的不断发展，人们生活质量不断提高，在基本需求得到满足之后，个体开始追求更高层次的精神需求（张恺悌，2009）。因此，童年忽视对较晚出生队列的负面作用更强。我国长期存在城乡二元结构，农村的经济、文化和社会发展水平低于城市，且农村中老年人得到养老的物质支持及精神慰藉较少，从而降低了农村中老年人的心理健康（荣健等，2020）。提升农村居民的身心健康水平，缩小城乡人口健康差异是乡村振兴战略的重要发展目标之一；提升农村人口的精神活力是实现农村积极老龄化和挖掘中老年人口红利的前提（杨明旭等，2022）。近年来，随着社会资源总量的日渐丰富，国家政策逐渐向农村倾斜，城乡发展政策经历从"统筹城乡发展"到"城乡发展一体化"，再到"城乡融合发展"的演进过程（李爱民，2019），这些政策在提高农村居民心理健康方面的边际效应较高，特别是较晚出生的一代人，也从侧面折射出我国消减城乡健康不平等的政策和措施取得一定成效。

其他变量的估计结果表明，城市、男性、在婚、文化程度较高、15岁前自评健康状况越好、生活在东部地区、既往不吸烟的中老年人心理健康状况较好，未发现既往饮酒行为对中老年人抑郁有显著影响，表明中老年心理健康是多种因素综合作用的结果，验证了健康的社会决定因素理论，这与既往国内外相关研究基本一致。诸如，Huang等人（2019）针对我国成人精神障碍流行病学调查发现，女性抑郁障碍患病率高于男性，离异丧偶者高于已婚者，城乡无显著差异。有学者发现，离婚或丧偶、女性、文化程度低等是中老年人抑郁的危险因素（杨明旭等，2022）。地区分布、城乡分布、性别、童年躯体健康状况、吸烟情况等因素可以显著预测我国老年人的抑郁症状（裴青燕，2019）。Yang（2007）在控制年龄和队列效应后发现，女性、文化程度低、离异/丧偶、负性生活事件、参与宗教活动可以显著负向预测美国老年人的抑郁水平。

3.6.4 小结

本节从生命历程视角出发，采用分层 APC 生长曲线模型探讨了 ACEs、性别和城乡对中老年人抑郁的影响随时间因素（年龄和队列）的变化情况，不仅追溯了我国中老年人抑郁的上游影响因素，而且采用潜变量增长模型剖析了社会活动参与在 ACEs 与中老年人抑郁之间的中介机制。

分层 APC 生长曲线模型的分析结果显示，ACEs 对我国中老年人抑郁具有累积负面影响，支持累积风险模型；童年忽视、童年 SES 劣势和童年虐待可以显著正向预测中老年人抑郁水平，表明 ACEs 是影响我国中老年人抑郁的"上游"因素。随着年龄增长，我国中老年人抑郁得分呈现加速上升趋势；随着队列变年轻，是否经历童年忽视的中老年人抑郁差异在扩大，表明童年忽视对较晚出生队列的负面作用更强；随着队列变年轻，中老年人抑郁的城乡差异缩小，表明城乡发展不平衡在降低；随着年龄增长，中老年人抑郁的性别差异进一步扩大，验证了累积劣势理论。

潜变量增长模型的分析结果显示，社会活动参与初始水平较低的中老年人，抑郁初始水平较高；社会活动参与下降越快的中老年人，抑郁上升越快；童年 SES 劣势对我国中老年人抑郁既有长远的直接影响，又可以通过降低社会活动参与，进而增加中老年人抑郁水平，社会活动参与是重要的保护机制，验证了风险链模型、活动理论和累积不平等理论。

3.7 ACEs 对中老年人认知功能的影响

认知反映了人脑加工、存储、提取和应用信息能力，是个体认识、理解、判断和推理事物的过程。认知功能是个体完成各项活动需要具备的心理条件。随着年龄增加，中老年认知能力逐渐退化，可能进一步发展为轻度认知障碍和老年痴呆，严重降低了中老年人的生活质量和健康水平（Eshkoor et al., 2015）。一项具有全国代表性的老年人调查显示（$n = 46011$），轻度认知障碍的患病率为 15.5%，老年痴呆的患病率为 6.0%，按照这一比例推算，我国 60 岁及以上人群中有 3877 万名轻度认知障碍患者和 1507 万痴呆患者。该研究提示我国急需建立一个全国性的监测网络监测老年人认知功能变化，防止或减缓轻度认知障碍发展为痴呆（Jia et al., 2020）。Lv 等人（2019）基于 CLHLS 数据发现，认知功能衰退越快的老年人，死亡率越高。随着我国老龄化程度的不断加深，认知损伤的老年人规模将进一步扩大，给家庭和社会带来沉重的照料负担。在生命历程视角下，ACEs是影响中老年人认知功能的关键"上游"因素。国内外研究证据表明，ACEs 对中老年人认知功能具有长期影响（Kobayashi et al., 2020; Yi et al., 2007）。基于此，本节从生命历程视角出发，首先采用分层 APC 生长曲线模型解析 ACEs 与中老年人认知功能的关系随时间维度(年龄和出生队列)的变化；并刻画了不同人群(城乡和性别)的认知功能在时间维度上的相对变化趋势；其次，基于分层 APC 生长曲线模型分析结果，寻找潜在的中介因素，并借助于潜变量增长模型探究 ACEs影响中老年人认知功能的作用机制。分析结果如下。

3.7.1 出生队列效应下 ACEs 对中老年人认知功能的影响

为了回答上文提出的问题，本研究利用分层 APC 生长曲线模型，以认知功能为因变量，逐步将自变量和控制变量纳入模型，如表 3-19 所示。模型 1 显示，在控制其他变量的情况下，出生队列对中老年人认知功能有显著影响，与较早的出生队列相比，较晚的出生队列认知功能较好；中老年人认知功能随年龄增长加速下降；中老年男性的认知功能好于中老年女性，城市中老年人的认知功能显著高于农村中老年人；ACEs 与中老年认知功能之间存在剂量-反应关系，换言之，ACEs 数量越多，中老年人认知功能越差。这表明不仅单项 ACEs 可能对认知功能造成长远损害，不同类型的 ACEs 也可能互相交织，形成叠加效应共同影响中老年人认知功能。控制变量的估计结果表明，在婚、受教育年限越高的中老年人认知功能较好，与东部地区相比，生活在西部和中部地区的中老年人认知功能较差，15 岁前自评健康状况越差的中老年人认知功能越低，既往吸烟的中老年人认知功能较差，既往饮酒行为无法显著预测中老年人认知功能。

模型 2 关注特定类型 ACEs 对中老年人认知功能的影响，为提升经历不同童年不良事件的中老年人健康提出针对性建议。通过比较两个模型的拟合度，模型 2 要优于模型 1。结果发现，在控制其他变量的情况下，中老年人认知功能的平均得分为 14.675，童年忽视（$\beta=-0.267$，$p<0.001$）和童年 SES 劣势（$\beta=-0.359$，

$p<0.001$)可以显著降低中老年人认知功能,童年虐待($\beta=0.108$,$p=0.112$)无法显著预测中老年人认知功能;中老年人认知功能随年龄增长加速下降,可以从年龄的一次项($\beta=-0.103$,$p<0.001$)和二次项系数($\beta=-0.006$,$p<0.001$)负向显著看出,图 3-33 更直观地展示了这种关系;在越晚出生的队列中,中老年人认知功能越好($\beta=0.428$,$p<0.001$),亦即是说,每晚出生 5 年,中老年人认知功能平均提升 0.428 分,图 3-34 更直观地展示了这种关系。

本研究更关心 ACEs 对中老年人认知功能的影响在时间维度(队列和年龄)上的变化趋势,因此模型 3 在模型 2 的基础上纳入了童年 SES 劣势、童年忽视与时间维度变量的交互项。由于我国存在城乡二元格局以及不同性别中老年人健康存在较大差异,也纳入了居住地、性别与时间维度变量的交互项。考虑到模型的简洁性,如果交互项不显著,就在模型中予以删除。通过比较两个模型的拟合度,模型 3 要优于模型 2。结果发现,ACEs(童年 SES 劣势和童年忽视)与年龄的交互项均无显著的统计学意义,表明 ACEs 对中老年人认知功能的影响不随年龄变化而变化(因不显著,表 3-19 未列出);童年忽视和童年 SES 劣势可以显著降低中老年人认知功能的初始水平,在控制其他变量后,结果依然稳健;有趣的是,在模型 2 中性别对中老年人认知功能的解释力微乎其微,但在模型 3 中,性别的主效应显著为正($\beta=0.639$,$p<0.001$),且性别和队列的交互项显著为负($\beta=-0.173$,$p<0.001$),图 3-35 是对性别 * 队列的可视化;居住地和队列的交互项显著为正($\beta=0.091$,$p=0.025$),表明随着队列变年轻,中老年人认知功能的城乡差异缩小,图 3-36 对居住地 * 队列的可视化;居住地和年龄一次项的交互项显著为负($\beta=-0.060$,$p<0.001$),表明随着年龄增长,城乡分层导致的中老年人认知功能差异进一步扩大,验证了累积劣势理论,图 3-37 更直观地展示了这种关系;队列和年龄一次项的交互项显著为正($\beta=0.068$,$p<0.001$),表明随着年龄增长,中老年人认知功能的队列差异进一步扩大,验证了累积劣势理论,图 3-38更直观地展示了这种关系。

模型 4 在模型 3 的基础上纳入了社会活动参与,通过比较两个模型的拟合度,模型 4 要优于模型 3。在控制其他变量的情况下,社会活动参与可以显著预测中老年人认知功能,且该变量具有较强的解释力,需用潜变量增长模型进一步验证社会活动参与是否在 ACEs 与中老年人认知功能之间发挥中介作用。

表 3-19　童年不良经历与中老年人认知功能：分层 APC 生长曲线模型估计结果

	模型 1 系数	模型 2 系数	模型 3 系数	模型 4 系数
截距模型				
截距	14.637 *** （0.140）	14.675 *** （0.139）	14.667 *** （0.156）	14.306 *** （0.158）
居住地（参照组＝城市）	−0.845 *** （0.065）	−0.839 *** （0.065）	−1.087 *** （0.119）	−1.047 *** （0.118）
性别（参照组＝女性）	0.230 * （0.090）	0.202 * （0.091）	0.639 *** （0.118）	0.705 *** （0.131）
婚姻状况（参照组＝无偶）	0.617 *** （0.091）	0.622 *** （0.091）	0.489 *** （0.091）	0.514 *** （0.091）
受教育年限	0.529 *** （0.008）	0.526 *** （0.008）	0.522 *** （0.009）	0.513 *** （0.008）
地区（参照组＝东部）				
中部	−0.621 *** （0.075）	−0.626 *** （0.075）	−0.644 *** （0.075）	−0.660 *** （0.074）
西部	−0.832 *** （0.073）	−0.842 *** （0.073）	−0.857 *** （0.073）	−0.832 *** （0.073）
既往饮酒（参照组＝否）	0.077 （0.057）	0.076 （0.057）	0.073 （0.056）	0.042 （0.056）
既往吸烟（参照组＝否）	−0.238 ** （0.080）	−0.235 ** （0.080）	−0.228 ** （0.080）	−0.256 ** （0.080）
15 岁前自评健康	−0.138 *** （0.030）	−0.135 *** （0.030）	−0.131 *** （0.031）	−0.127 *** （0.030）
童年 SES 劣势（参照组＝否）		−0.359 *** （0.080）	−0.358 *** （0.080）	−0.345 *** （0.079）
童年忽视（参照组＝否）		−0.267 *** （0.065）	−0.268 *** （0.065）	−0.254 *** （0.065）
童年虐待（参照组＝否）		0.108 （0.068）	0.116 （0.068）	0.099 （0.068）
童年不良经历种类数（参照组＝0）				
1 种	−0.097 （0.068）			

续表

	模型1 系数	模型2 系数	模型3 系数	模型4 系数
2 种	−0.277*** (0.090)			
3 种	−0.638*** (0.197)			
队列	0.434*** (0.021)	0.428*** (0.021)	0.470*** (0.038)	0.472*** (0.037)
性别*队列			−0.173*** (0.040)	−0.176*** (0.040)
居住地*队列			0.091* (0.040)	0.088* (0.040)
社会活动参与（参照组=否）				0.576*** (0.043)
斜率模型				
年龄	−0.103*** (0.008)	−0.103*** (0.008)	−0.228*** (0.016)	−0.228*** (0.016)
年龄平方	−0.006*** (0.002)	−0.006*** (0.002)	−0.004* (0.002)	−0.003 (0.002)
居住地*年龄			−0.060*** (0.015)	−0.057*** (0.014)
队列*年龄			0.068*** (0.005)	0.068*** (0.004)
随机效果–方差构成				
第一层：个体间	9.374***	9.373***	9.328***	9.332***
第二层：截距	6.571***	6.553***	6.613***	6.479***
增长率	0.081***	0.081***	0.071***	0.069***
观测数量(人年)	33182	33182	33182	33182
拟合度				
AIC	182548.3	182529.8	182295.0	182124.5
BIC	182577.7	182561.7	182324.4	182153.8

注：***$p<0.001$，**$p<0.01$，*$p<0.05$，SES：社会经济地位，括号内为标准误。

　　图 3-33 展示的是在控制队列效应和其他变量的情况下，中老年人认知功能与年龄的关系，随着年龄增长，中老年人认知功能呈现加速下降趋势。该结果提示中老年人认知功能的年龄变化趋势主要归因于生理性衰老。

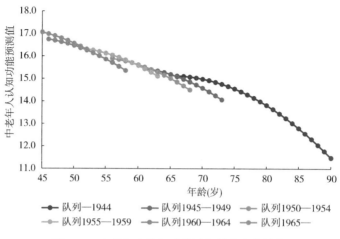

图 3-33　中老年人认知功能随年龄的变化趋势

　　图 3-34 展示的是在控制年龄效应和其他变量的情况下，中老年人认知功能与出生队列的关系，随着出生队列变年轻，中老年人认知功能呈现上升趋势。该结果反映了宏观的社会变迁对中老年人认知功能的促进作用。

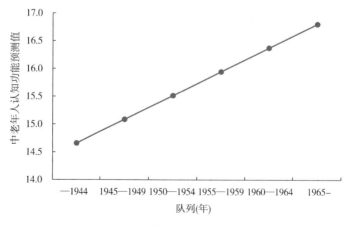

图 3-34　中老年人认知功能随队列的变化趋势

图 3-35 是对模型 3 中性别＊队列的可视化，从中可以看出，在较早的出生队列中，中老年男性认知功能好于中老年女性，随着出生队列变年轻，中老年女性认知功能的上升速度快于中老年男性，在较晚的出生队列中，中老年女性认知功能反而好于中老年男性，两者在 1955—1959 年出生队列交汇形成"剪刀型"分布。该结果提示如果不探究队列内的性别分化，可能掩盖中老年人认知功能的性别差异，也反映了宏观社会变迁对中老年女性的促进作用显著高于中老年男性。

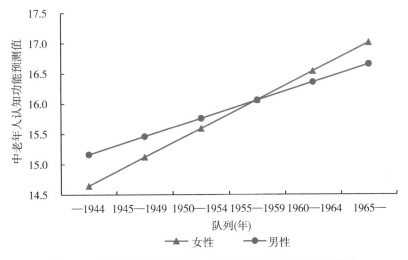

图 3-35　性别对中老年人认知功能的影响随队列的变化趋势

图 3-36 是对模型 3 中居住地＊队列的可视化，从中可以看出，农村中老年人认知功能低于城市中老年人，随着队列变年轻，中老年人认知功能的城乡差异缩小，但缩小趋势不是太明显，预计中老年人认知功能在队列内的城乡分化将长期存在。该结果在一定程度上反映我国城乡发展均衡性和资源分配合理性得到提高，也从侧面证实我国缩小城乡差异的政策取得一定成效，至少城乡间的中老年人认知功能差距没有进一步扩大。

图 3-37 是对模型 3 中居住地＊年龄的可视化，从中可以看出，随着年龄增长，中老年人认知功能的城乡差异进一步扩大，验证了累积劣势理论。具体来说，农村中老年人的认知功能初始水平较低，随着年龄增长，城乡中老年人认知功能均变差，但农村中老年人下降得更快，因为农村在经济、教育、医疗资源配

置上长期处于劣势，难以延缓认知功能随年龄增长而恶化的进程。

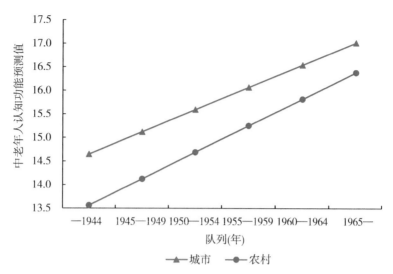

图 3-36 居住地对中老年人认知功能的影响随队列的变化趋势

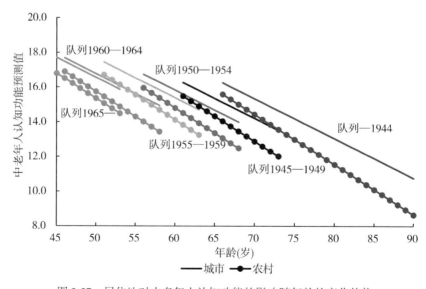

图 3-37 居住地对中老年人认知功能的影响随年龄的变化趋势

图 3-38 是对模型 3 中队列 * 年龄的可视化，刻画了不同队列的中老年人认

知功能随年龄的变化趋势。整体来看，除最晚出生的两个队列(1960—1964 和
1965—)轻微上升外，其他出生队列的认知功能预测值随着年龄增长逐渐下降，
且越早出生的队列下降越快，导致不同队列之间的认知功能差异进一步变大。通
过比较相邻队列重合年龄段的认知功能，除最早出生的两个队列(—1944 和
1945—1949)外，较晚出生的队列认知功能的预测值优于相同年龄段的较早出生
队列。较早出生队列的认知功能"异常"可能归因于高龄老人受选择性生存的影
响较大。

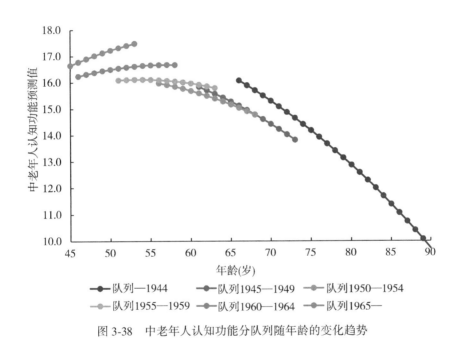

图 3-38　中老年人认知功能分队列随年龄的变化趋势

3.7.2　ACEs 对中老年人认知功能的影响：社会活动参与的中介作用

分层 APC 生长曲线模型证实，在控制其他变量之后，童年 SES 劣势、童年
忽视可以显著负向预测中老年人认知功能，而社会活动参与对中老年人认知功能
具有保护作用，但 ACEs 影响中老年人认知功能的潜在作用机制尚不清楚。本研
究进一步引入可能的中介变量(社会活动参与)，采用潜变量增长模型揭示 ACEs
影响中老年人认知功能的内在作用机制。

利用无条件线性潜变量增长模型探究中老年人认知功能的变化趋势。中老年人认知功能模型整体拟合良好(CFI = 0.988,TLI = 0.986,SRMR = 0.026,RMSEA = 0.046,90%CI = 0.039~0.053),认知功能的截距为14.890,截距的方差为12.015,表明认知功能的初始水平存在显著的个体间差异($p<0.001$);中老年人认知功能在4次测量期间呈线性下降趋势($\beta=-0.123$,$p<0.001$),斜率的方差为0.074,表明认知功能斜率存在显著的个体间差异($p<0.001$);认知功能截距与斜率的协方差为0.344($p<0.001$),即认知功能初始水平高的中老年人比初始水平低的下降得快。

3.7.2.1 社会活动参与和中老年人认知功能的关系

本研究使用平行潜变量增长模型从动态视角进一步考察社会活动参与和中老年人认知功能的发展轨迹及其之间的相互作用模式。模型拟合良好:RMSEA = 0.037,90%CI = 0.034~0.040,SRMR = 0.025,CFI = 0.976,TLI = 0.971。图3-39展示了标准化参数估计值,社会活动参与截距可以显著正向预测认知功能截距($\beta=0.373[0.343,0.403]$,$p<0.001$),说明社会活动参与初始水平较高的中老年人,认知功能初始水平较高,该结果与分层APC生长曲线模型一致。社会活动参与截距无法显著预测认知功能斜率($\beta=-0.014[-0.113,0.075]$,$p=0.772$),但社会活动参与斜率可以显著正向预测认知功能斜率($\beta=0.512[0.337,0.751]$,$p<0.001$),说明社会活动参与下降越快的中老年人,认知功能下降越快。这为社会活动参与作为中老年人认知功能的保护因素提供了重要证据。

3.7.2.2 童年忽视对中老年人认知功能的影响:社会活动参与的中介作用

本研究进一步探究了社会活动参与在童年忽视与中老年人认知功能之间的纵向中介效应。模型拟合良好:RMSEA = 0.034,90%CI = 0.031~0.037,SRMR = 0.023,CFI = 0.976,TLI = 0.969。从图3-40可以看出,经历童年忽视的中老年人认知功能初始水平较低($\beta=-0.054[-0.080,-0.030]$,$p<0.001$),但不影响认知功能的斜率($\beta=0.013[-0.064,0.097]$,$p=0.742$);童年忽视对中老年社会活动参与截距($\beta=-0.022[-0.053,0.009]$,$p=0.167$)和斜率($\beta=-0.047[-0.130,0.030]$,$p=0.242$)均无显著影响;社会活动参与初始水平较高的中老

年人，认知功能初始水平较高 ($\beta=0.367[0.338,0.397]$，$p<0.001$)，但社会参与截距无法显著预测认知功能斜率 ($\beta=-0.090[-0.189,0.005]$，$p=0.068$)；社会活动参与斜率对认知功能斜率有显著正效应 ($\beta=0.587[0.361,0.910]$，$p<0.001$)，即社会活动参与下降越快的中老年人，认知功能下降越快。

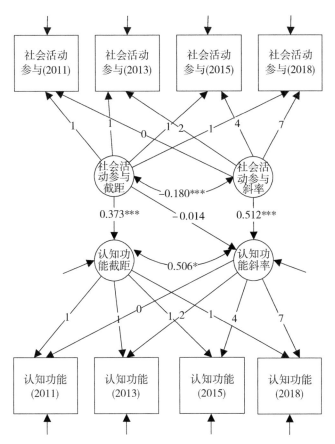

图 3-39   社会活动参与预测中老年人认知功能的平行潜变量增长模型

注：模型中的参数估计值均为标准化结果，***$p<0.001$，*$p<0.05$。

表 3-20 显示，社会活动参与在童年忽视与中老年人认知功能之间无显著的中介作用，中介效应 95% 置信区间包含 0。以上结果提示，社会活动参与难以缓解童年忽视对中老年人认知功能的负面作用。

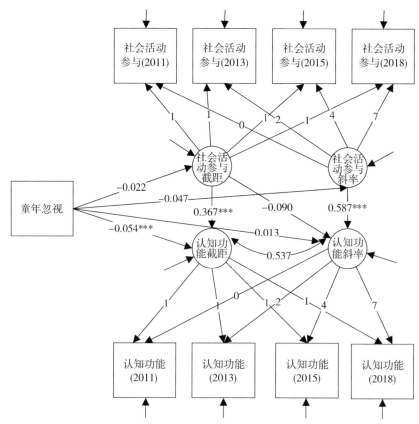

图 3-40 社会活动参与在童年忽视与中老年人认知功能的中介模型

注：模型中的参数估计值均为标准化结果，***$p<0.001$。

表 3-20　社会活动参与在童年忽视与中老年人认知功能之间的中介效应

中介效应	标准化 β（95% CI）
童年忽视-社会活动参与截距-认知功能截距	$-0.008（-0.019，0.003）$
童年忽视-社会活动参与截距-认知功能斜率	$0.002（-0.001，0.007）$
童年忽视-社会活动参与斜率-认知功能斜率	$-0.028（-0.093，0.017）$

注：CI：置信区间。

3.7.2.3　童年虐待对中老年认知功能的影响：社会活动参与的中介作用

本研究进一步探究了社会活动参与在童年虐待与中老年人认知功能之间的纵

向中介效应。模型整体拟合良好：RMSEA = 0.034，90% CI = 0.031 ~ 0.037，SRMR = 0.023，CFI = 0.975，TLI = 0.968。从图 3-41 可以看出，童年虐待无法显著预测中老年人认知功能的初始水平($\beta = 0.016[-0.009, 0.040]$，$p = 0.213$)和变化速度($\beta = 0.029[-0.049, 0.107]$，$p = 0.460$)；童年虐待无法显著预测中老年社会参与初始水平($\beta = 0.033[-0.002, 0.065]$，$p = 0.057$)和变化速度($\beta = 0.002[-0.076, 0.084]$，$p = 0.951$)；社会活动参与初始水平较高的中老年人认知功能的初始水平较高($\beta = 0.369[0.339, 0.399]$，$p < 0.001$)，但社会活动参与截距无法显著预测认知功能变化速度($\beta = -0.091[-0.191, 0.003]$，$p = 0.064$)；社会活动参与斜率对认知功能斜率有显著正效应($\beta = 0.586[0.361, 0.907]$，$p < 0.001$)，即社会活动参与下降越快的中老年人，认知功能下降越快。

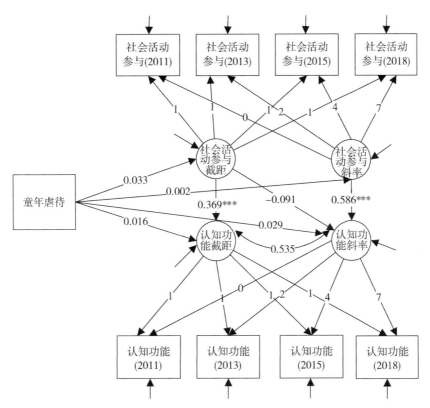

图 3-41 社会活动参与在童年虐待与中老年人认知功能的中介模型

注：模型中的参数估计值均为标准化结果，***$p < 0.001$。

表 3-21 显示，社会活动参与在童年虐待与中老年人认知功能之间无显著的中介作用，中介效应 95% 置信区间包含 0。以上结果提示，社会活动参与难以缓解童年虐待对中老年人认知功能的负面作用。

表 3-21　　社会活动参与在童年虐待与认知功能之间的中介效应

中介效应	标准化 β(95%CI)
童年虐待-社会活动参与截距-认知功能截距	0.012(−0.001, 0.024)
童年虐待-社会活动参与截距-认知功能斜率	−0.003(−0.009, 0.001)
童年虐待-社会活动参与斜率-认知功能斜率	0.001(−0.050, 0.053)

注：CI：置信区间。

3.7.2.4　童年 SES 劣势对中老年人认知功能的影响：社会活动参与的中介作用

本研究进一步探究了社会活动参与在童年 SES 劣势与中老年人认知功能之间的纵向中介效应。模型整体拟合良好：RMSEA = 0.034，90% CI = 0.031 ~ 0.037，SRMR = 0.022，CFI = 0.977，TLI = 0.970。从图 3-42 可以看出，经历童年 SES 劣势的中老年人认知功能初始水平较低(β = −0.135[−0.161, −0.110]，$p < 0.001$)，但不影响其随时间的下降率(β = −0.036[−0.116, 0.053]，$p = 0.393$)；经历童年 SES 劣势的中老年人社会活动参与的初始水平较低(β=−0.072[−0.104, −0.041]，$p<0.001$)，但童年 SES 劣势无法显著预测社会活动参与下降速度(β=−0.079[−0.158, 0.001]，$p = 0.053$)；社会活动参与初始水平较高的中老年人，认知功能的初始水平较高(β = 0.356[0.327, 0.387]，$p<0.001$)，但社会活动参与截距无法显著预测认知功能下降速度(β=−0.092[−0.191, 0.002]，$p = 0.062$)；社会活动参与斜率对认知功能斜率有显著正效应(β=0.574[0.349, 0.894]，$p<0.001$)，即社会活动参与下降越快的中老年人，认知功能下降越快。

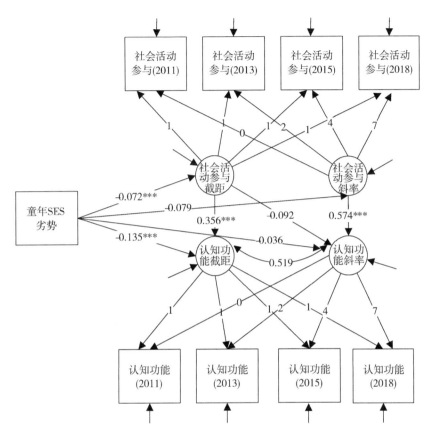

图 3-42 社会活动参与在童年 SES 劣势与中老年人认知功能的中介模型

注：模型中的参数估计值均为标准化结果，***p<0.001，SES：社会经济地位。

如表 3-22 所示，社会活动参与截距在童年 SES 劣势与认知功能截距之间发挥部分中介作用，童年 SES 劣势既可以直接降低中老年人认知功能的初始水平，也可以通过降低社会活动参与初始水平进而降低认知功能的初始水平，由于中介效应（$\beta=-0.026$，$p<0.001$）和直接效应（$\beta=-0.135$，$p<0.001$）同时存在且方向一致，中介效应占总效应的比例为 16.1%，提示可能还存在一些其他的中介变量未被纳入模型。以上结果表明，社会活动参与可以缓解童年 SES 劣势对中老年人认知功能的负面作用，尤其要关注社会活动参与初始水平低的中老年人。

表 3-22　　**社会活动参与在童年 SES 劣势与认知功能之间的中介效应**

中介效应	标准化 β(95%CI)
童年 SES 劣势-社会活动参与截距-认知功能截距	$-0.026^{***}(-0.038, -0.015)$
童年 SES 劣势-社会活动参与截距-认知功能斜率	$0.007(-0.001, 0.015)$
童年 SES 劣势-社会活动参与斜率-认知功能斜率	$-0.045(-0.113, 0.001)$

注：***$p<0.001$，SES：社会经济地位，CI：置信区间。

3.7.3　讨论

本研究采用分层 APC 生长曲线模型剥离出中老年人认知功能的年龄净效应和队列净效应。结果显示，我国中老年人的认知功能随年龄增长呈现加速下降的趋势，验证了研究假设 1。这一结果与中老年人的生理性衰老过程相吻合，也印证了既往针对 CLHLS 的研究结果（李婷 & 张闫龙，2014；童言，2019）。年龄反映的是机体的自然衰退和老化过程，进入中老年后，随着年龄增长，大脑逐渐萎缩，与记忆相关的神经元不断老化，导致认知功能下降（Xia et al., 2018）。认知能力是影响个体行为和选择的重要因素，认知能力伴随年龄提高而衰退，甚至可能演变为老年痴呆，降低了中老年人健康水平和生活质量（Montero-Odasso et al., 2020）。因此认知退化的早发现、早干预显得尤为重要，有助于降低疾病负担。

本研究在控制其他因素的前提下，分离了队列净效应，结果发现，队列的主效应正向显著，与较早的出生队列相比，较晚出生的中老年人认知功能更好，研究假设 2a 得到了证实。不同出生年代的人群在相同年龄段的认知功能差异，被称为弗林效应（Flynn, 1984）。多个国家的研究证据表明，出生越晚的队列认知功能越好。例如，Finkel 等人（2007）基于增长曲线模型探讨了两个出生队列（1900—1925 年和 1926—1948 年）的中老年人认知功能，发现 1926—1948 年队列平均认知功能得分更高。基于 2002—2014 年 CLHLS 数据，金海钰（2019）发现，我国老年人认知功能存在弗林效应，在控制其他变量后，出生年代较晚的老人认知功能得分高。不同队列所经历的历史事件和发展轨迹不同，其认知功能变化轨迹也不尽相同，反映了社会变迁留下的烙印。近年来，我国转向高质量发展阶段，经济实力显著增强，人民生活水平和医疗卫生事业得到改善，受教育时间进一步延长，这些因素可以在一定程度上延缓个体的衰老过程，导致较晚出生队列的认知功能较好，这一发现也凸显了在生命历程研究中检验队列效应的必要性。

本研究发现，ACEs 对中老年人认知功能的影响存在剂量-反应关系，验证了风险累积模型和研究假设 3。不同类型的 ACEs 叠加暴露，加深了 ACEs 对个体认知发育的负面影响。刘杰和郭超（2021）指出早年成长环境中的不良经历越多，中老年人认知功能越差。基于 2019 年行为风险因素监测系统，有学者证实，ACEs 和主观认知能力下降之间存在剂量-反应关系，与未经历不良童年事件的中老年人相比，经历 4 次及以上不良童年事件的中老年人主观认知能力下降的风险增加了 1.98 倍（Baiden et al.，2022）。儿童期是神经和认知发育的关键期，ACEs 可能导致神经、内分泌和免疫系统的持久变化，这些变化在儿童期可以观察到，在成年后仍然存在（Danese & McEwen，2012），因此 ACEs 可能对终生健康造成损害（Shonkoff & Garner，2012）。从各类 ACEs 的影响差异来看，童年忽视和童年 SES 劣势可以显著降低中老年人认知功能，而童年虐待无法显著预测中老年人认知功能。既往研究（McLaughlin & Sheridan，2016；McLaughlin et al.，2014）将 ACEs 划分为两个维度（威胁性风险和剥夺性风险）。威胁性风险主要影响情绪和情绪调节等方面（Sumner et al.，2019；Wolf & Suntheimer，2019），而剥夺性风险主要损害认知功能（Cohn-Schwartz & Weinstein，2020）。在本研究中，童年忽视和童年 SES 劣势属于剥夺性风险，童年虐待属于威胁性风险。剥夺性风险导致儿童缺乏正常发育所需要的认知刺激，进而影响儿童大脑的神经发育，最终弱化了个体的认知能力（McLaughlin et al.，2017；Rosen et al.，2020）。该研究结果对于识别认知损伤的高风险人群，从生命早期环境预防认知功能衰退提供了一定参考和依据。

本研究发现，社会活动参与初始水平较低的中老年人，认知功能初始水平较低；社会活动参与下降越快的中老年人，认知功能下降越快；社会活动参与是童年 SES 劣势影响中老年人认知功能的重要中介因素，验证了风险链模型、研究假设 4、研究假设 7 和累积不平等理论。从累积不平等理论来看，童年 SES 劣势对中老年人认知功能造成不良影响，但生命后期的资源和机会（社会活动参与）在其中发挥补偿作用，打破了固有的风险链条，削弱了 ACEs 带来的负面作用。既往研究指出，社会参与可以显著正向预测认知功能（Chiao，2019；Oh et al.，

2021）。此外，基于潜变量增长模型，Bourassa 等人（2017）利用 SHARE 数据对欧洲 13 国中老年人进行研究指出，在控制其他变量后，社会参与初始水平低的中老年人，认知功能下降速度快。刘杰和郭超（2021）发现，ACEs 通过减少社会交往的劣势累积机制，间接损害中老年人认知功能。社会活动参与被看作获取社会资本的途径，其本身也可以被视为社会资本的组成部分（卢祖洵 & 姜润生，2013），不同个体和团体通过社会参与和融入组织获得资源（Burt，2000）。活动理论和健康的社会决定因素理论认为，社会活动参与是健康的重要影响因素，有助于个体应对风险。虽然中老年认知能力普遍随年龄增长而下降，但认知能力具有"用进废退"的特点，参与社会活动有助于持续刺激中老年人的神经系统，缓解中老年人的认知损伤，改善中老年人的认知功能。

ACEs 与年龄的交互项不显著，说明 ACEs 对中老年人认知功能的影响不随年龄变化而变化，呈现出一种"平行效应"，既不支持累积劣势理论也不支持年龄中和效应。随着个体步入中老年时期，生物性衰老对个体健康发挥了主要作用，早期社会因素对健康的影响下降。因此，在中老年人认知功能的年龄效应研究中，ACEs 导致的认知功能分化随着年龄增长而无显著变化。随着年龄增长，各队列的认知功能逐步下降，且越早出生的队列下降越快，导致不同出生队列之间的认知功能差异进一步扩大，验证了累积劣势理论。基于 1998—2014 年 CLHLS 数据，张文娟和李念（2020）利用混合效应的多层线性模型考察了 3 个出生队列(1899—1908 年、1909—1918 年和 1919—1928 年)高龄老人的认知能力衰退过程，与较早出生的队列人群相比，较晚出生的老人认知水平更好，且随着年龄增长下降更慢。刘惠颖等人（2022）针对 2011—2018 年 CHARLS 数据的实证研究也指出，中老年认知衰退存在显著的队列差异，较早出生队列的认知功能初始水平显著低于较晚出生队列，且越早出生队列的认知功能衰退速度越快。随着社会经济发展和营养条件的改善，越晚出生的队列在生长发育的关键期(胎儿期和婴幼儿)有更好的营养摄入（Barker，1998）；收入增加、教育水平提高等使较晚出生队列中的个体增加健康投资（Badley et al.，2015），改善自身健康水平；同时医疗技术的飞速发展和医疗卫生服务体系的不断完善，进一步减弱了衰老对较晚出生队列认知功能的损害。根据累积劣势理论，较晚出生队列享有的资源优势可能沿着生命历程的推进持续累积。因此，随着年龄增长，不同出生队列的中老年人健康不平等不断扩大。

本研究发现，在较早的出生队列中，老年男性认知功能好于老年女性，随着出生队列变年轻，女性认知功能的上升速度快于男性，在较晚的出生队列中，中年认知功能的性别差异出现逆转，中年女性认知功能好于中年男性，反映了宏观社会变迁对女性认知功能的促进作用显著高于男性，教育平等性的改善可以在一定程度上解释中老年人认知功能的性别差异变化。与该结果类似，Lei 等人（2014）发现，随着我国经济的快速增长，中老年认知能力的性别差异在连续出生队列中逐步缩小，在我国年轻的成年人群体中，认知能力无显著的性别差异。既往研究指出，与 2001 年相比，2012 年墨西哥老人认知功能总分的性别差距缩小，教育对女性认知功能的促进作用远大于男性，如果较晚出生的女性继续获得更高的教育水平，将缩小老年认知方面的性别不平等（Díaz-Venegas et al.，2019）。教育是防止认知老化的重要保护因素，本研究也发现受教育年限每增加 1 年，中老年人认知功能大概增加 0.5 分。我国老年人的文化程度普遍较低，性别差异悬殊，尤其是在较早的出生队列中。较早的队列人群出生于中华人民共和国成立之前或者中华人民共和国成立初期，当时我国的社会经济发展水平较低，家庭可以投入的教育资源较为贫乏，许多家庭更倾向于将教育资源投入男孩身上，女性早期受教育权利被忽视、受教育机会被剥夺。随着 1986 年义务教育和 1999 年高等教育扩招等社会政策的实施，我国在教育方面取得了令人印象深刻的进步，在教育机会可及性和公平性方面得到极大改善（马妍，2020）。教育的持续扩张以及性别平等意识逐渐被接受导致我国居民教育获得性别不平等下降，女性的入学机会大幅增加，最近甚至开始出现女性反超男性的现象（李春玲，2010）。近年来，受教育程度的性别差异缩小，女性中老年人年轻时参加工作的比例提高，经济独立性增强（吴愈晓，2012），因此新进入 45 岁的中年人在文化程度、职业、医疗资源等方面的性别差异比之前的老年人有所改善。

与城市中老年人相比，农村中老年人在各个年龄段的认知功能均较差，且随年龄增长，中老年人认知功能的城乡差距进一步扩大，支持累积劣势理论。我国城乡二元户籍制度于 1958 年正式建立，最初旨在限制人口自由流动，但最终形成了城乡不对等的二元经济社会结构。城乡二元结构几乎影响了我国社会发展的各个领域，造成我国农村地区在教育资源、经济发展、社会保障、医疗资源可及性等诸多方面处于劣势地位（Norstrand & Xu，2012；Wu & Treiman，2004）。这些差异在各个生命阶段进行累积，随着年龄的放大机制，城市中老年人的认知功能优势逐渐扩大。本研究还发现，随着队列变年轻，中老年人认知功能的城乡差异缩小。随着社会资源总量的日渐丰富，在城乡融合发展和乡村振兴的社会背景下，我国社会发展公平性和资源分配合理性得到提高。目前国家政策正在向农村倾斜，以破除城乡分割的壁垒，缩小城乡居民在各种资源可及性方面的差异。随着社会的发展，城乡中老年人都会从中受益，但近些年农村的医疗卫生及教育水平尤其得到明显改善，对农村居民健康的边际效应较高。因此，随着出生队列变年轻，城乡中老年人认知功能差距呈现缩小趋势，也从侧面证明近年来我国消减城乡差异的政策和措施取得一定成效。但缩小趋势不是太明显，预计中老年人认知功能在队列内的城乡分化将长期存在。不可回避的是，我国依然长期存在着城乡发展不平衡、乡村发展不充分的现象，仍面临着农村短板的挑战。因此，积极应对人口老龄化战略和健康中国战略将维护健康公平放在重要位置，从社会经济、医疗健康保障和社会政策等方面破除城乡二元壁垒，逐步缩小城乡差异。

其他变量的估计结果表明，城市、男性、在婚、文化程度较高、15 岁前自评健康状况越好、生活在东部地区、既往不吸烟的中老年人的认知功能较好，未发现既往饮酒行为对中老年人认知功能有显著影响，表明中老年人认知功能是多种因素综合作用的结果，验证了健康的社会决定因素理论，这与既往研究基本一致。诸如，Jia 等人（2020）指出，农村居民、文化程度低、离异或丧偶、女性、吸烟等 12 种因素是导致我国老年人痴呆和轻度认知障碍的危险因素。一项全国性调查发现（$n = 18137$），我国 60 岁以上老年人群认知异常患病率随年龄增长而升高，认知异常患病率随教育程度升高而降低，女性认知异常患病率高于男性，已婚或同居老年人低于离婚或丧偶或分居人群，农村高于城市，中部地区高于东部和西部地区（邓茜等，2013）。

3.7.4　小结

本节从生命历程视角出发，采用分层 APC 生长曲线模型探讨了 ACEs、性别和城乡对中老年人认知功能的影响随时间因素（年龄和队列）的变化情况，不仅追溯了我国中老年人认知功能的上游影响因素，而且采用潜变量增长模型剖析了社会活动参与在 ACEs 与中老年人认知功能之间的中介机制。研究结论如下：

分层 APC 生长曲线模型的分析结果显示，ACEs 对我国中老年人认知功能具有累积效应，支持累积风险模型；童年忽视和童年 SES 劣势导致个体在步入中老年后认知功能更差，表明我国中老年人认知功能的影响因素可以追溯到童年期，ACEs 是影响中老年人认知功能的"上游"因素。随着年龄增长，我国中老年人认知功能加速下降，与生理性衰老过程相吻合；越晚出生的队列认知功能越好，验证了弗林效应；随着队列变年轻，中老年人认知功能的性别差异先缩小后扩大，呈现"剪刀型"分布，表明宏观社会变迁对女性的促进作用显著高于男性；随着队列变年轻，中老年人认知功能的城乡差异缩小，表明城乡发展不平衡在降低；随着年龄增长，中老年人认知功能的城乡差异和队列差异进一步扩大，验证了累积劣势理论。

潜变量增长模型的分析结果显示，社会活动参与初始水平较低的中老年人，认知功能初始水平较低；社会活动参与下降越快的中老年人，认知功能下降越快；童年 SES 劣势对我国中老年人认知功能既有长远的直接影响，也可以通过降低社会活动参与间接损害中老年人认知功能，验证了风险链模型、活动理论和累积不平等理论，为针对性干预提供了思路。

3.8 ACEs 对中老年人自评健康的影响

随着年龄增长，中老年人罹患疾病和生理机能出现问题的人口比例提升，相关疾病负担持续增加。整体健康常用单个条目的自评健康进行操作化测量，该指标简洁明了且具有广泛的应用（Stephan et al., 2020），可以综合、全面反映个体健康状况，具有较好的信度，还能预测老年人的全因死亡风险（Wuorela et al., 2020）。自评健康不仅受到个体客观健康状况的影响，同时受到个人感受、认知框架以及社会文化背景的影响，是客观健康状况与主观感受相互建构的过程（Jylhä, 2009）。2010 年第六次全国人口普查显示，我国 60 岁及以上老年人自评不健康的比例占 16.85%，预计全国共有 3000 万老年人处于不健康状态，提示政府和社会要对老年人健康和照料问题予以足够重视（杜鹏，2013）。ACEs 对中老年人自评健康的长期负面影响已经被诸多国内外研究证实（Dorji et al., 2020;

石智雷 & 吴志明, 2018）。与第 5~7 节类似, 本节从生命历程视角出发, 首先采用分层 APC 生长曲线模型解析 ACEs 与中老年人自评健康之间的关系随时间维度（年龄和出生队列）的变化；并将分层变量（城乡和性别）对中老年人自评健康的影响嵌入到时间维度加以考察；其次, 基于分层 APC 生长曲线模型分析结果, 寻找潜在的中介因素, 借助于一系列潜变量增长模型探究 ACEs 通过何种机制影响我国中老年自评健康。分析结果如下。

3.8.1 出生队列效应下 ACEs 对中老年人自评健康的影响

为了回答上文提出的问题, 本研究利用分层 APC 生长曲线模型, 以自评健康为因变量, 逐步将自变量和控制变量纳入模型, 如表 3-23 所示。模型 1 显示, 在控制其他变量的情况下, ACEs 对中老年人自评健康的影响存在剂量-反应关系, 即 ACEs 数量越多, 中老年人自评健康越差；农村中老年人自评健康差于城市中老年人, 中老年男性自评健康好于中老年女性；出生队列可以显著正向预测中老年人自评健康, 即与较早的出生队列相比, 较晚的出生队列自评健康较好；随着年龄增长, 中老年人自评健康加速下降。控制变量的估计结果表明, 与东部地区相比, 生活在西部和中部地区的中老年人自评健康较差, 文化程度高的中老年人自评健康较好, 15 岁前自评健康状况越差的中老年人自评健康越差, 既往吸烟的中老年人自评健康较差, 既往饮酒的中老年人自评健康较好, 婚姻状况无法显著预测中老年人自评健康。

模型 2 具体探讨了三种类型的 ACEs, 通过比较两个模型的拟合度, 模型 2 要优于模型 1。结果发现, 在控制其他变量的情况下, 中老年人自评健康的平均得分为 3.430, 童年 SES 劣势（$\beta=-0.092$, $p<0.001$）、童年虐待（$\beta=-0.060$, $p<0.001$）和童年忽视（$\beta=-0.036$, $p=0.013$）可以显著负向预测中老年人自评健康, 且童年虐待和童年 SES 劣势对中老年人自评健康的解释力强于童年忽视；农村中老年人自评健康差于城市中老年人（$\beta=-0.095$, $p<0.001$）, 中老年男性自评健康好于中老年女性（$\beta=0.181$, $p<0.001$）；中老年人自评健康随年龄增长加速下降, 可以从年龄的一次项（$\beta=-0.004$, $p=0.025$）和二次项系数（$\beta=-0.001$, $p=0.019$）负向显著看出, 图 3-43 更直观地展示了这种关系；队列可以显著正向预测中老年自评健康（$\beta=0.047$, $p<0.001$）, 即与较早的出生队列相比, 较晚的出

生队列自评健康较好，图 3-44 更直观地展示了这种关系。

模型 3 在模型 2 的基础上纳入了 ACEs、居住地、性别与时间维度变量(队列和年龄)的交互项。考虑到模型的简洁性，该模型只保留了有统计学意义的交互项。通过比较两个模型的拟合度，模型 3 要优于模型 2。结果发现，ACEs 与年龄的交互项无显著的统计学意义，表明 ACEs 对中老年人自评健康的影响不随年龄变化而变化(因不显著，表 3-23 未列出)；童年忽视和童年虐待可以降低中老年人自评健康的初始水平，在控制其他变量后，结果依然稳健，但童年 SES 劣势对中老年人自评健康的影响变得无统计学意义；童年 SES 劣势和队列的交互项显著为负($\beta = -0.028$，$p = 0.020$)，表明随着队列变年轻，是否经历童年 SES 劣势的自评健康差异扩大，图 3-45 更直观地展示了这种关系；性别和队列的交互项显著为正($\beta = 0.022$，$p = 0.012$)，表明随着队列变年轻，中老年人自评健康的性别差异扩大，图 3-46 更直观地展示了这种关系。

模型 4 在模型 3 的基础上纳入了社会活动参与。通过比较两个模型的拟合度，模型 4 要优于模型 3。在控制其他变量的情况下，社会活动参与可以显著预测中老年人自评健康，需用潜变量增长模型进一步验证社会活动参与是否在 ACEs 与自评健康之间发挥中介作用。

表 3-23　童年不良经历与中老年人自评健康：分层 APC 生长曲线模型估计结果

	模型 1 系数	模型 2 系数	模型 3 系数	模型 4 系数
截距模型				
截距	3.430***	3.430***	3.444***	3.405***
	(0.031)	(0.031)	(0.033)	(0.034)
居住地（参照组=城市）	−0.098***	−0.095***	−0.095***	−0.092***
	(0.015)	(0.015)	(0.015)	(0.015)
性别（参照组=女性）	0.180***	0.181***	0.128***	0.135***
	(0.020)	(0.020)	(0.029)	(0.029)
婚姻状况（参照组=无偶）	0.001	0.002	0.006	0.009
	(0.020)	(0.020)	(0.020)	(0.020)

续表

	模型 1 系数	模型 2 系数	模型 3 系数	模型 4 系数
受教育年限	0.008 ***	0.008 ***	0.008 ***	0.007 ***
	(0.002)	(0.002)	(0.002)	(0.002)
地区（参照组＝东部）				
中部	−0.159 ***	−0.159 ***	−0.158 ***	−0.160 ***
	(0.017)	(0.017)	(0.017)	(0.017)
西部	−0.217 ***	−0.215 ***	−0.214 ***	−0.212 ***
	(0.016)	(0.016)	(0.016)	(0.016)
既往饮酒（参照组＝否）	0.061 ***	0.060 ***	0.060 ***	0.056 ***
	(0.013)	(0.013)	(0.013)	(0.013)
既往吸烟（参照组＝否）	−0.086 ***	−0.085 ***	−0.086 ***	−0.089 ***
	(0.018)	(0.018)	(0.018)	(0.018)
15 岁前自评健康	−0.134 ***	−0.134 ***	−0.134 ***	−0.134 ***
	(0.007)	(0.007)	(0.007)	(0.007)
童年虐待（参照组＝否）		−0.060 ***	−0.061 ***	−0.063 ***
		(0.015)	(0.015)	(0.015)
童年忽视（参照组＝否）		−0.036 *	−0.037 *	−0.035 *
		(0.015)	(0.015)	(0.015)
童年 SES 劣势（参照组＝否）		−0.092 ***	−0.032	−0.030
		(0.015)	(0.032)	(0.032)
童年不良经历种类数(参照组＝0)				
1 种	−0.045 **			
	(0.015)			
2 种	−0.123 ***			
	(0.020)			
3 种	−0.178 ***			
	(0.044)			

续表

	模型 1 系数	模型 2 系数	模型 3 系数	模型 4 系数
队列	0.047*** (0.005)	0.047*** (0.005)	0.041*** (0.007)	0.051*** (0.007)
童年 SES 劣势 * 队列			−0.028* (0.012)	−0.028* (0.012)
性别 * 队列			0.022* (0.009)	0.048*** (0.005)
社会活动参与（参照组＝否）				0.062*** (0.010)
斜率模型				
年龄	−0.004* (0.002)	−0.004* (0.002)	−0.004* (0.002)	−0.003* (0.002)
年龄平方	−0.001* (0.0003)	−0.001* (0.0003)	−0.001* (0.0003)	−0.0007* (0.0003)
随机效果–方差构成				
第一层：个体间	0.456***	0.456***	0.456***	0.456***
第二层：截距	0.348***	0.345***	0.345***	0.343***
增长率	0.003***	0.003***	0.003***	0.003***
观测数量(人年)	33182	33182	33182	33182
拟合度				
AIC	82295.2	82293.0	82286.2	82262.6
BIC	82324.5	82322.3	82315.5	82291.9

注：***$p<0.001$，**$p<0.01$，*$p<0.05$，SES：社会经济地位，括号内为标准误。

图 3-43 展示了在控制队列效应和其他变量的情况下，中老年人自评健康与年龄的关系，随着年龄增长，中老年人自评健康呈现加速下降趋势。该结果提示中老年人自评健康的年龄变化趋势主要归因于生理性衰老。

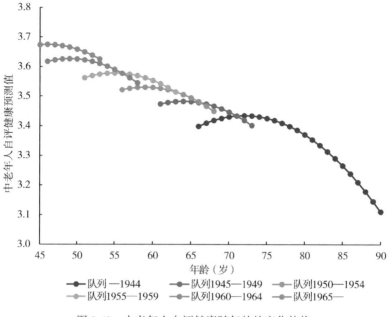

图 3-43　中老年人自评健康随年龄的变化趋势

图 3-44 展示的是在控制年龄效应和其他变量的情况下，中老年人自评健康与队列的关系，随着出生队列变年轻，中老年人自评健康呈现上升趋势。该结果反映了宏观社会变迁对中老年人自评健康的促进作用。

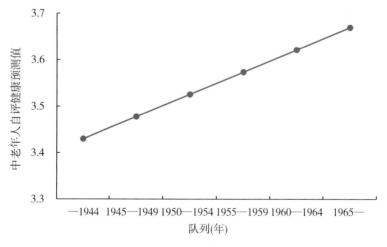

图 3-44　中老年人自评健康随队列的变化趋势

图 3-45 是对模型 3 中童年 SES 劣势 * 队列的可视化，从中可以看出，童年 SES 劣势可以显著降低中老年人自评健康，与较早出生的老年人相比，在较晚出生的队列中，经历童年 SES 劣势与未经历童年 SES 劣势在自评健康上的差距变大。该结果提示，童年 SES 劣势对较晚出生队列的负面作用更强。

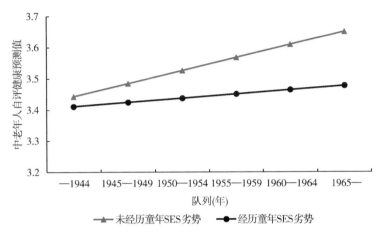

图 3-45　童年 SES 劣势对中老年人自评健康的影响随队列的变化趋势

图 3-46 是对模型 3 中性别 * 队列的可视化，从中可以看出，中老年男性的自评健康好于中老年女性，随着队列变年轻，中老年人自评健康的性别差异扩大。

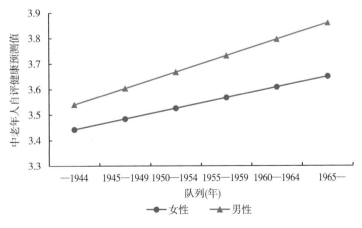

图 3-46　性别对中老年人自评健康的影响随队列的变化趋势

3.8.2　ACEs 对中老年人自评健康的影响：社会活动参与的中介作用

分层 APC 生长曲线模型证实童年 SES 劣势、童年虐待和童年忽视可以显著负向预测中老年人自评健康，而社会活动参与对中老年自评健康具有保护作用，但 ACEs 影响中老年人自评健康的潜在作用机制尚不清楚。基于此，本研究进一步引入中介变量（社会活动参与），采用潜变量增长模型探究 ACEs 影响中老年人自评健康的具体过程，旨在准确揭示 ACEs 损害中老年人自评健康的内在作用机制。

首先利用无条件线性潜变量增长模型探究自评健康的变化趋势。结果显示，自评健康模型整体拟合良好：RMSEA = 0.043，90% CI = 0.036 ~ 0.050，SRMR = 0.014，CFI = 0.988，TLI = 0.986。中老年人自评健康的截距为 3.040，截距的方差为 0.374，表明自评健康的初始水平存在显著的个体间差异（$p<0.001$）；中老年人自评健康在 4 次测量期间呈线性下降趋势（$\beta=-0.006$，$p<0.001$），斜率的方差为 0.006，表明自评健康斜率存在显著的个体间差异（$p<0.001$）；自评健康截距与斜率的协方差为 -0.005（$p=0.016$），即自评健康初始水平越高的中老年人比初始水平低的下降慢。

3.8.2.1　社会活动参与和中老年人自评健康的关系

本研究使用平行潜变量增长模型从动态视角进一步考察社会活动参与和中老年人自评健康的发展轨迹及其之间的相互作用模式。模型整体拟合良好：RMSEA = 0.035，90% CI = 0.031 ~ 0.038，SRMR = 0.020，CFI = 0.976，TLI = 0.971。图 3-47 展示了标准化参数估计值，社会活动参与截距可以显著正向预测自评健康截距（$\beta=0.174[0.140，0.208]$，$p<0.001$），说明社会活动参与初始水平较高的中老年人，自评健康的初始水平较高，该结果与分层 APC 生长曲线模型一致。社会活动参与截距无法显著预测自评健康斜率（$\beta=0.002[-0.050，0.054]$，$p=0.941$），但社会活动参与斜率可以显著正向预测自评健康斜率（$\beta=0.160[0.067，0.259]$，$p=0.001$），说明社会活动参与水平下降越快的中老年人，自评健康下降越快。这为社会活动参与作为中老年人自评健康的保护因素提供了重要证据。

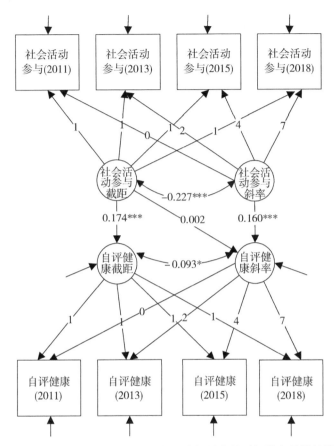

图 3-47 社会活动参与预测中老年人自评健康的平行潜变量增长模型

注：模型中的参数估计值均为标准化结果，***p<0.001，*p<0.05。

3.8.2.2 童年忽视对中老年人自评健康的影响：社会活动参与的中介作用

本研究进一步探究了社会活动参与在童年忽视与中老年人自评健康之间的纵向中介效应。模型整体拟合良好：RMSEA = 0.032，90% CI = 0.029 ~ 0.035，SRMR = 0.018，CFI = 0.975，TLI = 0.968。图 3-48 展示了标准化参数估计值，经历童年忽视的中老年人自评健康初始水平较低（$\beta = -0.042[-0.066, -0.018]$，$p = 0.001$），但对自评健康斜率无显著影响（$\beta = -0.006[-0.047, -0.036]$，$p = 0.780$）；童年忽视对中老年社会活动参与的截距（$\beta = -0.022[-0.053, 0.009]$，

$p=0.166$)和斜率($\beta=-0.046[-0.127，0.028]$，$p=0.238$)均无显著影响；社会活动参与初始水平高的中老年人，自评健康初始水平较高($\beta=0.169[0.136，0.203]$，$p<0.001$)，但社会活动参与截距无法显著预测自评健康斜率($\beta=-0.026[-0.084，0.034]$，$p=0.393$)；社会活动参与斜率可以显著正向预测自评健康斜率($\beta=0.182[0.051，0.321]$，$p=0.008$)，即社会活动参与下降越快的中老年人，自评健康下降越快。

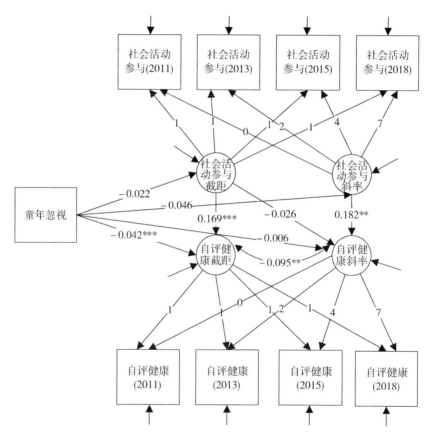

图 3-48　社会活动参与在童年忽视与中老年人自评健康的中介模型

注：模型中的参数估计值均为标准化结果，***$p<0.001$，**$p<0.01$。

从表 3-24 可以看出，社会活动参与在童年忽视与中老年人自评健康之间无显著的中介作用，中介效应 95%置信区间均包含 0。以上结果提示，社会活动参与难以缓解童年忽视对中老年人自评健康的负面作用。

表 3-24　　社会活动参与在童年忽视与中老年人自评健康之间的中介效应

中介效应	标准化 β(95%CI)
童年忽视-社会活动参与截距-自评健康截距	$-0.004(-0.009,\ 0.002)$
童年忽视-社会活动参与截距-自评健康斜率	$0.001(-0.001,\ 0.003)$
童年忽视-社会活动参与斜率-自评健康斜率	$-0.008(-0.029,\ 0.005)$

注：CI：置信区间。

3.8.2.3　童年虐待对中老年人自评健康的影响：社会活动参与的中介作用

本研究进一步探究了社会活动参与在童年虐待与中老年人自评健康之间的纵向中介效应。模型整体拟合良好：RMSEA = 0.032，90% CI = 0.029 ~ 0.035，SRMR = 0.019，CFI = 0.975，TLI = 0.968。图 3-49 展示了标准化参数估计值，经历童年虐待的中老年人自评健康初始水平较低（$\beta = -0.044[-0.069,\ -0.019]$，$p = 0.001$），但对自评健康斜率无显著影响（$\beta = -0.015[-0.057,\ 0.025]$，$p = 0.462$）；童年虐待对社会活动参与的截距（$\beta = 0.033[-0.002,\ 0.065]$，$p = 0.057$）和斜率（$\beta = 0.003[-0.073,\ 0.081]$，$p = 0.936$）均无显著影响，社会活动参与初始水平高的中老年人，自评健康初始水平较高（$\beta = 0.172[0.139,\ 0.206]$，$p<0.001$），但社会活动参与截距无法显著预测自评健康斜率（$\beta = -0.025[-0.084,0.035]$，$p = 0.400$）；社会活动参与斜率可以显著正向预测自评健康斜率（$\beta = 0.183[0.054,\ 0.322]$，$p = 0.007$），即社会活动参与下降越快的中老年人，自评健康下降越快。

如表 3-25 所示，社会活动参与在童年虐待与中老年人自评健康之间无显著的中介作用，中介效应 95% 置信区间均包含 0。以上结果表明社会活动参与难以缓解童年虐待对中老年人自评健康的负面作用。

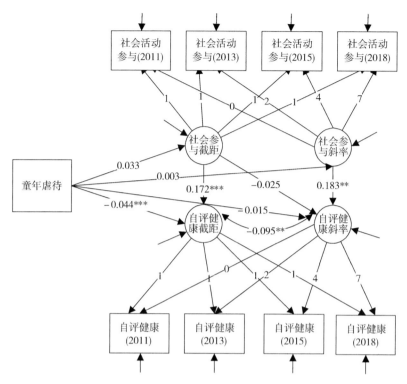

图 3-49 社会活动参与在童年虐待与中老年人自评健康的中介模型

注：模型中的参数估计值均为标准化结果，＊＊＊p<0.001，＊＊p<0.01。

表 3-25　社会活动参与在童年虐待与中老年人自评健康之间的中介效应

中介效应	标准化 β（95%CI）
童年虐待-社会活动参与截距-自评健康截距	0.006（−0.001，0.011）
童年虐待-社会活动参与截距-自评健康斜率	−0.001（−0.004，0.001）
童年虐待-社会活动参与斜率-自评健康斜率	0.001（−0.015，0.017）

注：CI：置信区间。

3.8.2.4　童年 SES 劣势对中老年人自评健康的影响：社会活动参与的中介作用

本研究进一步探究了社会活动参与在童年 SES 劣势与中老年人自评健康之间的纵向中介效应。模型整体拟合良好：RMSEA = 0.032，90%CI = 0.029 ~ 0.035，

SRMR=0.018，CFI=0.976，TLI=0.969。图 3-50 展示了标准化参数估计值，经历童年 SES 劣势的中老年人自评健康初始水平较低（$\beta=-0.096$ [-0.122, -0.070]，$p<0.001$），但无法显著预测中老年人自评健康斜率（$\beta=-0.016$ [$-0.059,0.028$]，$p=0.465$）；经历童年 SES 劣势的中老年人社会活动参与的初始水平较低（$\beta=-0.071$ [-0.104，-0.041]，$p<0.001$），且社会活动参与下降更快（$\beta=-0.078$ [-0.155，-0.001]，$p=0.048$）；社会活动参与初始水平高的中老年人，自评健康初始水平较高（$\beta=0.162$ [0.129，0.195]，$p<0.001$），但社会活动参与截距无法显著预测自评健康斜率（$\beta=-0.026$ [-0.085，0.034]，$p=0.338$）；社会活动参与斜率可以显著正向预测自评健康斜率（$\beta=0.176$ [0.046，0.317]，$p=0.011$），即社会活动参与下降越快的中老年人，自评健康下降越快。

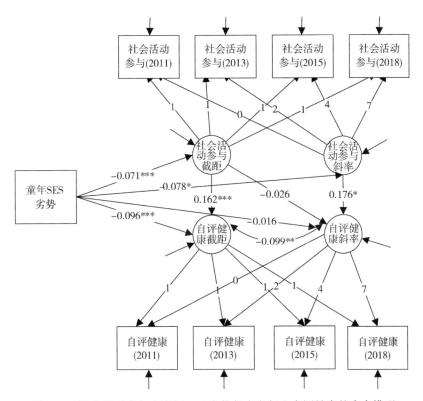

图 3-50 社会活动参与在童年 SES 劣势与中老年人自评健康的中介模型

注：模型中的参数估计值为标准化结果，***$p<0.001$，**$p<0.01$，*$p<0.05$，SES：社会经济地位。

表 3-26 结果显示，社会活动参与截距在童年 SES 劣势与中老年人自评健康截距之间发挥部分中介作用，童年 SES 劣势既可以直接降低中老年人自评健康的初始水平，也可以通过降低社会活动参与初始水平进而降低自评健康的初始水平，由于中介效应（$\beta = -0.012$，$p<0.001$）和直接效应（$\beta = -0.096$，$p<0.001$）同时存在且方向一致，属于互补的中介，中介效应占总效应的比例为 11.1%，提示可能还存在一些其他的中介变量未被纳入模型。社会活动参与斜率在童年 SES 劣势与自评健康斜率之间发挥完全中介作用。以上结果表明，社会活动参与可以缓解童年 SES 劣势对中老年人自评健康的负面作用，尤其要关注社会活动参与初始水平低、下降速度快的中老年人。

表 3-26　社会活动参与在童年 SES 劣势与中老年人自评健康之间的中介效应

中介效应	标准化 β（95%CI）
童年 SES 劣势-社会活动参与截距-自评健康截距	$-0.012^{***}(-0.018, -0.006)$
童年 SES 劣势-社会活动参与截距-自评健康斜率	$0.002(-0.003, 0.007)$
童年 SES 劣势-社会活动参与斜率-自评健康斜率	$-0.014^{*}(-0.037, -0.001)$

注：$***p<0.001$，$*p<0.05$，CI：置信区间，SES：社会经济地位。

3.8.3　讨论

在控制队列的情况下，随年龄增长，我国中老年人自评健康加速下降，支持研究假设 1。基于 CHNS（Chen et al.，2010）、CLHLS（李婷 & 张闫龙，2014）、CGSS（Jiang & Wang，2018）的实证研究表明，我国居民的自评健康水平随着年龄增加呈现加速下降趋势。此外，Yang 和 Lee（2009）也发现，随着年龄增长，美国成年人的自评健康呈现加速下降趋势。可能的解释是，随着年龄增长，中老年人出现慢性退行性改变，诸如机体适应能力减退、抵抗力减弱、社会适应能力下降等，增加了对多种疾病的易感性。此外，疾病各种症状的出现率及损伤的累积效应随年龄增长而增加。

本研究发现，队列的主效应显著为正，表明与较早的出生队列相比，较晚的出生队列自评健康较好，验证了研究假设 2a。基于 1991—2004 年 CHNS 数据，

Chen 等人（2010）发现，在越年轻的队列中，我国成年人的自评健康越好。Yang 和 Lee（2009）基于美国成年人的研究发现，最近出生的队列自评健康较好。新进入和即将进入中老年阶段的人群比以往队列人群拥有更高的受教育程度和更好的经济状况，在生长发育的关键时期有更好的营养摄入；同时医疗技术的飞速发展以及医疗卫生服务体系的不断完善，进一步减弱了衰老和疾病对健康的损害。与之相反，既往针对 CLHLS 的研究发现，越早出生的队列自评健康越好（李婷 & 张闰龙，2014；石智雷 & 吴志明，2018）。究其原因可能是 CLHLS 主要关注老年人尤其是高龄老人，样本受选择性生存的影响较大，导致出现"队列倒置"现象（Ferraro & Shippee，2009）。

与国外相关研究结果一致（Archer et al.，2017；Gilbert et al.，2015），本研究指出，ACEs 对中老年人自评健康的影响存在剂量-反应关系，验证了风险累积模型和研究假设 3。既往针对美国成人的调查指出，经历的 ACEs 越多，自评健康较差的风险越高。具体来说，与未经历童年不良事件的个体相比，经历 1~3 种 ACEs（OR = 1.4）、4~6 种 ACEs（OR = 2.3）、7~9 种 ACEs（OR = 3.5）的个体自评健康较差。一项跨越 14 年针对欧洲九国老年人的调查发现，终生累积劣势可以显著预测自评健康的截距和斜率，且经历的不良事件越多，基线自评健康越差，随时间下降越快（Levinsky & Schiff，2021）。从各类 ACEs 的影响差异来看，童年忽视、童年 SES 劣势和童年虐待均可以显著负向预测中老年人自评健康。基于英国 1958 年出生队列，Archer（2017）发现，在控制儿童社会阶层、出生体重和童年健康后，童年忽视（OR = 1.55）、情感虐待（OR = 1.49）和性虐待（OR = 2.56）与个体 50 岁时的身体功能差有关。

与较早出生的中老年人相比，在较晚出生的队列中，是否经历童年 SES 劣势的自评健康差异在扩大，验证了研究假设 6。焦开山和包智明（2020）基于 1998—2014 年 CLHLS 数据发现，随着队列变年轻，童年是否经常挨饿的老年人自评健康差异扩大。我国疾病谱发生了根本转变，影响我国居民健康的主要因素逐渐从传染病转向慢性病。与较早的出生队列相比，较晚出生队列群体将会更多地面临退行性和人为疾病，中老年时期的健康问题更多的是从早年时期开始随着年龄增加而不断累积的结果，这也表明了早年不利生活处境对健康的损害与成年健康乃至老年健康之间的关系逐渐增强。另一方面，随着退行性和人为疾病逐渐成为我国人群的主要健康问题，健康的主要影响因素也逐渐从生物学因素向社会经济因素转变，社会经济因素在健康上的作用越来越大（Link & Phelan, 1995; Phelan et al., 2010）。此外，资源强化理论认为，社会经济因素是疾病发生的根本原因。随着社会经济的进步，童年 SES 对个体健康的影响并不会消失，反而得到强化。高社会经济地位家庭可以给子女提供有助于他们发展的服务、商品、行动和社会关系，而低社会经济地位家庭儿童将缺乏这类资源和体验，被置于发展困境中（王甫勤，2019）。随着队列变年轻，中老年人自评健康的性别差异扩大。女性属于社会弱势群体，在女性在医疗资源的可及性、教育资源的可得性、家庭资源分配、劳动就业市场等方面均处于劣势（徐洁 & 李树苗，2014），使较大比例的中老年女性生活在经济困难和缺乏社会保障的境遇中。随着年龄增长，身体机能衰退，各种疾病缠身，其健康服务需求远大于生命历程其他阶段，卫生医疗资源是否充足成为其中老年人健康的重要保障。中老年女性在经济上的脆弱性使其利用的医疗卫生资源匮乏。健康需求的激增与健康保障的匮乏形成强烈对比，中老年女性的健康保障状况更加值得关注，尤其是最近出生的队列。

本研究发现，社会活动参与初始水平较低的中老年人，自评健康初始水平较低；社会活动参与下降越快的中老年人，自评健康下降越快；社会活动参与在童年 SES 劣势与中老年人自评健康之间发挥中介作用，验证了风险链模型、研究假设 4、研究假设 7 和累积不平等理论。由此可见，通过提升生命中后期的社会活动参与可能减弱童年 SES 劣势与中老年人健康的连结。既往研究发现，社会参与是自评健康的重要社会决定因素（Cherry et al., 2013; Petrou & Kupek, 2008）。基于 2002—2011 年 CLHLS 数据，王伟进（2020）发现，积极参与闲暇生活可以缓解老人整体健康状况变差的速度。一项针对上海老年人的调查证实，社会参与可以增加自评健康水平和促进成功老龄化（Zhang et al., 2015）。来自国外的实证研究发现，社会参与可以缓解 ACEs 对自评健康的影响。诸如，基于 HRS 数据，Yang 等人（2022）指出社会参与在 ACEs 与美国老年人自评健康之间发挥中介作用。基于日本老年学评估研究，Nishio 等人（2022）证实，ACEs 可以负向预测老年人的自评健康，社会参与在其中发挥中介作用。

其他变量的估计结果表明，城市居民、男性、15 岁前自评健康状况越好、文化程度高、生活在东部地区、既往不吸烟、既往不饮酒的中老年人自评健康较好，婚姻状况对中老年人自评健康无影响，表明中老年人自评健康是多种因素综合作用的结果，验证了健康的社会决定因素理论，与既往国内外的研究一致。基于 2021 年美国国民幸福感调查，Rhubart 和 Monnat（2022）指出，文化程度高的个体，自评健康差的风险较低，婚姻状况无法显著预测自评健康。基于 2013 年中国慢性病及其危险因素监测数据，王璇等人（2019）发现，城市、男性、生活在东部地区、文化程度高、低龄的老年人自评健康状况较好，婚姻状况无法显著预测自评健康。

3.8.4　小结

本节从生命历程视角出发，采用分层 APC 生长曲线模型探讨了 ACEs、性别和城乡对中老年人自评健康的影响随时间因素（年龄和队列）的变化情况，不仅追溯了我国中老年人自评健康的上游影响因素，而且采用潜变量增长模型剖析了社会活动参与在 ACEs 与中老年人自评健康之间的中介机制。研究结论如下：

分层 APC 生长曲线模型的分析结果显示，随着年龄增长，我国中老年人自评健康加速下降，与生理性衰老相吻合；与较早的出生队列相比，较晚的出生队列自评健康较好，反映了宏观社会变迁对中老年人自评健康的促进作用；随着队列变年轻，是否经历童年 SES 劣势的自评健康差异在扩大，表明童年 SES 劣势对较晚出生队列的负面作用更强；ACEs 对我国中老年人自评健康具有累积负面影响，支持累积风险模型；童年忽视、童年 SES 劣势和童年虐待可以显著负向预测中老年人自评健康，表明 ACEs 是影响我国中老年人自评健康的"上游"因素。

潜变量增长模型的分析结果显示，社会活动参与初始水平较低的中老年人，自评健康初始水平较低；社会活动参与下降越快的中老年人，自评健康下降越快；童年 SES 劣势对我国中老年人自评健康既有长远的直接影响，也可以通过社会活动参与下降间接损害中老年人自评健康，验证了风险链模型、活动理论和累积不平等理论。

3.9　研究总结和政策启示

3.9.1　结论

本章从生命历程视角出发，利用具有全国代表性的 2011—2018 年 CHARLS

数据,借助于分层 APC 生长曲线模型分离出我国中老年多维健康指标(日常活动受限、抑郁、认知功能和自评健康)的年龄净效应和队列净效应,并进一步探讨了 ACEs、城乡和性别对我国中老年人健康的影响在时间维度上的分化;基于一系列潜变量增长模型,考察了社会活动参与在 ACEs 与中老年人健康之间的纵向中介作用。主要结论如下:

(1)随着年龄增长,中老年人日常活动受限呈线性上升趋势,中老年人抑郁水平加速上升,中老年人认知功能和自评健康加速下降。总的来说,随着年龄增长,中老年人健康指标均变差,这符合生理性衰老。

(2)队列间不平等,出生队列对中老年人 ADL、认知功能和自评健康具有显著的正向影响,抑郁略微变好但无显著的队列差异。与较早的出生队列相比,较晚出生的中老年人 ADL、认知功能和自评健康更好,可能归因于经济发展、科技进步、社会环境、教育资源改善带来的代际间结构性差异。

(3)队列内分化,主要体现为 ACEs、性别和城乡对中老年人健康的影响在不同队列间的差别。随着队列变年轻,童年忽视导致的中老年人抑郁差异扩大,童年 SES 劣势导致的自评健康差异扩大,表明 ACEs 对中老年人健康影响存在队列差异,但在不同的健康指标和 ACEs 类型上有不同的表现,揭示了本研究考察多维健康指标和 ACEs 类型的必要性。随着队列变年轻,中老年人抑郁和认知功能的城乡差异均缩小,表明在城乡融合发展、乡村振兴战略的社会背景下,我国社会发展公平性和资源分配合理性得到提高。随着队列变年轻,中老年人认知功能的性别差异呈现"剪刀形"分布,表明社会变迁对中老年女性认知功能的促进作用强于中老年男性;随着队列变年轻,中老年人自评健康的性别差异扩大,表明经济、医疗照料、教育上的性别不平等依然存在。

(4)ACEs 对中老年人健康存在累积的负面效应,验证了风险累积模型。社会活动参与初始水平可以显著预测中老年人日常活动受限、抑郁、认知功能和自评健康的初始水平,社会活动参与下降速度可以显著预测中老年人日常活动受限、抑郁、认知功能和自评健康的变化速度,表明社会活动参与对中老年人健康具有保护作用。童年 SES 劣势既可直接影响中老年人健康状况,也可以通过减少社会活动参与,间接对中老年时期的健康造成损害,这个结论支持风险链模型、活动理论和累积不平等理论。这在某种程度上反映 ACEs 对整个生命历程健康的重要影响，但生命中后期的社会活动参与可能修正 ACEs 的负面作用。

（5）随着年龄增长，中老年人抑郁的性别差异进一步扩大，中老年人认知功能的城乡差异进一步扩大。教育资源、经济、社会保障、医疗资源可及性等诸多方面存在性别不平等和城乡不平等，这些差异在各个生命阶段进行累积，随着年龄的放大机制，城市中老年人的健康状况较农村中老年人的优势逐渐扩大，中老年男性的健康状况较中老年女性的优势逐渐扩大。随着年龄增长，不同队列之间的认知功能差异进一步变大，表明社会经济发展、营养条件改善、教育水平提高等减弱了衰老对较晚出生队列认知功能的损害，这个结论支持累积劣势理论。

3.9.2　政策启示及建议

随着我国人口老龄化向纵深发展，加强对健康社会决定因素的认识是有效提高中老年人健康水平和健康公平性的基础，而提高中老年人健康水平和健康公平性是积极应对人口老龄化和推进健康中国战略实施的关键。针对上述研究结果，本章提出以下政策建议：

（1）加强全生命周期的健康管理。个体健康是整个生命历程中不断累积的结果，从生命历程视角解决中老年人健康问题，不应局限于关注当前中老年人健康状况及社会决定因素，需提高对健康风险因素和保护因素在全生命过程中累积效应的认识。全生命周期健康管理以人的生命周期为主线，对儿童期、青年期、中老年期等不同阶段进行连续的健康管理和服务，对影响健康的因素进行综合治理，以推迟身体机能衰退，提高中老年阶段的健康水平。健康管理应从以"治"为主转向以"防"为主，推动健康管理关口前移。中老年人健康常可以溯源于生命早期经历，ACEs 是影响中老年人健康的关键的可预防的危险因素，呼吁科研人员、社会学家、心理学家和政策制定者应关注生命历程各个阶段的健康投资，扩大人群健康储量，尤其是重视生命早年经历对整个生命历程中健康及其变化轨迹的长期、动态影响。在未来几十年内，我国人口老龄化程度将进一步加深，应持续关注中老年人群的健康状况。利用健康社会决定因素行动框架对影响中老年人健康的社会决定因素进行动态、持续的评估、监测和干预，为研究老龄化进程中的健康影响因素提供有力的数据支持。

（2）充分发掘中老年人力资本和社会资本。随着寿命的延长和疾病模式的转变，个体经历更长的老年期，充分发掘中老年人力资本和社会资本是积极应对人口老龄化的题中之义。在制定老龄化相关的政策时，不仅要考虑如何减少与老龄化相关的各种健康损失，还要考虑如何加强恢复和适应能力。因此，除了预防和减少 ACEs 之外，对于那些经历童年不良事件的中老年人，我们应该采取措施增进其社会参与水平来弥补生命早期不良经历的累积效应。老年人不应该被视为社会的负担，而要尽可能地充分发掘中老年人群中蕴藏的人力资本和社会资本，使中老年人成为应对人口老龄化的主体。我们要深刻把握实施积极应对人口老龄化的国家战略，联合各方面的力量来解决中老年人社会参与不充分的问题，变危机为机遇，实现老龄化社会健康可持续发展。政府层面，应保障老年人社会参与的权利，进一步加大财政投入，提升服务利用的可及性，制定适合我国老年人健康变化的老龄化政策，并加强对老年人健康政策的动态评估，消除老年人的年龄标签，开发老年人力资源等；社区层面，加强社区内的服务设施建设，满足老年人社会活动参与的需要，丰富社会参与的途径和内容，充分调动老年人的积极性和主动性，推动老年人参与社区共同体建设；个体层面，中老年人不应脱离主流社会，利用自己积累的知识、技能和经验为家庭、社区和社会发展贡献自己的力量，真正实现老有所学、老有所为、老有所用和老有所乐。

(3)缩小中老年人健康公平差距。中老年人是一个差异很大的群体，导致这种差异既有中老年人自身的因素，诸如性别、教育程度和年龄的差异，同时还有周遭环境的因素，诸如不同的早期经历、社会关系等，这些因素不同程度地影响中老年人的健康状况。为有效应对人口老龄化挑战，提高中老年人健康及健康公平最基本、最核心的问题。首先，政府应充分发挥公共服务和管理职能，继续落实国家基本公共卫生服务中有关老年人的健康服务项目，满足老年人多层次、多样化和个性化的健康需求，保持老年人健康并尽可能维系到生命晚期，使老年人成为未来社会发展的重要组成部分，进而化解老龄化带来的挑战，实现老龄化社会健康可持续发展。其次，我国中老年人群规模巨大，在城乡、地域、性别、社会经济地位等维度存在显著差异，在制定老年人健康相关政策时突出差异性、公平性、科学性和前瞻性，给予女性、农村、文化程度低和中西部地区的中老年人更多关注，统筹和合理配置医养资源，提升服务质量和可及性，促进中老年群体公平利用医疗资源、养老资源等，确保不同中老年群体能均等地受惠于政策的执行和实施效果，不断缩小不同群体之间的健康公平差异，这是实现积极的健康老龄化和健康中国建设必须面对的问题。在国家层面积极推进"互联网+"的政策背景下，依托现代信息技术，加强跨部门行动与合作，提升资源的配置效率和服务质量，以增进中老年人健康公平。加强全生命周期与全方位健康公平，在老龄前期，将健康与社会决定因素相结合，减少其对中年健康问题的累积和叠加效应；在老龄期，对老年人进行健康教育，提升其健康素养，弥补其生命早期不良经历的累积作用，进而将不同群体间的健康差距降到最低。

3.9.3 主要创新点

本章的创新之处主要体现在以下几个方面：

(1)从研究视角来看，本章在分析 ACEs 与中老年人健康的过程中纳入了生命历程和社会变迁的视角，出生队列和 ACEs 是生命历程的体现，考察了 ACEs 对中老年多维健康指标(日常活动功能、抑郁、认知功能和自评健康)的动态影响，促进了对 ACEs 与中老年人健康关系的理解，推动了健康管理关口前移，有助于从全生命周期进行健康管理；此外，基于健康的社会决定因素理论，本章不仅考察了中老年人健康的微观影响因素，以出生队列作为社会变迁的代理变量，剖析了宏观社会变迁和政策转变对中老年人健康的影响，丰富和扩展了相关研究证据。本章发现，ACEs 是影响中老年健康的关键"上游"因素，对中老年健康存在累积的负面效应；越晚出生的队列健康状况更好，凸显了在生命历程研究中检验队列效应的必要性。

(2)从统计分析方法上看，本章通过分层 APC 生长曲线模型分离中老年人健康的年龄净效应和队列净效应，将 ACEs、城乡和性别对中老年人健康的影响投射到年龄和队列两个时间维度上，深入挖掘了 ACEs 与其他变量的交互作用，加深了学者对中老年人健康轨迹变化规律和主导其变化的内部机制的理解；其次，基于活动理论，通过一系列潜变量增长模型揭示 ACEs 损害中老年人健康的作用机制，量化了社会活动参与的中介作用，以期为中老年人健康的早期干预和机制探讨提供思路和方法。本章研究发现，ACEs 对中老年人健康影响存在队列差异，随着队列变年轻，童年忽视导致的中老年人抑郁差异扩大，童年 SES 劣势导致的自评健康差异扩大；童年 SES 劣势既可以直接影响中老年人的健康状况，也可以通过社会活动参与间接损害中老年健康，表明生命中后期的社会活动参与可能修正 ACEs 的负面作用。

3.9.4 研究不足与展望

本章尚存在以下不足之处，有待进一步的研究。

（1）本章的研究对象为中老年人，采用回顾性调查来评估 ACEs，可能存在一定的回忆偏倚，且自变量和因变量时间跨度链条过长，这在一定程度上可能弱化研究假设的逻辑合理性。整个儿童期相对较长（17 岁及之前），本章缺乏 ACEs 发生时间的数据，无法进一步捕捉敏感期或关键期 ACEs 暴露对中老年人健康的影响。此外，童年虐待仅测量了身体虐待，童年忽视仅测量了情感忽视，缺乏对其他虐待和忽视类型的探究，诸如性虐待、情感虐待、身体忽视等。虽然存在测量缺陷，但本章的研究估计结果依然具有一定参考价值。要考察 ACEs 对中老年人健康的影响，最好的数据类型是对个体从童年期持续追踪到中老年，但这样的数据结构时间跨度很长，非常少见。

（2）由于本章的研究使用的是多重队列追踪调查数据，研究的时间跨度较短（2011—2018 年），相邻队列重合的年龄段较小，分层 APC 生长曲线模型根据相邻队列的重叠年龄组而不是根据整个可能的年龄范围来估计年龄轨迹的队列差异，在一定程度上影响了估计的准确性，降低了统计效能。随着 CHARLS 数据的不断更新，未来的研究应包含更多的历史时期以进一步验证本章的研究结论。

（3）分层 APC 生长曲线模型也无法完美解决 APC 模型"不可识别"难题，该模型假设同一队列内是同质的，即认为同一队列内的群体其生命历程一样，经历同样的社会历史事件，但队列内部可能存在较大的差距。若假设不成立，研究结果将产生较大的偏差，但该假设难以通过定量方法来检验，应谨慎对待分析结果。当前关于 APC 的分析方法还处于不断发展和完善阶段，相信随着研究的深入，可以给研究者提供一个更好理解和应用 APC 的机会。此外，将 APC 分析与预测模型（时间序列分析）结合，从而准确预测中老年人健康发展趋势，这是未来研究中需要关注的一个方向（李婷，2015）。

（4）鉴于数据的可得性，本章的研究仅分析了社会活动参与在 ACEs 与中老年人健康之间的中介机制，社会活动参与在童年 SES 劣势与中老年人健康之间发挥的中介效应仅为 9.8% ~ 16.1%，缺乏对相关心理学和生物学作用机制的探讨，诸如心理韧性（Kelifa et al., 2020）、适应负荷（allostatic load）（Barboza Solís et al., 2015）等。

参 考 文 献

[1]Amemiya, A., Fujiwara, T., Murayama, H., Tani, Y. & Kondo, K. (2018). Adverse childhood experiences and higher-level functional limitations among older Japanese people: Results from the JAGES study[J]. J Gerontol A Biol Sci Med Sci, 73(2): 261-266.

[2]Archer, G., Pinto Pereira, S. & Power, C. (2017). Child Maltreat as a predictor of adult physical functioning in a prospective British birth cohort[J]. BMJ Open, 7 (10): e017900.

[3]Audrain-McGovern, J., Rodriguez, D., Testa, S. & Pianin, S. (2022). The indirect effect of cigarette smoking on e-cigarette progression via substitution beliefs [J]. J Adolesc Health, 70(1): 140-146.

[4]Badley, E. M., Canizares, M., Perruccio, A. V., Hogg-Johnson, S. & Gignac, M. A. (2015). Benefits gained, benefits lost: Comparing baby boomers to other generations in a longitudinal cohort study of self-rated health[J]. Milbank Q, 93 (1): 40-72.

[5]Bai, R., Dong, W., Peng, Q. & Bai, Z. (2022). Trends in depression incidence in China, 1990-2019[J]. J Affect Disord, 296: 291-297.

[6]Baiden, P., Cassidy, J., Panisch, L. S., LaBrenz, C. A. & Onyeaka, H. K. (2022). Association of adverse childhood experiences with subjective cognitive decline in adulthood: Findings from a population-based study [J]. Aging Ment Health, 26(11): 2214-2222.

[7]Barboza Solís, C., Kelly-Irving, M., Fantin, R., et al. (2015). Adverse childhood experiences and physiological wear-and-tear in midlife: Findings from the 1958 British birth cohort[J]. Proc Natl Acad Sci U S A, 112(7): e738-746.

[8]Barker, D. J. P. (1998). Mothers, babies and health in later life, 2nd edition [M]. Edinburgh; New York: Churchill Livingstone: 172.

[9]Barrenetxea, J., Pan, A., Feng, Q. & Koh, W. P. (2022). Factors associated

with depression across age groups of older adults: The Singapore Chinese health study[J]. Int J Geriatr Psychiatry, 37(2): 158-162.

[10]Bath, K. G. (2020). Synthesizing views to understand sex differences in response to early life adversity[J]. Trends Neurosci, 43(5): 300-310.

[11]Beller, J., Regidor, E., Lostao, L., et al. (2021). Decline of depressive symptoms in Europe: Differential trends across the lifespan[J]. Soc Psychiatry Psychiatr Epidemiol, 56(7): 1249-1262.

[12]Berkman, L. F., Kawachi, I. & Glymour, M. M. (2015). Social epidemiology, 2nd edition[M]. New York: Oxford University Press: 119.

[13]Bernstein, D. P., Stein, J. A., Newcomb, M. D., et al. (2003). Development and validation of a brief screening version of the Childhood Trauma Questionnaire [J]. Child Abuse Negl, 27(2): 169-190.

[14]Blackman, P. H. (1994). Actual causes of death in the United States [J]. JAMA, 271(9): 659-660.

[15]Boisgontier, M. P., Orsholits, D., von Arx, M., et al. (2020). Adverse childhood experiences, depressive symptoms, functional dependence, and physical activity: A moderated mediation model[J]. J Phys Act Health: 1-10.

[16]Bourassa, K. J., Memel, M., Woolverton, C. & Sbarra, D. A. (2017). Social participation predicts cognitive functioning in aging adults over time: Comparisons with physical health, depression, and physical activity[J]. Aging Ment Health, 21(2): 133-146.

[17]Burt, R. S. (2000). The network structure of social capital[J]. Res Organ Beh, 22: 345-423.

[18]Cai, Y., Shaheen, S. O., Hardy, R., Kuh, D. & Hansell, A. L. (2016). Birth weight, early childhood growth and lung function in middle to early old age: 1946 British birth cohort[J]. Thorax, 71(10): 916-922.

[19]Calthorpe, L. M. & Pantell, M. S. (2021). Differences in the prevalence of childhood adversity by geography in the 2017-18 National Survey of Children's Health[J]. Child Abuse Negl, 111: 104804.

[20]Chen, F. N., Yang, Y. & Liu, G. Y. (2010). Social change and socioeconomic disparities in health over the life course in China: A cohort analysis[J]. Am Sociol Rev, 75(1): 126-150.

[21]Chen, R. L., Zhou, W. J., Ma, Y., et al. (2021). Impacts of depression subcase and case on all-cause mortality in older people: The findings from the multi-centre community-based cohort study in China[J]. Int J Geriatr Psychiatry, 36(12): 1931-1941.

[22]Cheong, E. V., Sinnott, C., Dahly, D. & Kearney, P. M. (2017). Adverse childhood experiences (ACEs) and later-life depression: Perceived social support as a potential protective factor[J]. BMJ Open, 7(9): e013228.

[23]Cherry, K. E., Walker, E. J., Brown, J. S., et al. (2013). Social engagement and health in younger, older, and oldest-old adults in the Louisiana Healthy Aging Study[J]. J Appl Gerontol, 32(1): 51-75.

[24]Chiao, C. (2019). Beyond health care: Volunteer work, social participation, and late-life general cognitive status in Taiwan[J]. Soc Sci Med, 229: 154-160.

[25]Chiao, C., Weng, L. J. & Botticello, A. L. (2011). Social participation reduces depressive symptoms among older adults: An 18-year longitudinal analysis in Taiwan[J]. BMC Public Health, 11: 292.

[26]Chou, C. P., Bentler, P. M. & Pentz, M. A. (1998). Comparisons of two statistical approaches to study growth curves: The multilevel model and the latent curve analysis[J]. Struct Equ Modeling, 5(3): 247-266.

[27]Cohn-Schwartz, E. & Weinstein, G. (2020). Early-life food deprivation and cognitive performance among older Europeans[J]. Maturitas, 141: 26-32.

[28]Connolly, D., Garvey, J. & McKee, G. (2017). Factors associated with ADL/IADL disability in community dwelling older adults in the Irish longitudinal study on ageing (TILDA)[J]. Disabil Rehabil, 39(8): 809-816.

[29]Conway, M. A., Cabrera, O. A., Clarke-Walper, K., et al. (2020). Sleep disturbance mediates the association of adverse childhood experiences with mental health symptoms and functional impairment in US soldiers[J]. J Sleep Res, 29

(4): e13026.

[30]Cornwell, B., Laumann, E. O. & Schumm, L. P. (2008). The social connectedness of older adults: A National Profile[J]. Am Sociol Rev, 73(2): 185-203.

[31]Cosco, T. D., Hardy, R., Howe, L. D. & Richards, M. (2018). Early-life adversity, later-life mental health, and resilience resources: A longitudinal population-based birth cohort analysis[J]. Int Psychogeriatr, 23: 1-10.

[32]Croezen, S., Avendano, M., Burdorf, A. & van Lenthe, F. J. (2015). Social participation and depression in old age: A fixed-effects analysis in 10 European countries[J]. Am J Epidemiol, 182(2): 168-176.

[33]Crouch, E., Radcliff, E., Probst, J. C., Bennett, K. J. & McKinney, S. H. (2020). Rural-urban differences in adverse childhood experiences across a national sample of children[J]. J Rural Health, 36(1): 55-64.

[34]Cui, N., Xue, J., Connolly, C. A. & Liu, J. (2016). Does the gender of parent or child matter in Child Maltreat in China? [J]. Child Abuse Negl, 54: 1-9.

[35]Cui, R. F. & Fiske, A. (2022). Relation between depression symptoms and suicide risk in adults and older adults: A brief report[J]. J Appl Gerontol, 41 (1): 176-180.

[36]Danese, A. & Lewis, S. J. (2017). Psychoneuroimmunology of early-life stress: The hidden wounds of childhood trauma? [J]. Neuropsychopharmacology, 42 (1): 99-114.

[37]Danese, A. & McEwen, B. S. (2012). Adverse childhood experiences, allostasis, allostatic load, and age-related disease[J]. Physiol Behav, 106(1): 29-39.

[38]Dannefer, D. (2003). Cumulative advantage/disadvantage and the life course: Cross-fertilizing age and social science theory[J]. J Gerontol B Psychol Sci Soc Sci, 58(6): S327-337.

[39]Davis, A., McMahon, C. M., Pichora-Fuller, K. M., et al. (2016). Aging and hearing health: The life-course approach[J]. Gerontologist, 56 (S2): S256-267.

[40]Demir-Dagdas, T. (2020). Childhood disadvantage, cigarette smoking, and mental health: A mediation effect of social engagement[J]. Vulnerable Child Youth Stud, 15(1): 13-20.

[41]Díaz-Venegas, C., Samper-Ternent, R., Michaels-Obregón, A. & Wong, R. (2019). The effect of educational attainment on cognition of older adults: Results from the Mexican Health and Aging Study 2001 and 2012[J]. Aging Ment Health, 23(11): 1586-1594.

[42]Diggs, J. (2008). Activity theory of aging. In S. J. D. Loue & M. Sajatovic (Eds.), Encyclopedia of Aging and Public Health[M]. Boston, MA: Springer US: 79-81.

[43]Dorji, N., Dunne, M. & Deb, S. (2020). Adverse childhood experiences: Association with physical and mental health conditions among older adults in Bhutan[J]. Public Health, 182: 173-178.

[44]Duncan, S. C. & Duncan, T. E. (1994). Modeling incomplete longitudinal substance use data using latent variable growth curve methodology[J]. Multivariate Behav Res, 29(4): 313-338.

[45]Elder, G. H. (1974). Children of the great depression: Social change in life experience[M]. Chicago: University of Chicago Press: 124.

[46]Elder, G. H. (1994). Time, human agency, and social change: Perspectives on the life course[J]. Soc Psychol Quart, 57(1): 4-15.

[47]Elder, G. H. & Rockwell, R. C. (1979). The life-course and human development: An ecological perspective[J]. Int J Behav Dev, 2(1): 1-21.

[48]Eshkoor, S. A., Hamid, T. A., Mun, C. Y. & Ng, C. K. (2015). Mild cognitive impairment and its management in older people[J]. Clin Interv Aging, 10: 687-693.

[49]Evans, G. W., Li, D. & Whipple, S. S. (2013). Cumulative risk and child development[J]. Psychol Bull, 139(6): 1342-1396.

[50]Fahy, A. E., Stansfeld, S. A., Smuk, M., et al. (2017). Longitudinal associations of experiences of adversity and socioeconomic disadvantage during

childhood with labour force participation and exit in later adulthood[J]. Soc Sci Med, 183: 80-87.

[51] Falk, H., Skoog, I., Johansson, L., et al. (2017). Self-rated health and its association with mortality in older adults in China, India and Latin America—a 10/66 Dementia Research Group study[J]. Age Ageing, 46(6): 932-939.

[52] Felitti, V. J., Anda, R. F., Nordenberg, D., et al. (1998). Relationship of childhood abuse and household dysfunction to many of the leading causes of death in adults. The Adverse Childhood Experiences (ACE) Study[J]. Am J Prev Med, 14(4): 245-258.

[53] Ferraro, K. F. & Shippee, T. P. (2009). Aging and cumulative inequality: How does inequality get under the skin? [J]. Gerontologist, 49(3): 333-343.

[54] Finkel, D., Reynolds, C. A., McArdle, J. J. & Pedersen, N. L. (2007). Cohort differences in trajectories of cognitive aging[J]. J Gerontol B Psychol Sci Soc Sci, 62(5): 286-294.

[55] Flouri, E., Francesconi, M., Midouhas, E. & Lewis, G. (2020). Prenatal and childhood adverse life events, inflammation and depressive symptoms across adolescence[J]. J Affect Disord, 260: 577-582.

[56] Flynn, J. R. (1984). The mean IQ of Americans: Massive gains 1932 to 1978 [J]. Psychol Bull, 95(1): 29-51.

[57] Fogel, Robert W. (2004). Health, nutrition, and economic growth[J]. Econ Dev Cult Change, 52(3): 643-658.

[58] Folstein, M. F., Folstein, S. E. & McHugh, P. R. (1975). "Mini-mental state". A practical method for grading the cognitive state of patients for the clinician[J]. J Psychiatr Res, 12(3): 189-198.

[59] Fried, L. P., Carlson, M. C., Freedman, M., et al. (2004). A social model for health promotion for an aging population: Initial evidence on the Experience Corps model[J]. J Urban Health, 81(1): 64-78.

[60] Fu, Y. & Chen, M. (2022). Long-term effects of childhood adversity on the subjective well-being of older adults in urban China: The mediating effect of elder

abuse[J]. Aging Ment Health: 1-9.

[61]Gao, Y. & Liu, X. (2021). Secular trends in the incidence of and mortality due to Alzheimer's disease and other forms of dementia in China from 1990 to 2019: An age-period-cohort study and joinpoint analysis [J]. Front Aging Neurosci, 13: 709156.

[62]GBD 2019 Mental Disorders Collaborators. (2022). Global, regional, and national burden of 12 mental disorders in 204 countries and territories, 1990-2019: A systematic analysis for the Global Burden of Disease Study 2019[J]. Lancet Psychiatry, 9(2): 137-150.

[63]Geoffroy, M. C., Pinto Pereira, S., Li, L. & Power, C. (2016). Child neglect and maltreatment and childhood-to-adulthood cognition and mental health in a prospective birth cohort[J]. J Am Acad Child Adolesc Psychiatry, 55(1): 33-40, e33.

[64]Gilbert, L. K., Breiding, M. J., Merrick, M. T., et al. (2015). Childhood adversity and adult chronic disease: An update from ten states and the District of Columbia, 2010[J]. Am J Prev Med, 48(3): 345-349.

[65]Gilmour, H. (2012). Social participation and the health and well-being of Canadian seniors[J]. Health Rep, 23(4): 23-32.

[66]Hallqvist, J., Lynch, J., Bartley, M., Lang, T. & Blane, D. (2004). Can we disentangle life course processes of accumulation, critical period and social mobility? An analysis of disadvantaged socio-economic positions and myocardial infarction in the Stockholm Heart Epidemiology Program[J]. Soc Sci Med, 58(8): 1555-1562.

[67]Halpin, A. B., MacAulay, R. K., Boeve, A. R., D'Errico, L. M. & Michaud, S. (2022). Are adverse childhood experiences associated with worse cognitive function in older adults? [J]. J Int Neuropsychol Soc, 28(10): 1029-1038.

[68]Hamil-Luker, J. & O'Rand, A. M. (2007). Gender differences in the link between childhood socioeconomic conditions and heart attack risk in adulthood[J]. Demography, 44(1): 137-158.

［69］Havighurst, R. J. (1961). Successful aging［J］. Gerontologist, 1: 8-13.

［70］Hayes, A. F. (2009). Beyond Baron and Kenny: Statistical mediation analysis in the New Millennium［J］. Commun Monogr, 76(4): 408-420.

［71］Heo, J., Jeon, S. Y., Oh, C. M., Hwang, J., Oh, J. & Cho, Y. (2017). The unrealized potential: Cohort effects and age-period-cohort analysis［J］. Epidemiol Health, 39: e2017056.

［72］Hertzog, C., Kramer, A. F., Wilson, R. S. & Lindenberger, U. (2008). Enrichment effects on adult cognitive development: Can the functional capacity of older adults be preserved and enhanced? ［J］. Psychol Sci Public Interest, 9(1): 1-65.

［73］Hessel, P., Kinge, J. M., Skirbekk, V. & Staudinger, U. M. (2018). Trends and determinants of the Flynn effect in cognitive functioning among older individuals in 10 European countries［J］. J Epidemiol Community Health, 72(5): 383-389.

［74］Holt-Lunstad, J., Robles, T. F. & Sbarra, D. A. (2017). Advancing social connection as a public health priority in the United States［J］. Am Psychol, 72(6): 517-530.

［75］House, J. S., Lepkowski, J. M., Kinney, A. M., Mero, R. P., Kessler, R. C. & Herzog, A. R. (1994). The social stratification of aging and health［J］. J Health Soc Behav, 35(3): 213-234.

［76］Hu, L. t. & Bentler, P. M. (1999). Cutoff criteria for fit indexes in covariance structure analysis: Conventional criteria versus new alternatives［J］. Struct Equ Modeling, 6(1): 1-55.

［77］Huang, J. F., Wong, R. H., Chen, C. C., et al. (2011). Trajectory of depression symptoms and related factors in later life—a population based study ［J］. J Affect Disord, 133(3): 499-508.

［78］Huang, Y., Wang, Y., Wang, H., et al. (2019). Prevalence of mental disorders in China: A cross-sectional epidemiological study ［J］. Lancet Psychiatry, 6(3): 211-224.

[79] Hughes, K., Bellis, M. A., Hardcastle, K. A., et al. (2017). The effect of multiple adverse childhood experiences on health: A systematic review and meta-analysis[J]. Lancet Public Health, 2(8): e356-e366.

[80] Inoue, Y., Stickley, A., Yazawa, A., Aida, J., Koyanagi, A. & Kondo, N. (2021). Childhood adversities, late-life stressors and the onset of depressive symptoms in community-dwelling older adults[J]. Aging Ment Health: 1-6.

[81] Iob, E., Baldwin, J. R., Plomin, R. & Steptoe, A. (2021). Adverse childhood experiences, daytime salivary cortisol, and depressive symptoms in early adulthood: A longitudinal genetically informed twin study[J]. Transl Psychiatry, 11(1): 420.

[82] Iob, E., Lacey, R. & Steptoe, A. (2020). Adverse childhood experiences and depressive symptoms in later life: Longitudinal mediation effects of inflammation [J]. Brain Behav Immun, 90: 97-107.

[83] Ip, P., Wong, R. S., Li, S. L., Chan, K. L., Ho, F. K. & Chow, C. B. (2016). Mental health consequences of childhood physical abuse in Chinese populations: A meta-analysis[J]. Trauma Violence Abus, 17(5): 571-584.

[84] Jackson, S. E., Hackett, R. A. & Steptoe, A. (2019). Associations between age discrimination and health and wellbeing: Cross-sectional and prospective analysis of the English Longitudinal Study of Ageing[J]. Lancet Public Health, 4(4): e200-e208.

[85] Jacob, L., Thoumie, P., Haro, J. M. & Koyanagi, A. (2020). The relationship of childhood sexual and physical abuse with adulthood disability[J]. Ann Phys Rehabil Med, 63(4): 332-339.

[86] Jeuring, H. W., Comijs, H. C., Deeg, D. J. H., Stek, M. L., Huisman, M. & Beekman, A. T. F. (2018). Secular trends in the prevalence of major and subthreshold depression among 55-64-year olds over 20 years[J]. Psychol Med, 48(11): 1824-1834.

[87] Jia, L., Du, Y., Chu, L., et al. (2020). Prevalence, risk factors, and management of dementia and mild cognitive impairment in adults aged 60 years or

older in China: A cross-sectional study [J]. Lancet Public Health, 5 (12):
e661-e671.

[88] Jiang, J. F. & Wang, P. G. (2018). Health status in a transitional society:
Urban-rural disparities from a dynamic perspective in China [J]. Popul Health
Metr, 16 (1): 22.

[89] Jylhä, M. (2009). What is self-rated health and why does it predict mortality?
Towards a unified conceptual model [J]. Soc Sci Med, 69 (3): 307-316.

[90] Kalmakis, K. A., Meyer, J. S., Chiodo, L. & Leung, K. (2015). Adverse
childhood experiences and chronic hypothalamic-pituitary-adrenal activity [J].
Stress, 18 (4): 446-450.

[91] Kass, R. E. & Raftery, A. E. (1995). Bayes factors [J]. J Am Stat Assoc, 90:
773-795.

[92] Katz, S., Ford, A. B., Moskowitz, R. W., Jackson, B. A. & Jaffe, M. W.
(1963). Studies of illness in the aged. The index of ADL: A standardized
measure of biological and psychosocial function [J]. JAMA, 185: 914-919.

[93] Kaye, E. C., Brinkman, T. M. & Baker, J. N. (2017). Development of
depression in survivors of childhood and adolescent cancer: A multi-level life
course conceptual framework [J]. Support Care Cancer, 25 (6): 2009-2017.

[94] Kelifa, M. O., Yang, Y., Herbert, C., He, Q. & Wang, P. (2020).
Psychological resilience and current stressful events as potential mediators between
adverse childhood experiences and depression among college students in Eritrea
[J]. Child Abuse Negl, 106: 104480.

[95] Kline, R. B. (2015). Principles and practice of structural equation modeling, 4th
edition [M]. New York, NY, US: Guilford Press: 173.

[96] Kobayashi, L. C., Farrell, M. T., Payne, C. F., et al. (2020). Adverse
childhood experiences and domain-specific cognitive function in a population-based
study of older adults in rural South Africa [J]. Psychol Aging, 35 (6): 818-830.

[97] Koç, Z. (2015). The investigation of factors that influence self-care agency and
daily life activities among the elderly in the northern region of Turkey [J].

Collegian, 22(3): 251-258.

[98] Korten, N. C., Penninx, B. W., Pot, A. M., Deeg, D. J. & Comijs, H. C. (2014). Adverse childhood and recent negative life events: Contrasting associations with cognitive decline in older persons[J]. J Geriatr Psychiatry Neurol, 27(2): 128-138.

[99] Kuh, D. & Ben-Shlomo, Y. (1997). A lifecourse approach to chronic disease epidemiology: Tracing the origins of ill-health from early to adult life[M]. Oxford: Oxford University Press: 201.

[100] Kuh, D., Ben-Shlomo, Y., Lynch, J., Hallqvist, J. & Power, C. (2003). Life course epidemiology[J]. J Epidemiol Community Health, 57(10): 778-783.

[101] Kulminski, A. M., Ukraintseva, S. V., Kulminskaya, I. V., Arbeev, K. G., Land, K. & Yashin, A. I. (2008). Cumulative deficits better characterize susceptibility to death in elderly people than phenotypic frailty: Lessons from the Cardiovascular Health Study[J]. J Am Geriatr Soc, 56(5): 898-903.

[102] Landös, A., von Arx, M., Cheval, B., et al. (2019). Childhood socioeconomic circumstances and disability trajectories in older men and women: A European cohort study[J]. Eur J Public Health, 29(1): 50-58.

[103] Langa, K. M., Larson, E. B., Crimmins, E. M., et al. (2017). Acomparison of the prevalence of dementia in the United States in 2000 and 2012[J]. JAMA Intern Med, 177(1): 51-58.

[104] Lee, C. & Ryff, C. D. (2019). Pathways linking combinations of early-life adversities to adult mortality: Tales that vary by gender[J]. Soc Sci Med, 240: 112566.

[105] Lei, X., Hu, Y., McArdle, J. J., Smith, J. P. & Zhao, Y. (2012). Gender differences in cognition among older adults in China[J]. J Hum Resour, 47(4): 951-971.

[106] Lei, X., Smith, J. P., Sun, X. & Zhao, Y. (2014). Gender differences in cognition in China and reasons for change over time: Evidence from CHARLS[J]. J Econ Ageing, 4: 46-55.

[107] Levinsky, M. & Schiff, M. (2021). Lifetime cumulative adversity and physical health deterioration in old age: Evidence from a fourteen-year longitudinal study [J]. Soc Sci Med, 289: 114407.

[108] Lin, H., Jin, M., Liu, Q., et al. (2021). Gender-specific prevalence and influencing factors of depression in elderly in rural China: A cross-sectional study [J]. J Affect Disord, 288: 99-106.

[109] Lin, N., Ye, X. & Ensel, W. M. (1999). Social support and depressed mood: A structural analysis[J]. J Health Soc Behav, 40(4): 344-359.

[110] Link, B. G. & Phelan, J. (1995). Social conditions as fundamental causes of disease[J]. J Health Soc Behav, Spec No: 80-94.

[111] Lumey, L. H., Khalangot, M. D. & Vaiserman, A. M. (2015). Association between type 2 diabetes and prenatal exposure to the Ukraine famine of 1932-33: A retrospective cohort study[J]. Lancet Diabetes Endocrinol, 3(10): 787-794.

[112] Luo, H., Yu, G. & Wu, B. (2018). Self-reported cognitive impairment across racial/ethnic groups in the United States, national health interview survey, 1997-2015[J]. Prev Chronic Dis, 15: e06.

[113] Luo, Y. N., Su, B. B. & Zheng, X. Y. (2021). Trends and challenges for population and health during population aging — China, 2015-2050[J]. China CDC Weekly, 3(28): 593-598.

[114] Lv, X., Li, W., Ma, Y., et al. (2019). Cognitive decline and mortality among community-dwelling Chinese older people[J]. BMC Med, 17(1): 63.

[115] Lynch, J. & Smith, G. D. (2005). A life course approach to chronic disease epidemiology[J]. Annu Rev Public Health, 26: 1-35.

[116] MacKinnon, D. P., Fairchild, A. J. & Fritz, M. S. (2007). Mediation analysis [J]. Annu Rev Psychol, 58(1): 593-614.

[117] Madero-Cabib, I., Azar, A. & Pérez-Cruz, P. (2019). Advantages and disadvantages across the life course and health status in old age among women in Chile[J]. Int J Public Health, 64(8): 1203-1214.

[118] May, P. E. (2015). Engagement in activities and cognitive functioning among

older adults in the health and retirement study[D]. Wayne State University.

[119]Mayer, K. U. (2009). New directions in life course research[J]. Annu Rev Psychol, 35(1): 413-433.

[120]McCrory, C., Dooley, C., Layte, R. & Kenny, R. A. (2015). The lasting legacy of childhood adversity for disease risk in later life[J]. Health Psychol, 34 (7): 687-696.

[121]McLafferty, M., O'Neill, S., Armour, C., Murphy, S. & Bunting, B. (2018). The mediating role of various types of social networks on psychopathology following adverse childhood experiences[J]. J Affect Disord, 238: 547-553.

[122]McLaughlin, K. A. & Sheridan, M. A. (2016). Beyond cumulative risk: A dimensional approach to childhood adversity[J]. Curr Dir Psychol Sci, 25(4): 239-245.

[123]McLaughlin, K. A., Sheridan, M. A. & Lambert, H. K. (2014). Childhood adversity and neural development: Deprivation and threat as distinct dimensions of early experience[J]. Neurosci Biobehav Rev, 47: 578-591.

[124]McLaughlin, K. A., Sheridan, M. A. & Nelson, C. A. (2017). Neglect as a violation of species-expectant experience: Neurodevelopmental consequences[J]. Biol Psychiatry, 82(7): 462-471.

[125]Mendes de Leon, C. F. & Rajan, K. B. (2014). Psychosocial influences in onset and progression of late life disability[J]. J Gerontol B Psychol Sci Soc Sci, 69(2): 287-302.

[126]Merrick, M. T., Ford, D. C., Ports, K. A. & Guinn, A. S. (2018). Prevalence of adverse childhood experiences from the 2011—2014 Behavioral Risk Factor Surveillance System in 23 states[J]. JAMA Pediatr, 172(11): 1038-1044.

[127]Merton, R. K. (1968). The Matthew effect in science[J]. Science, 159 (3810): 56-63.

[128]Min, J., Ailshire, J. & Crimmins, E. M. (2016). Social engagement and depressive symptoms: Do baseline depression status and type of social activities make a difference? [J]. Age Ageing, 45(6): 838-843.

［129］Montero-Odasso, M., Speechley, M., Muir-Hunter, S. W., et al. (2020). Dual decline in gait speed and cognition is associated with future dementia: Evidence for a phenotype[J]. Age Ageing, 49(6): 995-1002.

［130］Nelson, L. A., Noonan, C. J., Goldberg, J. & Buchwald, D. S. (2013). Social engagement and physical and cognitive health among American Indian participants in the health and retirement study[J]. J Cross Cult Gerontol, 28 (4): 453-453.

［131］Ni, M. Y., Jiang, C., Cheng, K. K., et al. (2016). Stress across the life course and depression in a rapidly developing population: The Guangzhou Biobank Cohort Study[J]. Int J Geriatr Psychiatry, 31(6): 629-637.

［132］Nishio, M., Green, M. & Kondo, N. (2022). Roles of participation in social activities in the association between adverse childhood experiences and health among older Japanese adults[J]. SSM Popul Health, 17: 101000.

［133］Norstrand, J. A. & Xu, Q. (2012). Social capital and health outcomes among older adults in China: The urban-rural dimension[J]. Gerontologist, 52(3): 325-334.

［134］O'Rand, A. M. (1996). The precious and the precocious: Understanding cumulative disadvantage and cumulative advantage over the life course [J]. Gerontologist, 36(2): 230-238.

［135］O'Shea, B. Q., Demakakos, P., Cadar, D. & Kobayashi, L. C. (2021). Adverse childhood experiences and rate of memory decline from mid to later life: Evidence from the English longitudinal study of ageing[J]. Am J Epidemiol, 190 (7): 1294-1305.

［136］Oh, S. S., Cho, E. & Kang, B. (2021). Social engagement and cognitive function among middle-aged and older adults: Gender-specific findings from the Korean longitudinal study of aging (2008-2018)[J]. Sci Rep, 11(1): 15876.

［137］Pan, C. P., Wang, C., Kelifa, M. O., Li, X. Y. & Wang, P. G. (2022). Gender disparity in disability among Chinese oldest-old: Age and cohort trends [J]. J Women Aging: 1-16.

[138] Park, E. J., Cho, S. I. & Jang, S. N. (2012). Poor health in the Korean older population: Age effect or adverse socioeconomic position [J]. Arch Gerontol Geriatr, 55(3): 599-604.

[139] Park, M. J. (2017). Impact of social capital on depression trajectories of older women in Korea[J]. Aging Ment Health, 21(4): 354-361.

[140] Petrou, S. & Kupek, E. (2008). Social capital and its relationship with measures of health status: Evidence from the Health Survey for England 2003 [J]. Health Econ, 17(1): 127-143.

[141] Petrov, M. E., Davis, M. C., Belyea, M. J. & Zautra, A. J. (2016). Linking childhood abuse and hypertension: Sleep disturbance and inflammation as mediators[J]. J Behav Med, 39(4): 716-726.

[142] Phelan, J. C., Link, B. G. & Tehranifar, P. (2010). Social conditions as fundamental causes of health inequalities: Theory, evidence, and policy implications[J]. J Health Soc Behav, 51 Suppl: S28-40.

[143] Preston, S. H., Hill, M. E. & Drevenstedt, G. L. (1998). Childhood conditions that predict survival to advanced ages among African-Americans [J]. Soc Sci Med, 47(9): 1231-1246.

[144] Pudrovska, T. & Anikputa, B. (2014). Early-life socioeconomic status and mortality in later life: An integration of four life-course mechanisms [J]. J Gerontol B Psychol Sci Soc Sci, 69(3): 451-460.

[145] Qiao, D. P. & Chan, Y. C. (2005). Child abuse in China: A yet-to-be-acknowledged 'social problem' in the Chinese Mainland[J]. Child Fam Soc Work, 10(1): 21-27.

[146] Radford, K., Delbaere, K., Draper, B., et al. (2017). Childhood stress and adversity is associated with late-life dementia in aboriginal Australians[J]. Am J Geriatr Psychiatry, 25(10): 1097-1106.

[147] Radloff, L. S. (1977). The CES-D scale: A self-report depression scale for research in the general population[J]. Appl Psychol Meas, 1(3): 385-401.

[148] Rhubart, D. C. & Monnat, S. M. (2022). Self-rated physical health among

working-aged adults along the rural-urban continuum-United States, 2021 [J]. MMWR Morb Mortal Wkly Rep, 71(5): 161-166.

[149] Riley, M. W. (1987). On the significance of age in sociology[J]. Am Sociol Rev, 52(1): 1-14.

[150] Rosen, M. L., Hagen, M. P., Lurie, L. A., et al. (2020). Cognitive stimulation as a mechanism linking socioeconomic status with executive function: A longitudinal investigation[J]. Child Dev, 91(4): e762-779.

[151] Ryder, N. B. (1965). The cohort as a concept in the study of social change[J]. Am Sociol Rev, 30(6): 843-861.

[152] Rytilä-Manninen, M., Haravuori, H., Fröjd, S., Marttunen, M. & Lindberg, N. (2018). Mediators between adverse childhood experiences and suicidality [J]. Child Abuse Negl, 77: 99-109.

[153] Sauerteig, M. R., Ferraro, K. F. & Bauldry, S. (2022). Life course stressors and functional limitations in later life among White, Black, and Hispanic adults: Deleterious, hardening, or benign? [J]. J Gerontol B Psychol Sci Soc Sci, 77 (1): 249-259.

[154] Schüssler-Fiorenza Rose, S. M., Xie, D. & Stineman, M. (2014). Adverse childhood experiences and disability in U. S. adults[J]. Pm r, 6(8): 670-680.

[155] Sheffler, J., Meyer, C. & Puga, F. (2021). Multi-sample assessment of stress reactivity as a mediator between childhood adversity and mid- to late-life outcomes [J]. Aging Ment Health: 1-10.

[156] Shonkoff, J. P. & Garner, A. S. (2012). The lifelong effects of early childhood adversity and toxic stress[J]. Pediatrics, 129(1): e232-e246.

[157] Sirven, N. & Debrand, T. (2008). Social participation and healthy ageing: An international comparison using SHARE data [J]. Soc Sci Med, 67 (12): 2017-2026.

[158] Soares, A. L. G., Hammerton, G., Howe, L. D., Rich-Edwards, J., Halligan, S. & Fraser, A. (2020). Sex differences in the association between childhood maltreatment and cardiovascular disease in the UK Biobank [J]. Heart, 106

(17): 1310-1316.

[159]Stephan, Y., Sutin, A. R., Luchetti, M., Hognon, L., Canada, B. & Terracciano, A. (2020). Personality and self-rated health across eight cohort studies[J]. Soc Sci Med, 263: 113245.

[160]Steves, C. J., Spector, T. D. & Jackson, S. H. (2012). Ageing, genes, environment and epigenetics: What twin studies tell us now, and in the future [J]. Age Ageing, 41(5): 581-586.

[161]Sullivan, K. J., Liu, A., Dodge, H. H., Andreescu, C., Chang, C. H. & Ganguli, M. (2020). Depression symptoms declining among older adults: Birth cohort analyses from the rust belt[J]. Am J Geriatr Psychiatry, 28(1): 99-107.

[162]Sumner, J. A., Colich, N. L., Uddin, M., Armstrong, D. & McLaughlin, K. A. (2019). Early experiences of threat, but not deprivation, are associated with accelerated biological aging in children and adolescents[J]. Biol Psychiatry, 85 (3): 268-278.

[163]Tampubolon, G. & Maharani, A. (2017). When did old age stop being depressing? Depression trajectories of older Americans and Britons 2002-2012 [J]. Am J Geriatr Psychiatry, 25(11): 1187-1195.

[164]Tani, Y., Kondo, N., Nagamine, Y., et al. (2016). Childhood socioeconomic disadvantage is associated with lower mortality in older Japanese men: The JAGES cohort study[J]. Int J Epidemiol, 45(4): 1226-1235.

[165]Thomson, B., Rojas, N. A., Lacey, B., et al. (2020). Association of childhood smoking and adult mortality: Prospective study of 120 000 Cuban adults [J]. Lancet Glob Health, 8(6): e850-e857.

[166]Treves-Kagan, S., El Ayadi, A. M., Morris, J. L., et al. (2021). Sexual and physical violence in childhood is associated with adult intimate partner violence and nonpartner sexual violence in a representative sample of rural South African men and women[J]. J Interpers Violence, 36(13-14): NP7415-7438.

[167]Tucker, A. M. & Stern, Y. (2011). Cognitive reserve in aging [J]. Curr Alzheimer Res, 8(4): 354-360.

[168] Wang, C., Wang, Q., Li, X., et al. (2019). Rural birth/upbringing and childhood adversities are associated with psychotic experiences in university students in China[J]. Schizophr Res, 209: 105-112.

[169] Wang, J. C. & Wang, X. Q. (2019). Structural equation modeling: Applications using Mplus, 2nd edition[M]. Wiley: 149.

[170] Wang, Q. (2020). Association of childhood intrafamilial aggression and childhood peer bullying with adult depressive symptoms in China[J]. JAMA Netw Open, 3(8): e2012557.

[171] Wang, X. C., Yang, J. P., Wang, P. C. & Lei, L. (2019). Childhood maltreatment, moral disengagement, and adolescents' cyberbullying perpetration: Fathers' and mothers' moral disengagement as moderators [J]. Comput Hum Behav, 95: 48-57.

[172] Wetzel, M. & Vanhoutte, B. (2020). Putting cumulative (dis)advantages in context: Comparing the role of educational inequality in later-life functional health trajectories in England and Germany[J]. PLoS One, 15(12): e0244371.

[173] WHO. (2008). 用一代人时间弥合差距：针对健康问题社会决定因素采取行动以实现健康公平[R]. Retrieved from https://www. who. int/social_determinants/thecommission/en.

[174] WHO. (2018). Adverse Childhood Experiences International Questionnaire. In Adverse Childhood Experiences International Questionnaire (ACE-IQ). http://www. who. int/violence_injury_prevention/violence/activities/adverse_childhood_expe.

[175] WHO. (2021). World Health Statistics 2021: Monitoring Health for the SDGs [R]. Retrieved from https://www. who. int/data/gho/publications/world-health-statistics.

[176] Williams, J., Bucci, S., Berry, K. & Varese, F. (2018). Psychological mediators of the association between childhood adversities and psychosis: A systematic review[J]. Clin Psychol Rev, 65: 175-196.

[177] Wilson, R. S., Krueger, K. R., Arnold, S. E., et al. (2006). Childhood

adversity and psychosocial adjustment in old age[J]. Am J Geriatr Psychiatry, 14 (4): 307-315.

[178]Wolf, S. & Suntheimer, N. M. (2019). A dimensional risk approach to assessing early adversity in a national sample[J]. J Appl Dev Psychol, 62: 270-281.

[179] Wolfova, K., Csajbok, Z., Kagstrom, A., Kåreholt, I. & Cermakova, P. (2021). Role of sex in the association between childhood socioeconomic position and cognitive ageing in later life[J]. Sci Rep, 11(1): 4647.

[180]Wu, X. & Treiman, D. J. (2004). The household registration system and social stratification in China: 1955-1996[J]. Demography, 41(2): 363-384.

[181] Wuorela, M., Lavonius, S., Salminen, M., Vahlberg, T., Viitanen, M. & Viikari, L. (2020). Self-rated health and objective health status as predictors of all-cause mortality among older people: A prospective study with a 5-, 10-, and 27-year follow-up[J]. BMC Geriatr, 20(1): 120.

[182] Xia, X., Jiang, Q., McDermott, J. & Han, J.J. (2018). Aging and Alzheimer's disease: Comparison and associations from molecular to system level [J]. Aging Cell, 17(5): e12802.

[183] Xiang, X. & Wang, X. (2021). Childhood adversity and major depression in later life: A competing-risks regression analysis[J]. Int J Geriatr Psychiatry, 36 (1): 215-223.

[184]Yan, C., Liao, H., Ma, Y. & Wang, J. (2022). Association amongst social support inside or outside the family and depression symptoms: Longitudinal study of urban-rural differences in China[J]. Qual Life Res, 31(6): 1677-1687.

[185] Yang, L., Hu, Y., Silventoinen, K. & Martikainen, P. (2020). Childhood adversity and depressive symptoms among middle-aged and older Chinese: Results from China health and retirement longitudinal study [J]. Aging Ment Health, 24(6): 923-931.

[186]Yang, M. S., Quach, L., Lee, L. O., Spiro, A., 3rd & Burr, J. A. (2022). Subjective well-being among male veterans in later life: The enduring effects of

early life adversity[J]. Aging Ment Health, 26(1): 107-115.

[187] Yang, Y. (2007). Is old age depressing? Growth trajectories and cohort variations in late-life depression[J]. J Health Soc Behav, 48(1): 16-32.

[188] Yang, Y. (2008). Social inequalities in happiness in the United States, 1972 to 2004: An age-period-cohort analysis[J]. Am Sociol Rev, 73(2): 204-226.

[189] Yang, Y. & Land, K. C. (2006). A mixed models approach to the age-period-cohort analysis of repeated cross-section surveys, with an application to data on trends in verbal test scores[J]. Sociol Methodol, 36(1): 75-97.

[190] Yang, Y. & Land, K. C. (2013). Age-period-cohort analysis: New models, methods and empirical applications[M]. New York: Taylor & Francis Group.

[191] Yang, Y. & Lee, L. C. (2009). Sex and race disparities in health: Cohort variations in life course patterns[J]. Soc Forces, 87(4): 2093-2124.

[192] Yang, Y. C., Gerken, K., Schorpp, K., Boen, C. & Harris, K. M. (2017). Early-life socioeconomic status and adult physiological functioning: A life course examination of biosocial mechanisms[J]. Biodemography Soc Biol, 63(2): 87-103.

[193] Yang, Y. C., Walsh, C. E., Johnson, M. P., et al. (2021). Life-course trajectories of body mass index from adolescence to old age: Racial and educational disparities[J]. Proc Natl Acad Sci U S A, 118(17): e2020167118.

[194] Yang, Y. M., Kelifa, M. O., Yu, B., Herbert, C., Wang, Y. B. & Jiang, J. F. (2020). Gender-specific temporal trends in overweight prevalence among Chinese adults: A hierarchical age-period-cohort analysis from 2008 to 2015[J]. Glob Health Res Policy, 5: 42.

[195] Yi, Z., Gu, D. N. & Land, K. C. (2007). The association of childhood socioeconomic conditions with healthy longevity at the oldest-old ages in China [J]. Demography, 44(3): 497-518.

[196] Yiengprugsawan, V., D'Este, C., Byles, J. & Kendig, H. (2019). Geographical variations in self-rated health and functional limitations among older Chinese in eight WHO-SAGE provinces[J]. BMC Geriatr, 19(1): 10.

[197]Yu, C., Wang, J., Wang, F., et al. （2018）. Victims of Chinese famine in early life have increased risk of metabolic syndrome in adulthood[J]. Nutrition, 53：20-25.

[198]Yu, R., Wong, M., Chong, K. C., et al. （2018）. Trajectories of frailty among Chinese older people in Hong Kong between 2001 and 2012：An age-period-cohort analysis[J]. Age Ageing, 47(2)：254-261.

[199]Yuan, M. Q., Qin, F. Z., Zhou, Z. & Fang, Y. （2021）. Gender-specific effects of adverse childhood experiences on incidence of activities of daily life disability in middle-age and elderly Chinese population[J]. Child Abuse Negl, 117：105079.

[200]Zhang, W., Feng, Q. S., Liu, L. & Zhen, Z. H. （2015）. Social engagement and health：Findings from the 2013 survey of the Shanghai elderly life and opinion[J]. Int J Aging Hum Dev, 80(4)：332-356.

[201]Zheng, H., Yang, Y. & Land, K. C. （2011）. Variance function regression in hierarchical age-period-cohort models：Applications to the study of self-reported health[J]. Am Sociol Rev, 76(6)：955-983.

[202] Zheng, X., Fang, Z., Shangguan, S. & Fang, X. （2021）. Associations between childhood maltreatment and educational, health and economic outcomes among middle-aged Chinese：The moderating role of relative poverty[J]. Child Abuse Negl：105162.

[203]包蕾萍. （2005）. 生命历程理论的时间观探析[J]. 社会学研究, （4）：120-133, 244-245.

[204]陈东升. （2020）. 长寿时代的理论与对策[J]. 管理世界, 36(4)：66-86, 129.

[205]陈蕾. （2019）. 生命历程视角下社会经济地位对老年人虚弱指数和虚弱轨迹的影响研究[D]. 西南财经大学博士学位论文：49.

[206]邓茜, 王志会, 王丽敏, 张梅, 黄正京. （2013）. 中国老年人群认知功能状况的现况调查[J]. 中华预防医学杂志, 47(9)：811-815.

[207]丁华, 严洁. （2018）. 中国老年人失能率测算及变化趋势研究[J]. 中国人

口科学，（3）：97-108，128.

[208]丁建荣．（2020）.中国老年健康服务发展报告［M］.北京：科学出版
社：41.

[209]杜鹏．（2013）.中国老年人口健康状况分析［J］.人口与经济，（6）：3-9.

[210]方杰，温忠麟，邱皓政．（2021）.纵向数据的中介效应分析［J］.心理科学，
44(4)：989-996.

[211]冯友梅．（2018）.老龄化与全球健康［M］.北京：人民卫生出版社：73.

[212]高明华．（2020）.早期社会心理风险对健康的影响效应——基于中国健康
与养老追踪调查数据［J］.中国社会科学，（9）：93-116，206.

[213]国家卫生计生委等．（2017）.关于印发"十三五"健康老龄化规划的通知
［EB/OL］. Retrieved from http：//www. nhc. gov. cn/lljks/zcwj2/201703/86fd
489301c64c46865bd98c29e217f2. shtml.

[214]国家卫生健康委．（2020）.2019 年我国卫生健康事业发展统计公报．
http：//www. gov. cn/guoqing/2021-04/09/content_5598657. htm.

[215]和红，谈甜，王和舒琦．（2020）.子女支持对城乡老年人身心健康的影响研
究——基于中国老年社会追踪调查 2014 年数据的实证分析［J］.人口与发
展，26(4)：35-42，13.

[216]侯桂云，黎光明，谢晋艳，杨栋．（2018）.老年人认知功能的变化轨迹：基
于潜变量增长模型的分析［J］.心理科学，41(4)：835-841.

[217]胡安宁．（2014）.教育能否让我们更健康——基于 2010 年中国综合社会调
查的城乡比较分析［J］.中国社会科学，（5）：116-130，206.

[218]胡晓茜．（2020）.生命历程视角下的老龄健康变化趋势研究［D］.浙江大学
博士学位论文：41.

[219]焦开山．（2014）.健康不平等影响因素研究［J］.社会学研究，29(5)：24-
46，241-242.

[220]焦开山．（2019）.老年健康及其寿命：基于社会学的研究［M］.北京：社会
科学文献出版社：124.

[221]焦开山，包智明．（2020）.社会变革、生命历程与老年健康［J］.社会学研
究，35(1)：149-169，245.

［222］金海钰．（2019）．中国老年人认知功能的弗林效应及其影响因素研究［D］．浙江大学硕士学位论文：31.

［223］李爱民．（2019）．我国城乡融合发展的进程、问题与路径［J］．宏观经济管理，（2）：35-42.

［224］李春玲．（2010）．高等教育扩张与教育机会不平等——高校扩招的平等化效应考查［J］．社会学研究，25（3）：82-113，244.

［225］李连友，李磊，万叶．（2021）．积极老龄化视角下老年人隔代抚养与社会参与的角色冲突及调适——基于社会角色理论的分析［J］．行政管理改革，（5）：71-78.

［226］李婷．（2015）．老龄健康研究方法新视角［M］．北京：中国人口出版社：101.

［227］李婷，张闰龙．（2014）．出生队列效应下老年人健康指标的生长曲线及其城乡差异［J］．人口研究，38（2）：18-35.

［228］李晓宇．（2020）．我国中老年人健康不平等的早期根源追溯［D］．山东大学博士学位论文：35.

［229］李月，陆杰华．（2020）．童年逆境对老年人抑郁的影响研究［J］．人口学刊，42（4）：56-69.

［230］刘惠颖，陈贝卓，潘泽泉．（2022）．社区环境对中国老年人认知衰退轨迹的影响及其队列差异——基于"时点-个人-社区"多层次增长模型的实证研究［J］．人口与发展，28（2）：58-69.

［231］刘杰，郭超．（2021）．早年成长环境对中老年人认知功能的影响研究［J］．西北人口：1-14.

［232］刘瑞平，李建新．（2021）．童年逆境对我国中老年人健康的多重影响：单一、累积和组合效应［J］．云南民族大学学报（哲学社会科学版），38（3）：57-70.

［233］刘婉旭，孙莹．（2021）．生命历程理论模型在早期成长逆境与精神病理症状关联研究中的应用［J］．中国学校卫生，42（6）：956-960.

［234］刘文，杨馥萍．（2019）．中国积极老龄化发展水平测度——基于东中西部地区和28个省市的数据研究［J］．人口学刊，41（2）：100-112.

［235］刘远立.（2021）.中国老年健康研究报告（2020—2021）［M］.北京：社会科学文献出版社：178.

［236］卢祖洵，姜润生.（2013）.社会医学［M］.北京：人民卫生出版社：139.

［237］马凤芝，陈海萍.（2020）.基于时空视角的健康老龄化与社会工作服务［J］.社会建设，7（1）：3-15.

［238］马妍.（2020）.出生与机会：出生队列规模变动与人口福利［M］.北京：社会科学文献出版社：141.

［239］穆光宗.（2019）.中国的人口危机与应对［J］.北京大学学报（哲学社会科学版），56（5）：69-76.

［240］裴青燕.（2019）.中国老年人抑郁症状及影响因素分析［D］.郑州大学硕士学位论文：24.

［241］任屹，黄四林.（2022）.贫困损害儿童执行功能的作用机制［J］.心理发展与教育，（1）：134-143.

［242］荣健，戈艳红，孟娜娜，谢婷婷，丁宏.（2020）.2010～2019 年中国老年人抑郁症患病率的 Meta 分析［J］.中国循证医学杂志，20（1）：26-31.

［243］沈宛颖，曾昱兴，李文豪，等.（2021）.基于 GBD 大数据的中国抑郁负担现状和趋势分析［J］.职业与健康，37（8）：1087-1092.

［244］施小明.（2021）.我国老年流行病学研究进展［J］.中华流行病学杂志，42（10）：1713-1721.

［245］石智雷，顾嘉欣，傅强.（2020）.社会变迁与健康不平等——对第五次疾病转型的年龄—时期—队列分析［J］.社会学研究，35（6）：160-185，245.

［246］石智雷，吴志明.（2018）.早年不幸对健康不平等的长远影响：生命历程与双重累积劣势［J］.社会学研究，33（3）：166-192，245-246.

［247］苏晶晶，彭非.（2014）.年龄-时期-队列模型参数估计方法最新研究进展［J］.统计与决策，（23）：21-26.

［248］童言.（2019）.我国老年健康的年龄发展轨迹及其变迁趋势［D］.西南财经大学硕士学位论文：17.

［249］万宇辉，陶芳标.（2020）.从童年期不良经历的视角认识青少年心理行为问题［J］.中国学校卫生，41（4）：484-489.

[250]王甫勤.（2019）.健康不平等研究的新趋势与未来议题[N].中国社会科学报. http://news.cssn.cn/zx/bwyc/201901/t20190109_4808365.shtml.

[251]王富百慧,谭雁潇.（2019）.我国老年人体育锻炼的队列分化机制研究——基于个体、家庭和社会网络支持的视角[J].中国体育科技,55（10）：22-31.

[252]王济川,谢海义,姜宝法.（2008）.多层统计分析模型：方法与应用[M].北京：高等教育出版社：119.

[253]王莉莉.（2011）.中国老年人社会参与的理论、实证与政策研究综述[J].人口与发展,17（3）：35-43.

[254]王孟成.（2018）.潜变量建模与Mplus应用,进阶篇[M].重庆：重庆大学出版社：59.

[255]王培刚.（2018）.社会变迁与中国居民生活质量[M].北京：社会科学文献出版社：83.

[256]王伟进.（2020）.闲暇参与对中国老年人健康的影响[J].人口与发展,26（6）：52-64,24.

[257]王璇,王丽敏,王志会,等.（2019）.我国老年人自评健康现状及影响因素分析[J].中国慢性病预防与控制,27（6）：406-411.

[258]温勇,宗占红,舒星宇,周建芳,孙晓明,汝小美.（2014）.中老年人的健康状况、健康服务的需求与提供——依据中西部5省12县调查数据的分析[J].人口研究,38（5）：72-86.

[259]温忠麟.（2017）.实证研究中的因果推理与分析[J].心理科学,40（1）：200-208.

[260]温忠麟,叶宝娟.（2014）.中介效应分析：方法和模型发展[J].心理科学进展,22（5）：731-745.

[261]吴雪雨,巢健茜,鲍敏,刘依婷,张博文.（2022）.我国老年人健康状况性别差异及影响因素研究[J].中国预防医学杂志,23（1）：13-19.

[262]吴愈晓.（2012）.中国城乡居民教育获得的性别差异研究[J].社会,32（4）：112-137.

[263]伍小兰,刘吉,曲嘉瑶.（2019）.中国老年人生活自理能力变化的多水平分

析［J］. 兰州学刊，（4）：194-208.

［264］肖颖，王永梅．（2020）. 社会参与对老年人心理健康的影响——基于CLASS
追踪调查数据的实证分析［J］. 社会福利（理论版），（8）：24-31.

［265］徐洁，李树茁．（2014）. 生命历程视角下女性老年人健康劣势及累积机制分
析［J］. 西安交通大学学报（社会科学版），34（4）：47-53，68.

［266］杨玲，宋靓珺．（2020）. 基于多维健康指标的老年人口健康状况变动研
究——来自2002—2014 CLHLS纵向数据的证据［J］. 西北人口，41（4）：
72-89.

［267］杨明旭，陈晓珊，傅文欣，陈忱．（2022）. 中国农村中老年人抑郁症状现状
及性别差异分析［J］. 中国慢性病预防与控制，30（3）：161-166，171.

［268］姚文玉，张雯，刘影，张思敏，丁雪辰，徐刚敏．（2021）. 儿童抑郁水平与
学业成绩的发展轨迹：基于平行潜变量增长模型［J］. 心理与行为研究，19
（2）：223-229.

［269］余敏慧．（2019）. 老年人社会参与对其幸福感的影响研究［D］. 重庆大学硕
士学位论文：40.

［270］俞国良，李森．（2021）. 危机与转机：童年期虐待对青少年心理健康的影响
及应对策略［J］. 北京师范大学学报（社会科学版），（1）：5-15.

［271］张冲，张丹．（2016）. 城市老年人社会活动参与对其健康的影响——基于
CHARLS 2011年数据［J］. 人口与经济，（5）：55-63.

［272］张恺悌．（2009）. 中国城乡老年人社会活动和精神心理状况研究［M］. 北
京：中国社会出版社：95.

［273］张文娟，李念．（2020）. 中国高龄老年人认知能力的衰退轨迹及其队列差异
［J］. 人口研究，44（3）：38-52.

［274］赵涵，向远，裴丽君．（2021）. 老年人多维度社会参与和家庭交往与抑郁情
绪发生风险的关联研究［J］. 人口与发展，27（3）：110-122.

［275］赵耀辉，王亚峰，陈欣欣，等．（2019）. 中国健康与养老报告［R］. Retrieved
from http://charls.pku.edu.cn/wd/yjbg1.htm.

［276］郑莉，曾旭晖．（2018）. 教育的健康回报及其队列差异——基于成长曲线模
型的分析［J］. 人口与经济，（2）：69-79.

[277] 郑晓瑛, 苏彬彬. (2021). 积极应对人口老龄化 推动老龄事业健康发展. 光明日报 [N]. Retrieved from https：//news. gmw. cn/2021-11/09/content_35296432. htm.

[278] 周云, 常亮亮. (2020). 老年人"社会参与"的概念界定及其研究视角 [J]. 老龄科学研究, 8(6)：38-49.

4　童年不良经历对性少数群体健康的影响

本书前三章证实 ACEs 对一般人群(高中生、大学生和中老年)的健康具有不良影响,第四章重点关注了 ACEs 与性少数群体健康之间的关系。性少数群体指除异性恋之外的少数性取向人群,主要包括同性恋者和双性恋者。和一般人群相比,性少数群体因性少数身份遭受污名、偏见、歧视、内化恐同等各种压力,这些压力对性少数群体的心理健康有重要的影响(Meyer, 2003)。诸多国内外研究证实,与异性恋者相比,性少数人群存在更多的心理健康问题,诸如焦虑、抑郁、自杀等。例如,一项研究 Meta 分析指出,同性恋、双性恋过去一年自杀意念的发生率分别为 16% 和 21%,远高于异性恋的 7% (Salway et al., 2019)。异性恋者抑郁和焦虑发生率最低,双性恋者比女同性恋/男同性恋者抑郁和焦虑的发生率更高或相当(Ross et al., 2018)。Wang 及其同事(2021)在中国大学生中开展一项调查发现,性少数群体尝试自杀的风险是异性恋者的四倍多,情感虐待和性虐待是导致大学生性少数群体自杀尝试的关键风险因素。在儒家孝道思想的影响下,我国传统文化提倡异性婚姻、传宗接代和孝道,我国性少数群体承受着更多的社会和伦理压力(魏伟, 2023)。近年来,国内学者开始关注性少数人群的健康,但大部分研究仅比较了性少数群体和异性恋的心理健康水平,未对影响性少数群体心理健康的因素和机制进行深入分析。因此,本章探究了 ACEs 对女同性恋、年轻男男性行为者心理健康的影响及其作用机制。

4.1　童年不良经历对女同性恋抑郁的影响

4.1.1　前言

女同性恋者是指生理性别为女性，但在情感、浪漫与性方面对女性有显著、持久的吸引，寻求女性性活动以获得性满足的女性个体（宗金莎 & 李雪平，2014）。作为社会边缘化的一类性少数群体，女同性恋者除了背负传统婚姻家庭观的压力外，还因女性特有的敏感性和社会压力而具有较低的自我认同和他人认同（张晨明，2019）。此外，女同性恋者遭遇的社会歧视较多，心理健康问题发生率高，严重威胁其生活质量（韦丽，2015）。因此，女同性恋人群是一个需要关注的性少数群体。

目前关于 ACEs 的研究主要集中在性少数群体总体层面。例如，73.2% 的美国性少数群体报告了至少 1 种 ACEs，42.4% 报告了 3 种及以上 ACEs，显著高于异性恋人群的 59.6% 和 23.9%（Austin et al，2016）。针对我国大学生的一项调查显示，性少数群体（男同、女同、双性恋者）情感忽视和情感虐待的报告率高于异性恋者（Chen et al，2022）。针对女同性恋人群 ACEs 的研究相对较少，且仅涉及 ACEs 的某个方面。例如，一项研究发现，女同性恋人群童年期性虐待比例为44%，显著高于男同性恋人群的 31% 和异性恋人群的 30%（Balsam et al，2011）。Matthews 等（2013）指出，21.5% 的女同性恋人群有过童年期身体虐待经历。诸多研究均证实，ACEs 累积得分越高，个体出现抑郁的风险越大，即两者存在剂量反应关系（Tan & Mao，2023；McCutchen et al，2022）。一项综述指出，ACEs 与女性性少数群体的多种心理健康结局密切相关（Bochicchio et al，2024）。一项在得克萨斯州开展的研究发现，ACEs 正向预测性少数群体的焦虑和抑郁（Dorri et al，2023）。

然而，并不是所有经历 ACEs 的女同性恋者都产生抑郁症状，提示可能存在某些保护因素，可以缓冲 ACEs 对抑郁的负面影响。关注处在各种压力下而心理健康状况良好的女同性恋者，进而发现有利于该群体健康发展的个体特征和外部资源，诸如个体本身所具有的心理韧性以及外部环境的社会支持。Poole 等

(2017)指出，与高心理韧性的个体相比，ACEs 与抑郁的关联强度在低心理韧性的个体中更强。一项系统综述发现，韧性在 ACEs 与抑郁之间发挥中介作用或调节作用（Zhao et al，2022）。此外，良好的社会支持水平能缓冲 ACEs 对个体的心理冲击，从而降低 ACEs 对个体心理健康的负面影响。例如，一项在老年人中开展的横断面研究发现，社会支持可以削弱 ACEs 与感知压力之间的关系（Lee et al，2023）。但也有学者指出，社会支持无法调节 ACEs 与产前抑郁的关系（Wajid et al，2020）。现有研究结果不一致，有待进一步研究。

目前国内关于 ACEs 与女同性恋者抑郁的相关研究较少，大部分研究是针对性少数群体或男男性行为者。社会支持、心理韧性在 ACEs 与女同性恋人群抑郁之间的关系尚不清楚。因此，本研究以我国女同性恋人群为研究对象，探索 ACEs 和抑郁关系及其作用机制，有助于制定促进我国女同性恋者健康的支持性或保护性策略。

4.1.2 研究设计

（1）调查对象。2018 年 7—12 月，课题组通过北京 Lespark（女同性恋组织）工作人员招募女同性恋者进行网络问卷调查。由经过统一培训的研究生担任质控员，质控员对提交问卷进行查漏补缺。本次调查共发放 335 份问卷，回收 307 份，301 份为有效问卷。所有研究对象均签署书面知情同意书。

（2）研究工具。

①童年期不良经历。本研究采用 10 个项目的 ACEs 问卷（Felitti et al，1998）。该量表包含虐待（情感虐待、身体虐待和性虐待）、忽视（情感忽视和身体忽视）和家庭功能障碍（目睹母亲被虐待、家人物质滥用、家人有精神问题、父母分居或离异和家人坐牢）三个维度。每个条目采用"是"或"否"选项进行测量，研究对象经历任何一种童年不良事件，即认为有过 ACEs，只要报告维度中的任何一种经历，即认为其有过该维度经历。各条目得分总和即为 ACEs 得分，得分范围为 0~10 分。

②抑郁。采用 10 个条目的流调中心抑郁量表（the Centers for Epidemiological Studies Short Depression Scale，CESD-10）评估抑郁（Radloff，1977）。该量表按照 Likert 4 级评分法计分，0 分表示"没有或少于一天"，1 分表示"很少或 1~2 天"，

2 分表示"有时或 3~4 天"，3 分表示"大多数或 5~7 天"。该量表包括两个反向条目："我对未来充满希望""我很高兴"。量表总分为 0~30 分，得分越高表示抑郁水平越高。得分大于等于 10 分，认为该个体有抑郁症状（Andresen et al，1994）。本研究中，该量表的 Cronbach's α 为 0.89。

③社会支持。社会支持测量采用肖水源（1994）编制的社会支持量表（Social Support Rate Scale）。该量表共 12 个条目，包括 3 个维度：家庭支持、朋友支持、其他支持，采用 7 级计分法，从 1(强烈不同意)到 7(强烈同意)。总分越高，代表个体领悟到的社会支持越高。本量表的 Cronbach's α 为 0.93。

④心理韧性。同对高中生调查使用的问卷，详见第一章。本次调查中 Cronbach's α 为 0.94。

⑤其他变量。本研究还调查了研究对象的年龄、文化程度、户口、婚姻、职业、月收入、性取向等。

(3)统计分析方法。类别变量描述采用频数和百分比，连续变量采用均值和标准差进行描述；连续变量采用相关性分析，单因素分析采用两独立样本 t 检验和方差分析，以抑郁得分作为因变量，将单因素分析有意义的变量纳入线性回归模型进行多因素分析。为进一步探究社会支持、心理韧性在 ACEs 与抑郁之间的调节作用，将这些变量标准化后，使用 SPSS 宏程序 PROCESS 的模型 1 进行检验。采用偏差校正 Bootstrap 方法，Bootstrap 次数设置为 5000 次，Bootstrap 95%的置信区间不包含 0，说明参数估计值显著（Preacher & Hayes，2008）。

4.1.3　结果

调查对象以 21~25 岁的人数最多，占 38.5%；文化程度以大专或本科为主 (74.1%)，大多数来自城市(83.1%)，2/3(66.8%)的调查对象有全职工作，月收入在 3001~6000 元的人数最多，占 39.9%；30.9%与家人同住，245 人 (81.4%)性取向为同性恋。抑郁平均得分为 11.6±7.3，56.1%存在抑郁症状。单因素分析显示，年龄、文化程度、职业、居住状况影响女同性恋人群抑郁得分。详见表 4-1。

表 4-1 一般人口学特征

变量	分类	人数(%)	抑郁得分	p
年龄(岁)	≤20	44(14.6)	10.8±7.2	0.028
	21~25	116(38.5)	12.1±7.8	
	26~30	97(32.2)	10.3±6.4	
	>30	44(14.6)	14.0±7.4	
文化程度	高中及以下	50(16.6)	12.4±7.8	0.024
	大专或本科	223(74.1)	11.9±7.8	
	硕士及以上	28(9.3)	8.07±5.7	
户口	城市	250(83.1)	11.6±7.5	0.817
	农村	51(16.9)	11.8±6.7	
职业	学生	72(23.9)	11.1±7.2	0.004
	全职	201(66.8)	11.2±7.2	
	兼职/其他	28(9.3)	15.9±7.9	
月收入(元)	≤3000	78(25.9)	12.1±7.5	0.363
	3001~6000	120(39.9)	12.1±7.3	
	6001~9000	64(21.3)	11.1±7.4	
	>9000	39(13.0)	9.9±7.2	
居住状况	与家人同住	93(30.9)	12.3±7.8	0.002
	与女性朋友同住	67(22.3)	8.9±5.9	
	集体宿舍	71(23.6)	11.4±7.4	
	独居	70(23.3)	13.5±7.3	
性取向	同性恋	245(81.4)	11.8±7.4	0.327
	双性恋	56(18.6)	10.7±7.0	

51.5%的女同性恋报告至少经历一种 ACEs, 24.6%报告经历 1 种 ACEs, 9.6%报告经历 2 种 ACEs, 7.3%报告经历 3 种 ACEs, 10.0%报告经历 4 种及以上 ACEs。

情感忽视最常见, 报告率为 22.6%; 其次是情感虐待(22.3%), 而身体忽视

（3.0%）和母亲受虐待（3.7%）报告率较低。单因素分析显示，经历情感虐待、身体虐待、情感忽视、身体忽视、母亲被虐待、家人精神疾病的女同性恋人群抑郁得分更高，经历的童年不良事件越多，抑郁得分越高。详见表4-2。此外，心理韧性（$\beta=-0.486$，$p<0.001$）、社会支持（$\beta=-0.433$，$p<0.001$）与女同性恋抑郁显著负相关。

表4-2　　　　　　　童年不良经历与女同性恋抑郁的单因素分析

变量	分类	人数（%）	抑郁得分	p
情感虐待	否	234（77.7）	10.5±6.9	<0.001
	是	67（22.3）	15.5±7.5	
身体虐待	否	264（87.7）	11.0±7.1	<0.001
	是	37（12.3）	16.0±7.6	
性虐待	否	269（89.4）	11.4±7.2	0.169
	是	32（10.6）	13.6±8.5	
情感忽视	否	233（77.4）	10.4±6.8	<0.001
	是	68（22.6）	15.6±7.8	
身体忽视	否	292（97.0）	11.4±7.3	0.013
	是	9（3.0）	17.6±5.6	
父母分居/离异	否	252（83.7）	11.7±7.3	0.560
	是	49（16.3）	11.0±7.5	
母亲被虐待	否	290（96.3）	11.4±7.3	0.031
	是	11（3.7）	16.3±7.6	
家人物质滥用	否	282（93.7）	11.5±7.3	0.180
	是	19（6.3）	13.8±7.9	
家人精神疾病	否	271（90.0）	11.1±7.0	0.009
	是	30（10.0）	15.9±9.0	
家人坐牢	否	280（93.0）	11.4±7.3	0.114
	是	21（7.0）	14.0±7.9	

续表

变量	分类	人数(%)	抑郁得分	p
ACEs	否	146(48.5)	10.0±6.5	<0.001
	是	155(51.5)	13.1±7.9	
ACEs 分级	0	146(48.5)	10.0±6.5	<0.001
	1	74(24.6)	11.4±7.5	
	2	29(9.6)	11.8±6.7	
	3	22(7.3)	14.4±8.7	
	≥4	30(10.0)	17.5±7.2	

在控制其他变量的情况下，分析单个 ACEs 对女同性恋抑郁的影响。多因素分析显示，情感虐待、身体虐待、情感忽视、母亲被虐待对女同性恋抑郁的预测作用显著，ACEs 总分每升高 1 分，女同性恋抑郁得分增加 0.127 分。

表 4-3　　　　**童年不良经历与女同性恋抑郁的多因素分析**

变量	β	95%CI	p
情感虐待	0.122	0.385, 3.917	0.017
身体虐待	0.107	0.199, 4.592	0.033
性虐待	0.012	−2.021, 2.613	0.802
情感忽视	0.135	0.636, 4.064	0.007
身体忽视	0.002	−4.107, 4.320	0.960
父母分居/离异	−0.008	−2.062, 1.733	0.865
母亲被虐待	0.111	0.575, 8.098	0.024
家人物质滥用	0.001	−2.972, 2.960	0.997
家人精神疾病	0.091	−0.193, 4.651	0.071
家人坐牢	−0.013	−3.329, 2.585	0.805
ACEs 总分	0.127	0.120, 1.068	0.014

注：所有模型均控制了社会支持、心理韧性、年龄、文化程度、职业、居住状况。

本研究进一步探讨了心理韧性、社会支持在 ACEs 总分与抑郁之间的调节作用。结果显示，ACEs 对抑郁的正向预测作用显著($\beta = 0.202$，$t = 0.050$，$p = 0.001$)，心理韧性对抑郁的负向预测作用显著($\beta = -0.432$，$t = 0.049$，$p < 0.001$)，ACEs 与心理韧性的交互项对抑郁的预测作用显著($\beta = -0.130$，$t = 0.047$，$p = 0.006$)，说明心理韧性调节了 ACEs 对亲子亲合的影响。为更直观地解释调节效应模型，本研究取均值+标准差、均值、均值-标准差作为高、中、低心理韧性的标准，进一步进行简单斜率分析。与低心理韧性的女同性恋相比，ACEs 增多对中高心理韧性的女同性恋抑郁的影响更小，随着 ACEs 增加，不同心理韧性的女同性恋抑郁的差距逐渐扩大。详见图 4-1。

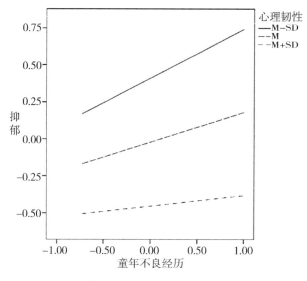

图 4-1　心理韧性在童年不良经历与抑郁之间的调节作用

结果显示，ACEs 对抑郁的正向预测作用显著($\beta = 0.153$，$t = 0.057$，$p = 0.008$)，社会支持对抑郁的负向预测作用显著($\beta = -0.359$，$t = 0.054$，$p < 0.001$)，ACEs 与社会支持的交互项对抑郁的预测作用不显著($\beta = -0.082$，$t = 0.045$，$p = 0.070$)，说明社会支持不是 ACEs 与抑郁之间的调节变量。

4.1.4 讨论

我国女同性恋人群抑郁水平较高(11.6±7.3)，56.1%有抑郁症状。一项在美国芝加哥开展的研究显示，25.1%的女同性恋者、38.1%的女双性恋者有抑郁症状（Bostwick et al, 2015）。一项在澳大利亚开展的研究发现，女性性少数群体抑郁得分为 6.44 ± 5.46 分（Brown et al, 2015），明显低于我国女同性恋人群。相对于同性婚姻合法化的美国和澳大利亚，我国性少数人群仍持续遭受着来自法律、社会和经济等各方面的阻碍（Hua et al, 2019）。受儒家思想的影响，我国对同性恋的接受程度较低，社会上广泛存在着同性恋歧视。因而，我国性少数群体，包括女同性恋人群往往具有较高的抑郁水平。

女同性恋人群 ACEs 总体检出率与我国男男性行为人群相当（Ding et al, 2019）。51.5%的女同性恋报告至少经历一种 ACEs，情感忽视(22.6%)和情感虐待(22.3%)最常见。在我国大学生中开展的一项调查也显示，性少数群体情感忽视的报告率最高（28.72%）（Chen et al, 2022）。较高的情感虐待和情感忽视可能源于我国传统教养观念崇尚谦卑，父母对孩子的批评和贬低远大于赞扬和鼓励（孙海婷等，2016）。此外，受传统教育观念的影响，父母更多关注孩子的学习成绩和行为表现，而常常忽视了孩子成长过程中的情感需求（陆芳，2019）。

本研究发现，ACEs 可以显著增加女同性恋人群抑郁发生风险。ACEs 可能会造成持久的认知损伤，从而对自我、世界和他人产生负面想法（Garety et al, 2001）。ACEs 还会降低抑郁反应阈值，导致个体在暴露于较低的压力时即可产生抑郁反应（Monroe & Simon, 1991）。本研究从积极的视角看待压力下的女同性恋人群，心理韧性可以缓冲 ACEs 对女同性恋者抑郁的负面影响，社会支持无法调节 ACEs 与抑郁之间的关系。来自一般人群的多项研究证据证明，与高心理韧性的个体相比，ACEs 与抑郁的关联强度在低心理韧性的个体更大（Youssef et al, 2017；Poole et al, 2017）。本研究将该结果扩展到女同性恋人群，即心理韧性是 ACEs 与女同性恋抑郁的保护性调节变量，提示学者从心理韧性的角度关注女同性恋者的心理健康状况有重要的现实意义。

本研究仍存在以下不足之处。第一，数据来自横断面调查，难以进行因果推断，需要开展纵向研究进一步验证本研究结果。第二，本研究仅在北京同性恋组织招募对象，样本量相对较少，限制了研究结果的外推。第三，所有数据通过研究对象自我报告获得，可能存在偏倚。

4.1.5　结论

ACEs 可以增加女同性恋人群抑郁发生风险，早期筛查 ACEs，对有 ACEs 的女同性恋人群及时进行干预，可减少女同性恋人群的心理问题。心理韧性可以缓冲 ACEs 对抑郁的负面影响，提示个体本身所具有的心理韧性是女同性恋人群应对压力的重要内部资源，尤其是经历过童年虐待的女同性恋人群。

4.2　童年不良经历、抑郁和年轻男男性行为者自杀意念之间的关系[①]

4.2.1　前言

自杀是一项全球性的公共卫生挑战，尤其是在性少数群体中（Luong et al., 2018；Tan et al., 2021）。在性少数群体中，男男性行为者（Men Who Have Sex With Men, MSM）感染艾滋病毒的风险较高，其精神行为问题也较多（Operario et al., 2022）。一项 Meta 分析显示，我国 MSM 抑郁症状、自杀意念、自杀计划、自杀尝试发生率分别为 43.2%、21.2%、6.2% 和 7.3%（Wei et al., 2020）。青春期是人一生中较为敏感的一个时期，面临身体和认知发育之间的不平衡（Blakemore & Mills, 2014）。处于这一时期的个体更可能表现出较多的心理行为问题，包括自杀行为（Kann et al., 2014；Yu & Chen, 2020）。YMSM（Young MSM）是指年龄在 25 岁以下的男男性行为者。据报道，YMSM 自杀行为风险更高。美国的实证研究表明，YMSM 自杀意念的发生率为 23%（Hightow-Weidman et al., 2011），自杀计划和自杀尝试的发生率分别为 21.8% 和 22.4%（Phillips et al., 2014）。受我国传统文化和婚姻观的影响，社会对同性行为的接受度较低，MSM 面临着严重的污名化和歧视（Steward et al., 2013）。我国 YMSM 更容易受到

---

① 本研究主体部分已于 2023 年发表在 *Journal of Psychiatric Research* 上。

负面情绪的影响，表现出更多的行为问题，诸如自杀（Mustanski et al., 2014）。因此，研究我国 YMSM 自杀行为及其内在机制具有重要意义。

影响性少数群体自杀行为的因素众多，ACEs 是关键的上游因素（Blosnich et al., 2020；Woodhead et al., 2016）。生命历程理论指出，特定的经历或事件可能是个体生命历程的转折点，会对个体随后的生命历程产生实质性影响。如果事件发生在特定时期，如童年、青春期等，可能会产生额外的影响（Katz-Wise et al., 2017）。压力敏感性理论认为，ACEs 会降低个体的压力阈值，从而导致经历童年不良事件的个体更容易产生心理健康问题（Hammen et al., 2000）。研究表明，ACEs 累积得分与乌干达农村成年人抑郁严重程度、自杀意念密切相关（Satinsky et al., 2021）。来自美国和加拿大的研究发现，ACEs 增加了性少数群体的抑郁和自杀风险（Hart et al., 2018；McGraw et al., 2022）。一项在 97 所高中开展的调查发现，与异性恋者相比，在性少数群体中，ACEs 与自杀意念的关联强度更高（Clements-Nolle et al., 2018）。诸多研究指出，心理健康状况不佳（如存在抑郁症状）可能会增加年轻性少数群体的自杀意念、计划和企图（Boyas et al., 2019；Hatchel et al., 2019；Ream, 2019）。一项来自我国的研究也表明，有抑郁症的 MSM 产生自杀意念的风险是无抑郁症 MSM 的 5.57 倍（Pan et al., 2018）。因此，抑郁可能在 ACEs 与自杀行为之间起中介作用。

迄今，较少研究探讨了 ACEs、抑郁及 YMSM 自杀意念之间的具体关系，且不同类型的 ACEs 对抑郁和自杀意念的影响尚不清楚。因此，本研究基于在华中地区开展的一项 YMSM 前瞻性队列研究，探讨基线 ACEs、第一次随访抑郁和第二次随访自杀意念之间的关系及其潜在中介机制，旨在加深对自杀行为内在机制的了解，为 YMSM 自杀预防和干预计划提供有用信息。

4.2.2　研究设计

(1)调查对象。研究数据来自一项针对华中地区 YMSM 的前瞻性队列研究。研究对象纳入标准：生理性别为男性、过去 6 个月内有过男男性行为、年龄 16～25 岁、同意参与调查并签署知情同意书。本项目于 2017 年 9 月至 2018 年 1 月在华中地区的三个城市(武汉、长沙和南昌)开展基线调查，第一次和第二次随访调查分别于 2018 年 7—9 月和 2019 年 6—7 月进行。在当地性少数群体非政府组织的协助下，采用机会抽样和受访者驱动抽样相结合的方法招募 YMSM，包括同伴介绍、外展活动和常规自愿艾滋病检测服务。性少数群体非政府组织提供了一个单独的房间，调查员可以和 YMSM 进行一对一的交流。499 名 YMSM 参与了基线调查，308 名 YMSM 同时完成了第一次和第二次随访调查。考虑到结构方程模型变量之间的时序性，本研究只纳入了同时参加三次调查的 308 名 YMSM。本研究获武汉大学医学部伦理委员会批准。

（2）研究工具。

①童年期不良经历。使用的量表与对女同性者的调查一致，详见第四章研究一。本研究使用基线调查时的 ACEs。

②抑郁症状。使用的量表与本书第一章对高中生的调查一致。本研究使用第一次随访调查时的抑郁得分。该量表的 Cronbach's α 为 0.90。

③自杀行为。使用单个条目测量自杀意念，"过去六个月内您是否有过自杀意念?"条目采用"是"或"否"选项进行测量，回答"是"被定义为有自杀意念。本研究使用第二次随访调查时的自杀意念。

④其他变量。本研究还调查了年龄、民族(汉族和其他民族)、户籍类型(城市和农村)、受教育程度(高中及以下和大专及以上)、月收入(≤3000 元和>3000 元)、性取向(同性恋、双性恋和其他)以及性别认同(认同、不认同与不确定)。

（3）统计分析方法。类别变量描述采用频数和百分比，连续变量采用均值和标准差进行描述，自杀意念的单因素分析采用 t 检验和卡方检验。采用中介分析法探究抑郁(第一次随访数据)在 ACEs(基线数据)与自杀意念(第二次随访数据)之间的中介效应。由于自杀意念是二分变量，使用 WLSMV 估计法进行分析。采用偏差校正 Bootstrap(1000 次)检验总效应和间接效应的显著性。中介效应分析采用 Mplus 8.0，其他分析使用 SPSS 23.0。

4.2.3　结果

YMSM 平均年龄为 21.45±1.86 岁，大多数为汉族(93.51%)，一半以上为城市户口(53.90%)。文化程度普遍较高，84.09%具有大专及以上文凭；月收入较低，77.60% 月收入在 3000 元及以下。93.18% YMSM 认同自己的生理性别，

81.49%、13.64%和4.87%YMSM自我报告为同性恋、双性恋、其他。55人有过自杀意念，占比17.86%。平均抑郁得分为17.83±9.84，56.17%YMSM至少经历一种ACEs，33.74%、21.43%和29.22%经历虐待、忽视和家庭功能不全。经历过童年虐待的YMSM更倾向于报告自杀意念，ACEs和抑郁得分高的YMSM更倾向于报告自杀意念。详见表4-4。

表4-4 **YMSM自杀意念的单因素分析**

变量	自杀意念			χ^2/t	p
	总体	有	无		
年龄	21.45±1.86	21.29±1.82	21.49±1.87	0.732	0.465
民族				<0.001[a]	0.999
汉族	288 (93.51)	51 (92.73)	237 (93.68)		
其他	20 (6.49)	4 (7.27)	16 (6.32)		
户籍所在地				1.004	0.316
城市	166 (53.90)	33 (60.00)	133 (52.57)		
农村	142 (46.10)	22 (40.00)	120 (47.43)		
受教育程度				0.259	0.611
高中及以下	49 (15.91)	10 (18.18)	39 (15.42)		
大专及以上	259 (84.09)	45 (81.82)	214 (84.58)		
月收入(元)				2.378	0.123
≤3000	239 (77.60)	47 (85.45)	192 (75.89)		
>3000	69 (22.40)	8 (14.55)	61 (24.11)		
性别认同				1.560[b]	0.475
认同	287 (93.18)	51 (92.73)	236 (93.28)		
不认同	10 (3.25)	3 (5.45)	7 (2.77)		
不确定	11 (3.57)	1 (1.82)	10 (3.95)		
性取向				0.470[b]	0.828
同性恋	251 (81.49)	47 (85.45)	204 (80.63)		

续表

变量	自杀意念			χ^2/t	p
	总体	有	无		
双性恋	42 (13.64)	6 (10.91)	36 (14.23)		
其他	15 (4.87)	2 (3.64)	13 (5.14)		
ACEs				2.345	0.126
有	173 (56.17)	36 (65.45)	137 (54.15)		
无	135 (43.83)	19 (34.55)	116 (45.85)		
童年虐待				8.474	0.004
有	115 (33.74)	30 (54.55)	85 (33.60)		
无	193 (62.66)	25 (45.45)	168 (66.40)		
童年忽视				0.645	0.422
有	66 (21.43)	14 (25.45)	52 (20.55)		
无	242 (78.57)	41 (74.55)	201 (79.45)		
家庭功能障碍				0.918	0.338
有	90 (29.22)	19 (34.55)	71 (28.06)		
无	218 (70.78)	36 (65.45)	182 (71.94)		
ACEs 得分	1.23±1.57	1.78±1.85	1.11±1.48	−2.503	0.015
抑郁症状	17.83±9.84	23.04±10.86	16.70±9.24	−4.464	<0.001

注：[a] 连续校正卡方检验。

[b] Fisher 检验。

本研究进一步分析了抑郁在 ACEs（ACEs 得分、虐待）与 YMSM 自杀意念之间的中介效应。如图 4-2 所示，基线 ACEs 得分显著正向预测第一次随访抑郁得分（$\beta=0.195$，$p<0.001$）和第二次随访自杀意念（$\beta=0.152$，$p=0.034$），第一次随访抑郁得分显著正向预测第二次随访自杀意念（$\beta=0.300$，$p<0.001$）。抑郁在 ACEs 得分与自杀意念之间起部分中介作用，中介效应为 0.058（95%CI：0.022～0.119），占总效应的 27.6%（0.058/0.210），即 ACEs 作用于自杀意念 27.6%通过抑郁起作用。

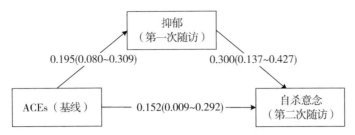

图 4-2　ACEs 对 YMSM 自杀意念的影响：抑郁的中介作用

注：括号外为标准化回归系数，括号内为 95% 置信区间。

如图 4-3 所示，基线童年虐待显著正向预测第一次随访抑郁得分（$\beta = 0.207$，$p < 0.001$）和第二次随访自杀意念（$\beta = 0.169$，$p = 0.032$），第一次随访抑郁得分显著正向预测第二次随访自杀意念（$\beta = 0.297$，$p < 0.001$）。抑郁在童年虐待与自杀意念之间起部分中介作用，中介效应为 0.061（95% CI：0.025 ~ 0.115），占总效应的 26.5%（0.061/0.230），即童年虐待作用于自杀意念 26.5% 通过抑郁起作用。

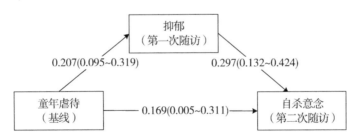

图 4-3　童年虐待对 YMSM 自杀意念的影响：抑郁的中介作用

注：括号外为标准化回归系数，括号内为 95% 置信区间。

4.2.4　讨论

17.86%YMSM 在过去六个月有自杀意念，与绵阳市 YMSM（18.56%）（王毅等，2018）、黑人和拉丁裔 YMSM（17%）（Kipke et al.，2020）调查结果基本一致，略低于我国 MSM 自杀意念检出率（24.04%）（邹小翠 等，2023），究其原因可能是这项 Meta 分析纳入了新冠病毒流行期间的文献，部分文献调查对象为 HIV 阳性的 MSM，调查工具存在差异等。需要加强对 YMSM 心理健康的关注，尤其是对有自杀未遂史的 YMSM，通过制定自杀危机干预和应对策略，提供精神卫生服务和心理咨询，以预防和减轻 YMSM 心理健康问题。

本研究发现，经历童年虐待和有更多 ACEs 的 YMSM 更可能产生抑郁症状和自杀念头。Wiss 等(2023)指出，童年虐待对城市 MSM 抑郁的预测作用强于家庭功能不全，童年虐待尤其是童年性虐待是城市 MSM 抑郁的关键因素。一项在美国开展的研究也发现，与没有经历虐待的 YMSM 相比，经历情感虐待或身体虐待的 YMSM 制订自杀计划、尝试自杀的可能性分别增加 0.95 倍和 1.11 倍(Phillips et al., 2014)。儿童早期是神经系统发育的关键期，童年期虐待会影响儿童的大脑结构和功能发育，导致个体对多种心理行为问题的易感性增加 (Lim et al., 2018)。因此，从生命历程视角关注 ACEs 对 YMSM 健康的影响具有重要意义。

本研究还发现，抑郁在 ACEs 得分与 YMSM 自杀意念之间发挥部分中介作用。一项在新加坡 YMSM 中开展的研究发现，抑郁的严重程度部分介导了同性恋歧视与自杀意念之间的关系(Tan et al., 2021)。一项在加拿大社区中开展的横断面研究证实，抑郁是 ACEs 与自杀尝试之间的部分中介变量(Fuller-Thomson et al., 2016)。在外向和内向攻击的两阶段模型 (Plutchik et al., 1989)表明，消极的生活事件和精神问题可能会引发自杀行为。从 ACEs 不同维度来看，只有童年虐待对 YMSM 自杀意念既有直接影响也有间接影响。本研究 YMSM 童年虐待的发生率最高(33.74%)，受我国根深蒂固的"不打不成才""打是亲，骂是爱"等教育观念的影响，童年虐待现象在我国普遍存在(俞国良 & 李森, 2021)。因此，早期预防和治疗抑郁症状可能降低 YMSM 自杀意念，尤其是经历童年虐待的 YMSM。

本研究存在一些局限性。首先，调查对象来源于华中地区，将研究结果推广到其他地区时需谨慎。其次，191 名 YMSM 由于大学毕业、更换居住地等原因未完成随访调查。最后，本研究中的 ACEs、抑郁和自杀意念均为自我报告，受社会期望偏差的影响可能低估调查结果。

4.2.5 结论

本研究结果通过前瞻性证据证明 ACEs 通过抑郁影响 YMSM 自杀意念，尤其是童年虐待。未来的研究应关注 ACEs 在性少数群体自杀行为中的作用，加强有 ACEs 经历 YMSM 心理疏导和自杀行为干预。

参 考 文 献

[1] Andresen, E. M., Malmgren, J. A., Carter, W. B. & Patrick, D. L. (1994). Screening for depression in well older adults: Evaluation of a short form of the CES-D (Center for Epidemiologic Studies Depression Scale) [J]. Am J Prev Med, 10 (2): 77-84.

[2] Austin, A., Herrick, H. & Proescholdbell, S. (2016). Adverse childhood experiences related to poor adult health among lesbian, gay, and bisexual individuals [J]. Am J Public Health, 106(2): 314-320.

[3] Balsam, K. F., Lehavot, K. & Beadnell, B. (2011). Sexual revictimization and mental health: A comparison of lesbians, gay men, and heterosexual women [J]. J Interpers Violence, 26(9): 1798-1814.

[4] Bochicchio, L., Porsch, L., Zollweg, S., Matthews, A. K. & Hughes, T. L. (2024). Health outcomes of sexual minority women who have experienced adverse childhood experiences: A scoping review [J]. Trauma Violence Abus, 25 (1): 764-794.

[5] Bostwick, W. B., Hughes, T. L. & Everett, B. (2015). Health behavior, status, and outcomes among a community-based sample of lesbian and bisexual women [J]. LGBT health, 2(2): 121-126.

[6] Blakemore, S. J. & Mills, K. L. (2014). Is adolescence a sensitive period for sociocultural processing [J]. Annu Rev Psychol, 65: 187-207.

[7] Blosnich, J. R., Henderson, E. R., Coulter, R. W. S., Goldbach, J. T. & Meyer, I. H. (2020). Sexual orientation change efforts, adverse childhood experiences, and suicide ideation and attempt among sexual minority adults, United States, 2016-2018 [J]. Am J Public Health, 110(7): e1-e7.

[8] Boyas, J. F., Villarreal-Otalora, T., Alvarez-Hernandez, L. R. & Fatehi, M. (2019). Suicide ideation, planning, and attempts: The case of the Latinx LGB youth [J]. Health Promot Perspect, 9(3): 198-206.

[9]Brown, R., McNair, R., Szalacha, L., Livingston, P. M. & Hughes, T. (2015). Cancer Risk Factors, Diagnosis and sexual identity in the Australian longitudinal study of women's health[J]. Womens Health Issues, 25(5): 509-516.

[10]Centers for Disease Control and Prevention. Adverse childhood experiences (ACE) study. Available from: http://www.cdc.gov/ace/about.htm. Accessed 12 Apr 2023.

[11]Chen, M., Tian, N. & Chang, Q. (2022). Adverse childhood experiences, sexual orientation, and depressive symptoms among Chinese college students: An ecological framework analysis[J]. Child Abuse Negl, 134: 105881.

[12]Clements-Nolle, K., Lensch, T., Baxa, A., Gay, C., Larson, S. & Yang, W. (2018). Sexual identity, adverse childhood experiences, and suicidal behaviors [J]. J Adolesc Health, 62(2): 198-204.

[13]Ding, C., Wang, T., Chen, X., et al. (2019). Association of adverse childhood experience and attention deficit hyperactivity disorder with depressive symptoms among men who have sex with men in China: Moderated mediation effect of resilience[J]. BMC public health, 19(1): 1706.

[14]Dorri, A. A., Stone, A. L., Salcido, R., Jr, Russell, S. T. & Schnarrs, P. W. (2023). Sexual and gender minority adverse childhood experiences (SGM-ACEs), perceived social support, and adult mental health[J]. Child Abuse Negl, 143: 106277.

[15]Felitti, V. J., Anda, R. F., Nordenberg, D., et al. (1998). Relationship of childhood abuse and household dysfunction to many of the leading causes of death in adults. The Adverse Childhood Experiences (ACE) Study[J]. Am J Prev Med, 14(4): 245-258.

[16]Fuller-Thomson, E., Baird, S. L., Dhrodia, R. & Brennenstuhl, S. (2016). The association between adverse childhood experiences (ACEs) and suicide attempts in a population-based study[J]. Child Care Health Dev, 42(5): 725-734.

[17]Garety, P. A., Kuipers, E., Fowler, D., Freeman, D. & Bebbington, P. E. (2001). A cognitive model of the positive symptoms of psychosis[J]. Psychol

Med, 31(2): 189-195.

[18]Hammen, C., Henry, R. & Daley, S. E. (2000). Depression and sensitization to stressors among young women as a function of childhood adversity[J]. J Consult Clin Psychol, 68(5): 782-787.

[19]Hart, T. A., Noor, S. W., Vernon, J. R. G., et al. (2018). Childhood maltreatment, bullying victimization, and psychological distress among gay and bisexual men[J]. J Sex Res, 55(4-5): 604-616.

[20]Hatchel, T., Ingram, K. M., Mintz, S., et al. (2019). Predictors of suicidal ideation and attempts among LGBTQ adolescents: The roles of help-seeking beliefs, peer victimization, depressive symptoms, and drug use[J]. J Child Fam Stud, 28: 2443-2455.

[21]Hightow-Weidman, L. B., Phillips, G., 2nd, Jones, K. C., et al. (2011). Racial and sexual identity-related maltreatment among minority YMSM: Prevalence, perceptions, and the association with emotional distress[J]. AIDS Patient Care STDS, 25 Suppl 1: S39-45.

[22]Hua, B., Yang, V. F. & Goldsen, K. F. (2019). LGBT older adults at a crossroads in mainland China: The intersections of stigma, cultural values, and structural changes within a shifting context[J]. Int J Aging Hum Dev, 88(4): 440-456.

[23]Kann, L., Kinchen, S., Shanklin, S. L., et al. (2014). Youth risk behavior surveillance—United States, 2013[J]. MMWR Suppl, 63(4): 1-168.

[24]Katz-Wise, S. L., Rosario, M., Calzo, J. P., Scherer, E. A., Sarda, V. & Austin, S. B. (2017). Associations of timing of sexual orientation developmental milestones and other sexual minority stressors with internalizing mental health symptoms among sexual minority young adults[J]. Arch Sex Behav, 46(5): 1441-1452.

[25]Kipke, M. D., Kubicek, K., Akinyemi, I. C., et al. (2020). The healthy young men's cohort: Health, stress, and risk profile of Black and Latino young men who have sex with men (YMSM)[J]. J Urban Health, 97(5): 653-667.

[26]Lee, J. K., Lee, J., Chung, M. K., et al. (2023). Childhood adversity and late-

life depression: Moderated mediation model of stress and social support[J]. Front Psychiatry, 14: 1183884.

[27]Lim, L., Hart, H., Mehta, M., et al. (2018). Grey matter volume and thickness abnormalities in young people with a history of childhood abuse[J]. Psychol Med, 48(6): 1034-1046.

[28]Luong, C. T., Rew, L. & Banner, M. (2018). Suicidality in young men who have sex with men: A systematic review of the literature[J]. Issues Ment Health Nurs, 39(1): 37-45.

[29]Matthews, A. K., Cho, Y. I., Hughes, T. L., Johnson, T. P. & Alvy, L. (2013). The influence of childhood physical abuse on adult health status in sexual minority women: the mediating role of smoking[J]. Women Health Issues, 23 (2): e95-102.

[30]McCutchen, C., Hyland, P., Shevlin, M. & Cloitre, M. (2022). The occurrence and co-occurrence of ACEs and their relationship to mental health in the United States and Ireland[J]. Child Abuse Negl, 129: 105681.

[31]McGraw, J. S., McManimen, S., Chinn, J., Angoff, H. D., Docherty, M. & Mahoney, A. (2022). Adverse childhood experiences, suicidal/self-harming thoughts, and suicide attempts among LGB and heterosexual Utahns [J]. J Homosex, 69(7): 1141-1159.

[32]Meyer, I. H. (2003). Prejudice, social stress, and mental health in lesbian, gay, and bisexual populations: Conceptual issues and research evidence [J]. Psychol Bull, 129(5): 674-697.

[33]Monroe, S. M. & Simons, A. D. (1991). Diathesis-stress theories in the context of life stress research: Implications for the depressive disorders[J]. Psychol Bull, 110(3): 406-425.

[34]Mustanski, B., Andrews, R., Herrick, A., Stall, R. & Schnarrs, P. W. (2014). A syndemic of psychosocial health disparities and associations with risk for attempting suicide among young sexual minority men[J]. Am J Public Health, 104(2): 287-294.

［35］Operario, D., Sun, S., Bermudez, A. N., et al. （2022）. Integrating HIV and mental health interventions to address a global syndemic among men who have sex with men［J］. Lancet HIV, 9（8）: e574-e584.

［36］Pan, X., Li, R., Ma, Q., et al. （2018）. Sexual risk behaviour, sexual victimisation, substance use and other factors related to depression in men who have sex with men in Wenzhou, China: A cross-sectional study［J］. BMJ Open, 8 （4）, bmjopen-2016-013512.

［37］Phillips, G., 2nd, Hightow-Weidman, L. B., Fields, S. D., et al. （2014）. Experiences of community and parental violence among HIV-positive young racial/ ethnic minority men who have sex with men［J］. AIDS Care, 26（7）: 827-834.

［38］Plutchik, R., Praag, H. & Conte, H. R. J. P. R. （1989）. Correlates of suicide and violence risk: III. A two-stage model of countervailing forces［J］. Psychiatry Res, 28（2）: 215-225.

［39］Poole, J. C., Dobson, K. S. & Pusch, D. （2017）. Childhood adversity and adult depression: The protective role of psychological resilience［J］. Child Abuse Negl, 64: 89-100.

［40］Radloff, L. S. （1977）. The CES-D scale: A self-report depression scale for research in the general population［J］. Appl Psychol Meas, 1（3）: 385-401.

［41］Ream, G. L. （2019）. What's unique about Lesbian, Gay, Bisexual, and Transgender （LGBT） youth and young adult suicides? Findings from the National Violent Death Reporting System［J］. J Adolesc Health, 64（5）: 602-607.

［42］Ross, L. E., Salway, T., Tarasoff, L. A., MacKay, J. M., Hawkins, B. W. & Fehr, C. P. （2018）. Prevalence of depression and anxiety among bisexual people compared to gay, lesbian, and heterosexual individuals: A systematic review and meta-analysis［J］. J Sex Res, 55（4-5）: 435-456.

［43］Salway, T., Ross, L. E., Fehr, C. P., Burley, J., Asadi, S., Hawkins, B. & Tarasoff, L. A. （2019）. A systematic review and meta-analysis of disparities in the prevalence of suicide ideation and attempt among bisexual populations［J］. Arch Sex Behav, 48（1）: 89-111.

[44] Satinsky, E. N., Kakuhikire, B., Baguma, C., et al. (2021). Adverse childhood experiences, adult depression, and suicidal ideation in rural Uganda: A cross-sectional, population-based study[J]. PLoS Med, 18(5): e1003642.

[45] Steward, W. T., Miege, P. & Choi, K. H. (2013). Charting a moral life: The influence of stigma and filial duties on marital decisions among Chinese men who have sex with men[J]. PLoS One, 8(8): e71778.

[46] Tan, M. & Mao, P. (2023). Type and dose-response effect of adverse childhood experiences in predicting depression: A systematic review and meta-analysis[J]. Child Abuse Negl, 139: 106091.

[47] Tan, R. K. J., Low, T. Q. Y., Le, D., et al. (2021). Experienced homophobia and suicide among young gay, bisexual, transgender, and queer men in Singapore: Exploring the mediating role of depression severity, self-esteem, and outness in the Pink Carpet Y Cohort Study[J]. LGBT Health, 8(5): 349-358.

[48] Wajid, A., van Zanten, S. V., Mughal, M. K., et al. (2020). Adversity in childhood and depression in pregnancy[J]. Arch Womens Ment Health, 23(2): 169-180.

[49] Wang, Y., Feng, Y., Han, M., et al. (2021). Methods of attempted suicide and risk factors in LGBTQ+ youth[J]. Child Abuse Negl, 122: 105352.

[50] Wei, D., Wang, X., You, X., et al. (2020). Prevalence of depression, anxiety and suicide among men who have sex with men in China: A systematic review and meta-analysis[J]. Epidemiol Psychiatr Sci, 29: e136.

[51] Wiss, D. A., Prelip, M. L., Upchurch, D. M., et al. (2023). Association between childhood maltreatment and depressive and anxiety symptoms among men who have sex with men in Los Angeles[J]. J Urban Health, 100(2): 327-340.

[52] Woodhead, C., Gazard, B., Hotopf, M., Rahman, Q., Rimes, K. A. & Hatch, S. L. (2016). Mental health among UK inner city non-heterosexuals: The role of risk factors, protective factors and place[J]. Epidemiol Psychiatr Sci, 25(5): 450-461.

[53] Youssef, N. A., Belew, D., Hao, G., et al. (2017). Racial/ethnic differences in the association of childhood adversities with depression and the role of resilience

［J］. J Affect Disord, 208：577-581.

［54］Yu, B. & Chen, X. （2020）. Age patterns of suicide with different methods for US Whites：APC modelling analysis of the 1999-2017 national data［J］. Epidemiol Psychiatr Sci, 29：e180.

［55］Zhao, Y., Han, L., Teopiz, K. M., McIntyre, R. S., Ma, R. & Cao, B. （2022）. The psychological factors mediating/moderating the association between childhood adversity and depression：A systematic review［J］. Neurosci Biobehav Rev, 137：104663.

［56］陆芳. （2019）. 儿童期虐待与大学生的应对方式：自尊的中介作用［J］. 心理技术与应用, 7(10)：620-628.

［57］王毅, 李六林, 周万明等. （2018）. 绵阳市年轻男男性行为者儿童期性虐待经历对个体行为及心理健康的影响［J］. 中国艾滋病性病, 24(9)：912-915, 922.

［58］魏伟. （2023）. 同性恋群体的家庭主义社会融入模式［J］. 甘肃社会科学, （1）：165-176.

［59］韦丽. （2015）. 山东省女同性恋人群的心理健康状况及行为特征研究［D］. 山东大学：27.

［60］孙海婷, 汪萍, 孙新. （2016）. 儿童遭受情感虐待的风险因素及其危害［J］. 伤害医学(电子版), 5(2)：47-50.

［61］肖水源. （1994）.《社会支持评定量表》的理论基础与研究应用［J］. 临床精神医学杂志, （2）：98-100.

［62］俞国良, 李森. （2021）. 危机与转机：童年期虐待对青少年心理健康的影响及应对策略［J］. 北京师范大学学报(社会科学版), （1）：5-15.

［63］邹小翠, 毛孝容, 周娟等. （2023）. 对男男性行为者自杀行为的 Meta 分析［J］. 中国艾滋病性病, 29(7)：837-842.

［64］张晨明. （2019）. 女同性恋者在形式婚姻中的角色认知与关联因素分析［J］. 中国性科学, 28(10)：145-148.

［65］张静, 郑丽军, 郑涌. （2015）. 性少数人群的心理健康：理论模型与研究取向［J］. 心理科学进展, 23(6)：1021-1030.

附　　录

高中生调查问卷(部分)

①出生年月：[__|__|__|__]年[__|__]月　性别：A．男　B．女

②家庭居住地　A．农村　B．城市

③就读年级？　A．高一　B．高二

④父亲学历[＿＿＿]　母亲学历[＿＿＿]

　A．未接受教育　　B．小学　　　　C．初中　　　　D．高中

　E．大学　　　　　F．硕士及以上

⑤你的家庭结构？

　A．双亲家庭　　　B．单亲家庭　　C．重组家庭　　D．其他＿＿＿＿

⑥你过去一周是否曾考虑过结束自己的生命？

　A．没有　　　　　B．1~2天有　　C．3~4天有　　D．5~7天有

⑦在学校里，你有下列感受吗？请选择一项符合你的选项。

	完全 不同意	比较 不同意	不确定	比较 同意	完全 同意
1. 在发生困难时我可以依靠我的同学们	1	2	3	4	5
2. 我不喜欢学校的老师	1	2	3	4	5
3. 在学校里，我感到开心、安全	1	2	3	4	5

续表

	完全 不同意	比较 不同意	不确定	比较 同意	完全 同意
4. 我的同学们能真正地帮助我	1	2	3	4	5
5. 我觉得老师关心我	1	2	3	4	5
6. 我觉得自己是学校的一分子	1	2	3	4	5
7. 我的同学们能与我分享快乐与忧伤	1	2	3	4	5
8. 我觉得老师对我很公平	1	2	3	4	5
9. 我以属于这所学校而感到自豪	1	2	3	4	5
10. 我与其他同学很难相处	1	2	3	4	5

⑧请根据你过去一个月的情况，选出最符合你的选项。

	从不	很少	有时	经常	总是
1. 当事情发生变化时，我能够适应	1	2	3	4	5
2. 无论人生路途中发生任何事情，我都能处理它	1	2	3	4	5
3. 面临难题时，我试着去看到事物积极的一面	1	2	3	4	5
4. 历经磨炼会让我更有力量	1	2	3	4	5
5. 我很容易从疾病、受伤、困难中恢复过来	1	2	3	4	5
6. 我相信即使遇到障碍我也能够实现我的目标	1	2	3	4	5
7. 压力之下我仍然能够集中精神思考问题	1	2	3	4	5
8. 我不会轻易被失败打倒	1	2	3	4	5
9. 在处理生活中的失败和困难时，我觉得我是个坚强的人	1	2	3	4	5
10. 我能够处理一些不愉快或痛苦的感觉，例如悲伤、害怕和生气	1	2	3	4	5

⑨你在儿童期(16 岁以前)可能遇到如下一些情况，请根据你的情况判断。

	从不	偶尔	有时	常常	总是
1. 家里有人喊我"笨蛋""懒虫"或"丑八怪"等	1	2	3	4	5
2. 我觉得父母希望从来没有生过我	1	2	3	4	5
3. 家里有人打我，我伤得很重，不得不去医院	1	2	3	4	5
4. 家里有人打得我鼻青脸肿或伤痕累累	1	2	3	4	5
5. 家里有人用皮带、绳子、木板或其他硬东西惩罚我	1	2	3	4	5
6. 家里有人向我说过刻薄或侮辱性的话	1	2	3	4	5
7. 我觉得我受到了躯体虐待	1	2	3	4	5
8. 我被打得很重，引起了老师、邻居或医生等人的注意	1	2	3	4	5
9. 我觉得家里有人憎恨我	1	2	3	4	5
10. 有人试图带有性色彩的方式触摸我或让我触摸他/她	1	2	3	4	5
11. 有人威逼或引诱我同他做性方面的事	1	2	3	4	5
12. 有人试图让我做或看性方面的事	1	2	3	4	5
13. 有人猥亵我，如耍流氓、动手动脚等	1	2	3	4	5
14. 当时我的心灵受到了折磨或虐待	1	2	3	4	5
15. 我认为我受到了性虐待	1	2	3	4	5

⑩根据你过去一周内的实际情况，在相应选项打"√"。

	没有	1~2 天有	3~4 天有	5~7 天有
1. 我因一些小事而烦恼	1	2	3	4
2. 我不太想吃东西，我的胃口不好	1	2	3	4

	没有	1~2 天有	3~4 天有	5~7 天有
3. 即使家人和朋友帮助我，我仍然无法摆脱心中苦闷	1	2	3	4
4. 我长得和一般人一样好	1	2	3	4
5. 我在做事时，无法集中自己的注意力	1	2	3	4
6. 我感到情绪低沉	1	2	3	4
7. 我感到做任何事都很费力	1	2	3	4
8. 我感觉前途是有希望的	1	2	3	4
9. 我觉得我的生活是失败的	1	2	3	4
10. 我感到害怕	1	2	3	4
11. 我的睡眠情况不好	1	2	3	4
12. 我感到高兴	1	2	3	4
13. 我比平时说话要少	1	2	3	4
14. 我感到孤单	1	2	3	4
15. 我觉得人们对我不太友好	1	2	3	4
16. 我觉得生活很有意思	1	2	3	4
17. 我曾哭过	1	2	3	4
18. 我感到忧愁	1	2	3	4
19. 我感到人们不喜欢我	1	2	3	4
20. 我觉得我无法继续我的日常工作	1	2	3	4

大学生调查问卷(部分)

1. BACKGROUND CHARACTERISTICS

No.	Questions and Filters	Categories
B1	What is your Sex?	MALE ……………………… 1 FEMALE ……………………… 2
B2	How old are you? Age in completed years	AGE: ☐☐
B3	What is your ethnic group?	Tigre ……………………… 1 Tigrigna ……………………… 2 Saho ……………………… 3 Nara ……………………… 4 Kunama ……………………… 5 Bilen ……………………… 6 Afar ……………………… 7 Rashaida ……………………… 8 Bidawet ……………………… 9
B4	With whom did you grow up?	Both parents ……………………… 1 Mother only ……………………… 2 Father only ……………………… 3 Relatives ……………………… 4 Others _____ 5
B5	With whom are you currently living?	Both parents ……………………… 1 One parent ……………………… 2 with spouse and or children …… 3 Relatives ……………………… 4 Alone ……………………… 5 Others _____ 6

No.	Questions and Filters	Categories
B6	Where have you lived before going to College? Please specify whether rural, urban or semi-urban	Urban ································· 1 Semi Urban ···················· 2 Rural ································· 3
B7	Did either of your parents graduate from college?	No ································· 1 Yes, both parents ················ 2 Yes, Father only ··············· 3 Yes, Mother only ··············· 4 Don't know ······················ 8
B8	What is your year of study?	1st year ························· 1 2rd year ························· 2 3th year ························· 3 4th year ························· 4 5th year ························· 5 6th year ························· 6

2. Health Related Questions

The following questions are related to certain pains and problems that may have bothered you in **the last 30 days.** If you think the question applies to you and you had the described problem **in the last 30 days**, answer **YES**

No.	Questions and Filters	Categories
H1	Do you often have headaches?	YES ································· 1 NO ································· 2
H2	Do you have the feeling of not eating, or poor appetite?	YES ································· 1 NO ································· 2
H3	Do you sleep badly? Or restless sleep?	YES ································· 1 NO ································· 2

续表

No.	Questions and Filters	Categories
H4	Are you easily frightened? Or do you get frightened for no reason?	YES ················· 1 NO ················· 2
H5	Do your hands shake?	YES ················· 1 NO ················· 2
H6	Do you feel nervous, tense or worried?	YES ················· 1 NO ················· 2
H7	Is your digestion poor?	YES ················· 1 NO ················· 2
H8	Do you have trouble thinking clearly?	YES ················· 1 NO ················· 2
H9	Do you feel unhappy?	YES ················· 1 NO ················· 2
H10	Do you cry more than usual? Or Do you have crying spells	YES ················· 1 NO ················· 2
H11	Do you find it difficult to enjoy your daily activities?	YES ················· 1 NO ················· 2
H12	Do you find it difficult to make decisions?	YES ················· 1 NO ················· 2
H13	Is your daily work suffering?	YES ················· 1 NO ················· 2
H14	Are you unable to play a useful part in life?	YES ················· 1 NO ················· 2
H15	Have you lost interest in things?	YES ················· 1 NO ················· 2
H16	Do you feel that you are a worthless person?	YES ················· 1 NO ················· 2
H17	Has the thought of ending your life been on your mind?	YES ················· 1 NO ················· 2

No.	Questions and Filters	Categories
H18	Do you feel tired all the time?	YES ·········· 1 NO ·········· 2
H19	Are you easily tired?	YES ·········· 1 NO ·········· 2
H20	Do you have uncomfortable feelings in your Stomach?	YES ·········· 1 NO ·········· 2

3. YOUR CHILDHOOD LIFE EXPERIENCE (FIRST 18 YEARS)

3.1 RELATIONSHIP WITH PARENTS/GUARDIANS

No.	Questions and Filters	Categories
	When you were growing up, during the first 18 **years of your life...**	
RP1	Did your parents/guardians understand your problems and worries?	Always ·········· 1 Most of the time ·········· 2 Sometimes ·········· 3 Rarely ·········· 4 Never ·········· 5
RP2	Did your parents/guardians **really** know what you were doing with your free time when you were not at school or work?	Always ·········· 1 Most of the time ·········· 2 Sometimes ·········· 3 Rarely ·········· 4 Never ·········· 5
RP3	How often did your parents/guardians **not** give you enough food even when they could easily have done so?	Many times ·········· 1 A few times ·········· 2 Once ·········· 3 Never ·········· 4

续表

RP4	Were your parents/guardians too drunk or intoxicated by alcohol/drugs to take care of you?	Many times ···················· 1 A few times ···················· 2 Once ···························· 3 Never ·························· 4
RP5	How often did your parents/guardians **not** send you to school even when it was available?	Many times ···················· 1 A few times ···················· 2 Once ···························· 3 Never ·························· 4

3.2　FAMILY ENVIRONMENT

No.	Questions and Filters	Categories
	When you were growing up, during the first 18 **years of your life...**	
F1	Did you live with a household member who was a problem drinker or alcoholic?	YES ···························· 1 NO ····························· 2
F2	Did you live with a household member who was depressed, mentally ill or suicidal?	YES ···························· 1 NO ····························· 2
F3	Did you live with a household member who was ever sent to jail or prison?	YES ···························· 1 NO ····························· 2
F4	Were your parents ever separated or divorced?	YES ···························· 1 NO ····························· 2
F5	Did your mother, father or guardian die?	YES ···························· 1 NO ····························· 2

3.3　When you were growing up, during the first 18 years of your life...

F6	Did you see or hear a parent or household member in your home being yelled at, screamed at and sworn at, insulted orhumiliated ?	Many times ···················· 1 A few times ···················· 2 Once ···························· 3 Never ·························· 4

F7	Did you see or hear a parent or household member in your home being slapped, kicked, punched or beaten up?	Many times ················· 1 A few times ················· 2 Once ························ 3 Never ························ 4
F8	Did you see or hear a parent or household member in your home being hit or cut with an object, such as a stick (or cane), bottle, knife, belt, whip etc. ?	Many times ················· 1 A few times ················· 2 Once ························ 3 Never ························ 4

3.4 These next questions are about certain things YOU may have experienced.

When you were growing up, during the first 18 years of your life...

A1	Did a parent, guardian or other household member yell, scream or swear at you, insult or humiliate you?	Many times ················· 1 A few times ················· 2 Once ························ 3 Never ························ 4
A2	Did a parent, guardian or other household member threaten to, or actually, abandon you or throw you out of the house?	Many times ················· 1 A few times ················· 2 Once ························ 3 Never ························ 4
A3	Did a parent, guardian or other household member, slap, kick, punch or beat you up?	Many times ················· 1 A few times ················· 2 Once ························ 3 Never ························ 4
A4	Did a parent, guardian or other household member hit or cut you with an object, such as a stick, bottle, knife, belt, whip etc?	Many times ················· 1 A few times ················· 2 Once ························ 3 Never ························ 4
A5	Did someone touch or fondle you in a sexual way when you did not want them to?	Many times ················· 1 A few times ················· 2 Once ························ 3 Never ························ 4

A6	Did someone make you touch their body in a sexual way when you did not want them to?	Many times ···················· 1 A few times ···················· 2 Once ···················· 3 Never ···················· 4
A7	Did someone <u>attempt</u> sexual intercourse with you when you did not want them to?	Many times ···················· 1 A few times ···················· 2 Once ···················· 3 Never ···················· 4
A8	Did someone <u>actually</u> have sexual intercourse with you when you did not want them to?	Many times ···················· 1 A few times ···················· 2 Once ···················· 3 Never ···················· 4

3.5 Peer violence

When you were growing up, during the first 18 years of your life...

V1	Did other kids, including brothers or sisters, hit you, threaten you or insult you?	Many times ···················· 1 A few times ···················· 2 Once ···················· 3 Never ···················· 4

This next question is about **PHYSICAL FIGHTS**. A physical fight occurs when two young people of about the same strength or power choose to fight each other.

When you were growing up, during the first 18 years of your life...

V2	Did you see or hear someone being beaten up in real life?	Many times ···················· 1 A few times ···················· 2 Once ···················· 3 Never ···················· 4
V3	Did you see or hear someone being stabbed or shot in real life?	Many times ···················· 1 A few times ···················· 2 Once ···················· 3 Never ···················· 4
V4	Did you see or hear someone being threatened with a knife or gun in real life?	Many times ···················· 1 A few times ···················· 2 Once ···················· 3 Never ···················· 4

3.6 EXPOSURE TO WAR/COLLECTIVE VIOLENCE

These questions are about whether YOU did or did not experience any of the following events when you were a child. The events are all to do with collective violence, including wars, terrorism, political or ethnic conflicts, racism, repression, disappearances, torture and organized violent crime such as banditry and gang warfare.

When you were growing up, during the first 18 years of your life...

V5	Were you forced to go and live in another place due to any of these events?	Many times ···················· 1 A few times ···················· 2 Once ····························· 3 Never ···························· 4	
V6	Did you experience the deliberate destruction of your home due to any of these events?	Many times ···················· 1 A few times ···················· 2 Once ····························· 3 Never ···························· 4	
V7	Were you beaten up by soldiers, police, militia, or gangs?	Many times ···················· 1 A few times ···················· 2 Once ····························· 3 Never ···························· 4	
V8	Was a family member or friend killed or beaten up by soldiers, police, militia, or gangs?	Many times ···················· 1 A few times ···················· 2 Once ····························· 3 Never ···························· 4	

4. Your Current Life Events

If any of the following has happened to you in the **last 12 months please** respond by circling "**1**" for "**Yes**".

No.	*During the past 12 months whether you had experienced:*	No	Yes
LE1	Death of a close family member	0	1
LE2	Serious illness/injury to close family member	0	1
LE3	Serious illness/injury to you	0	1

No.	*During the past 12 months whether you had experienced*:	No	Yes
LE4	Divorce of parents	0	1
LE5	Family member arrested	0	1
LE6	Serious break-up with boyfriend / girlfriend	0	1
LE7	Family has major financial pressures	0	1
LE8	You having major financial pressures	0	1
LE9	Addiction/psychological struggle of family member	0	1
LE10	You struggling with addiction/psychological problem	0	1
LE11	Cheated on by boyfriend / girlfriend	0	1
LE12	Parents have ongoing conflicts	0	1
LE13	You having ongoing conflict with parents	0	1
LE14	You experiencing abuse / violence at home	0	1
LE15	Unwanted sexual behavior imposed on you	0	1
LE16	Unwanted pregnancy (either you or you being the father)	0	1
LE17	Increased workload at college	0	1
LE18	Having to repeat a course	0	1
LE19	Lower Grades than Expected	0	1
LE20	I'm away from home and feel lonely	0	1

5. Your Wellbeing

Please indicate for each of the five statements which are closest to how you have been feeling **over the last two weeks**.

No.	Questions and Filters	Categories					
	Over the last two weeks……	5 All of the time	4 Most of the time	3 More than half of the time	2 Less than half of the time	1 Some of the time	0 At no the time
W1	I have felt cheerful and in good spirits	5	4	3	2	1	0

No.	Questions and Filters	Categories					
W2	I have felt calm and relaxed.	5	4	3	2	1	0
W3	I have felt active and vigorous	5	4	3	2	1	0
W4	I woke up feeling fresh and rested	5	4	3	2	1	0
W5	My daily life has been filled with things that interest me	5	4	3	2	1	0

6. Your Resilience

Please indicate how much you agree with the following statements as they **apply to you over the last month.** If a particular situation **has not occurred recently**, answer according to **how you think you would have felt.**

No.	Questions and Filters	Categories
R1	I am able to adapt when changes occur.	Not True at All ························· 0 Rarely True ························· 1 Sometimes True ························· 2 Often True ························· 3 True Nearly All the Time ········· 4
R2	I can deal with whatever comes my way.	Not True at All ························· 0 Rarely True ························· 1 Sometimes True ························· 2 Often True ························· 3 True Nearly All the Time ········· 4
R3	I try to see the humorous/funny side of things when I am faced with problems.	Not True at All ························· 0 Rarely True ························· 1 Sometimes True ························· 2 Often True ························· 3 True Nearly All the Time ········· 4

No.	Questions and Filters	Categories
R4	Having to cope with stress can make me stronger.	Not True at All ·················· 0 Rarely True ·················· 1 Sometimes True ·················· 2 Often True ·················· 3 True Nearly All the Time ········· 4
R5	I tend to bounce back after illness, injury, or other hardships.	Not True at All ·················· 0 Rarely True ·················· 1 Sometimes True ·················· 2 Often True ·················· 3 True Nearly All the Time ········· 4
R6	I believe I can achieve my goals, even if there are obstacles.	Not True at All ·················· 0 Rarely True ·················· 1 Sometimes True ·················· 2 Often True ·················· 3 True Nearly All the Time ········· 4
R7	Under pressure, I stay focused and think clearly.	Not True at All ·················· 0 Rarely True ·················· 1 Sometimes True ·················· 2 Often True ·················· 3 True Nearly All the Time ········· 4
R8	I am not easily discouraged by failure.	Not True at All ·················· 0 Rarely True ·················· 1 Sometimes True ·················· 2 Often True ·················· 3 True Nearly All the Time ········· 4
R9	I think of myself as a strong person when dealing with life's challenges and difficulties.	Not True at All ·················· 0 Rarely True ·················· 1 Sometimes True ·················· 2 Often True ·················· 3 True Nearly All the Time ········· 4

No.	Questions and Filters	Categories
R10	I am able to handle unpleasant or painful feelings like sadness, fear, and anger.	Not True at All .... 0 Rarely True .... 1 Sometimes True .... 2 Often True .... 3 True Nearly All the Time 4

CHARLS 调查问卷(部分)

一、人口学特征

①您的出生日期是?

②您的性别是?

　　1. 男性　　　　2. 女性

③您获得的最高学历是?

　　1. 未受过正式教育(文盲)

　　2. 未读完小学,但能够读、写

　　3. 私塾

　　4. 小学毕业

　　5. 初中毕业

　　6. 高中毕业

　　7. 中专(包括中等师范、职高)毕业

　　8. 大专毕业

　　9. 本科毕业

　　10. 硕士毕业

　　11. 博士毕业

④您目前的婚姻状态?

　　1. 已婚与配偶一同居住

　　2. 已婚,但因为工作等原因暂时没有跟配偶在一起居住

　　3. 分居(不再作为配偶共同生活)

　　4. 离异

　　5. 丧偶

　　6. 从未结婚

　　7. 同居

二、儿童期特征

①在您 17 岁以前,相对于那时您家所在社区/村的普通家庭,您家的经济状况怎

么样?

1. 比他们好很多

2. 比他们好一点

3. 跟他们一样

4. 比他们差一点

5. 比他们差很多

②在您 17 岁以前，您的家庭是否曾经有一段时间不能吃饱饭?

1. 是　　　　2. 否

③在您小时候，您的女性抚养人有没有打过您?

1. 经常

2. 有时

3. 很少

4. 从没有

④在您小时候，您的男性抚养人有没有打过您?

1. 经常

2. 有时

3. 很少

4. 从没有

⑤您小时候女性抚养人是否经常表达对您的疼爱?

1. 经常

2. 有时

3. 很少

4. 从没有

⑥小时候您的女性抚养人花了很多精力照顾您吗?

1. 很多

2. 一些

3. 很少

4. 完全没有

⑦在您 15 岁之前(包括 15 岁)，与大多数同龄的孩子相比，您的健康状况怎样?

1. 好很多

2. 好一些

3. 差不多

4. 差一点

5. 差很多

⑧您亲生母亲和父亲的最高受教育水平分别是什么？

1. 未受过正式教育(文盲)

2. 未读完小学，但能够读、写

3. 私塾

4. 小学毕业

5. 初中毕业

6. 高中毕业

7. 中专(包括中等师范、职高)毕业

8. 大专毕业

9. 本科毕业

10. 硕士毕业

11. 博士毕业

三、健康行为和生活方式

①您过去一个月是否进行了下列社交活动？（可多选）

1. 串门、跟朋友交往

2. 打麻将、下棋、打牌、去社区活动室

3. 去公园或者其他场所跳舞、健身、练气功等

4. 参加社团组织活动

5. 志愿者活动或者慈善活动

6. 上学或者参加培训课程

②您吸过烟吗？（包括香烟、旱烟、用烟管吸烟或咀嚼烟草）

1. 是　　　　2. 否

③您喝过酒吗，包括啤酒、葡萄酒或白酒等？

1. 是　　　　2. 否

四、健康状况

①您认为您的健康状况怎样？是很好，好，一般，不好，还是很不好？

    1. 很好

    2. 好

    3. 一般

    4. 不好

    5. 很不好

②下面 10 道问题是有关您上周的感觉及行为，每道题目的答案都是一样的，请您选择合适的答案。

	<1 天	1~2 天	3~4 天	5~7 天
1. 我感到情绪低落	0	1	2	3
2. 我觉得做任何事都很费劲	0	1	2	3
3. 我的睡眠不好	0	1	2	3
4. 我很愉快	0	1	2	3
5. 我感到孤独	0	1	2	3
6. 我因一些小事而烦恼	0	1	2	3
7. 我觉得我无法继续我的生活	0	1	2	3
8. 我在做事时很难集中精力	0	1	2	3
9. 我对未来充满希望	0	1	2	3
10. 我感到害怕	0	1	2	3

③现在我将问几个问题，有些问题对于您来说可能很简单、有些问题可能就比较难。请告诉我今天的日期，是哪年哪月哪日？（可多选）

    1. 年正确

    2. 月正确

    3. 日正确

④请告诉我今天是星期几？

    1. 正确

2. 错误

⑤我们将会给您读 10 个词，请仔细听，我们不会重复读。请尽可能多地记。我们是有意列这么多词以增加记忆的难度。读完后，会请您回忆这些词，不需要按顺序。您明白了吗?

A 组	B 组	C 组	D 组
A01. 米饭	B01. 凳子	C01. 山	D01. 水
A02. 河流	B02. 脚	C02. 石头	D02. 医院
A03 医生	B03. 天空	C03. 血液	D03. 树木
A04. 衣服	B04. 金钱	C04. 妈妈	D04. 爸爸
A05. 鸡蛋	B05. 枕头	C05. 鞋子	D05. 火
A06. 小猫	B06. 小狗	C06. 眼睛	D06. 牙齿
A07. 饭碗	B07. 房子	C07. 女孩	D07. 月亮
A08. 小孩	B08. 木头	C08. 房子	D08. 村子
A09. 手	B09. 小学	C09. 马路	D09. 男孩
A10. 书	B10. 茶	C10. 太阳	D10. 桌子

⑥我们将问您一些减法。

100 减去 7 等于多少? _____

再减去 7 等于多少? _____

再减去 7 等于多少? _____

再减去 7 等于多少? _____

再减去 7 等于多少? _____

⑦您看到这张图片了吗? 请在这张纸上把该图片画出来。出示一张两个五角星重叠的图片

1. 画出了图片

2. 不能画出该图片

⑧刚才我给您读了一些词汇，您也重复了您记得的词汇。请告诉我现在您还记得的词汇。

A 组	B 组	C 组	D 组
A01. 米饭	B01. 凳子	C01. 山	D01. 水
A02. 河流	B02. 脚	C02. 石头	D02. 医院
A03 医生	B03. 天空	C03. 血液	D03. 树木
A04. 衣服	B04. 金钱	C04. 妈妈	D04. 爸爸
A05. 鸡蛋	B05. 枕头	C05. 鞋子	D05. 火
A06. 小猫	B06. 小狗	C06. 眼睛	D06. 牙齿
A07. 饭碗	B07. 房子	C07. 女孩	D07. 月亮
A08. 小孩	B08. 木头	C08. 房子	D08. 村子
A09. 手	B09. 小学	C09. 马路	D09. 男孩
A10. 书	B10. 茶	C10. 太阳	D10. 桌子

⑨下面我们想了解一下您日常生活的情况。请问您目前是否因为身体、精神、情感或者记忆方面的原因导致完成下面我们提到的一些日常行为有困难。我们指的"困难"不包括那些预计三个月内能够解决的困难。

(1)请问您是否因为健康和记忆的原因，自己穿衣服有困难？穿衣服包括从衣橱中拿出衣服，穿上衣服，扣上纽扣，系上腰带。

　　1. 没有困难

　　2. 有困难但仍可以完成

　　3. 有困难，需要帮助

　　4. 无法完成

(2)请问您是否因为健康和记忆的原因，洗澡有困难？

　　1. 没有困难

　　2. 有困难但仍可以完成

　　3. 有困难，需要帮助

　　4. 无法完成

(3)请问您是否因为健康和记忆的原因，自己吃饭有困难，比如自己夹菜？（定义：当饭菜准备好以后，自己吃饭定义为用餐）

1. 没有困难

2. 有困难但仍可以完成

3. 有困难，需要帮助

4. 无法完成

（4）您起床、下床有没有困难？

1. 没有困难

2. 有困难但仍可以完成

3. 有困难，需要帮助

4. 无法完成

（5）请问您是否因为健康和记忆的原因，上厕所有困难，包括蹲下、站起？

1. 没有困难

2. 有困难但仍可以完成

3. 有困难，需要帮助

4. 无法完成

（6）请问您是否因为健康和记忆的原因，控制大小便有困难？（自己能够使用导尿管或者尿袋算能够控制自理）

1. 没有困难

2. 有困难但仍可以完成

3. 有困难，需要帮助

4. 无法完成

女同性恋调查问卷(部分)

第一部分：一般情况

①年龄：

　1. 15~20 岁　 2. 21~25 岁　 3. 26~30 岁　 4. 31~35 岁

　5. 36~40 岁　 6. 41~45 岁　 7. 46~50 岁　 8. 50 岁以上

②您的文化程度：

　1. 初中及以下　 2. 高中或中专　 3. 本科或大专　 4. 硕士及以上

③您的就业情况：

　1. 学生　 2. 兼职　 3. 全职工作　 4. 待业　 5. 其他(_____)

④您目前的居住状况：1. 和家人同住　 2. 和男性朋友同居　 3. 和女性朋友同居

　　4. 住集体宿舍/寝室/合租公寓　 5. 独居

⑤您平均月可支配金额(元)(如为学生则为生活费)：

　1. <3000　 2. 3001~6000　 3. 6001~9000　 4. >9000.

⑥您的性取向是：1. 异性恋　 2. 同性恋　 3. 双性恋　 4. 不确定

⑦您目前的户口类型：1. 城市户口　 2. 农业户口

第二部分：心理测量

①18 岁以前，您是否有过以下经历？在相应选项打"✓"。

	是	否
1. 父母或其他大人常常或不时对你恶言相向，羞辱、咒骂、贬低、打击你？让你担心被伤害？	1	2
2. 父母或其他大人常常或很常动粗，推你、用力抓人、打耳光、对你丢东西？或是把你揍得黑青、受伤？	1	2
3. 有没有大人或年长你 5 岁以上的人，曾经乱摸你、调戏抚弄、或要你摸他们的身体？或想要让你跟他们性交？	1	2
4. 你会不会常常觉得家里没人爱你、认为你不重要？或是家人之间不亲近、不会彼此照顾或支持？	1	2

续表

	是	否
5. 你会不会常常觉得吃不饱、要穿脏衣服、没有人会保护你？或是父母总是喝醉酒、吸毒脑袋不清楚，所以没办法照顾你或带你去看医生？	1	2
6. 你父母离婚了吗？	1	2
7. 你妈妈或继母会不会 ——常常被人推搡、被人动粗、被人打耳光、被丢东西？ ——偶尔、常常被人踢打或挨揍？ ——不止一次被人拿刀子或类似物品威胁？	1	2
8. 你曾经跟酒鬼或吸毒的人住在一起？	1	2
9. 家里有人患忧郁症或其他精神疾病？或有家人曾经自杀过？	1	2
10. 家里有人坐过牢？	1	2

②下面的问题用于反映您目前在社会中所获得的支持，在相应选项打"√"。

	强烈不同意	很不同意	有点不同意	不确定	有点同意	很同意	强烈同意
1. 在我遇到问题时有些人(领导、亲戚、同事或同学)会出现在我的身旁	1	2	3	4	5	6	7
2. 我能够与有些人(领导、亲戚、同事或同学)共享快乐与忧伤	1	2	3	4	5	6	7
3. 我的家庭能够切实具体地给我帮助	1	2	3	4	5	6	7
4. 在需要时我能够从家庭获得感情上的帮助和支持	1	2	3	4	5	6	7
5. 当我有困难时有些人(领导、亲戚、同事或同学)是安慰我的真正源泉	1	2	3	4	5	6	7
6. 我的朋友们能真正地帮助我	1	2	3	4	5	6	7
7. 在发生困难时我可以依靠我的朋友们	1	2	3	4	5	6	7
8. 我能与自己的家庭谈论我的难题	1	2	3	4	5	6	7

	强烈不同意	很不同意	有点不同意	不确定	有点同意	很同意	强烈同意
9. 我的朋友们能与我分享快乐与忧伤	1	2	3	4	5	6	7
10. 在我的生活中有些人(领导、亲戚、同事或同学)关心着我的感情	1	2	3	4	5	6	7
11. 我的家庭能心甘情愿地协助我作出各种决定	1	2	3	4	5	6	7
12. 我能与朋友们讨论自己的难题	1	2	3	4	5	6	7

③根据您最近一周内的实际情况,在相应选项打"√"。

	没有或很少	一天或两天	三天或四天	五天或以上
1. 我被平时不会困扰我的事困扰	1	2	3	4
2. 我不能集中思想做我要做的事	1	2	3	4
3. 我感到沮丧	1	2	3	4
4. 我感到做什么事情都很费劲	1	2	3	4
5. 我觉得对未来充满希望	1	2	3	4
6. 我感到害怕	1	2	3	4
7. 我的睡眠不好	1	2	3	4
8. 我很高兴	1	2	3	4
9. 我感到孤独	1	2	3	4
10. 我提不起劲做事	1	2	3	4

男男性行为者调查问卷(部分)

一、基本情况

①出生日期[＿ | ＿ | ＿ | ＿]年[＿ | ＿]月[＿ | ＿]日

②您的民族：1. 汉族　2. 其他

③您的文化程度：

　1. 初中及以下　2. 高中或中专　3. 本科或大专　4. 硕士及以上

④您目前的户口类型：1. 城市户口　2. 农村户口

⑤您的婚姻状况：1. 未婚　2. 已婚(再婚)　3. 离异

⑥您平均月可支配金额(元)(如为学生则为生活费)：

　1. <500　2. 500~1000　3. 1001~3000　4. 3001~6000

　5. 6001~9000　6. >9000

⑦您的性取向是：1. 异性恋　2. 同性恋　3. 双性恋　4. 不确定

⑧您是否认同自己的生理性别：1. 是　2. 否　3. 不确定

二、心理调查

①童年不良经历量表同女同性恋调查问卷。

②抑郁量表同高中生调查问卷。